TRAITÉ

DES

PRINCIPALES MALADIES

DES YEUX.

T. I.

DE L'IMPRIMERIE DE L.-T. CELLOT.

TRAITÉ DES PRINCIPALES MALADIES DES YEUX;

PAR ANTOINE SCARPA,

Professeur émérite et Directeur de la Faculté de médecine en l'Université impériale et royale de Pavie; Chevalier de l'ordre royal de la Couronne de fer;

TRADUIT DE L'ITALIEN EN FRANÇAIS

SUR LA CINQUIÈME ET DERNIÈRE ÉDITION;

Accompagné de Notes et d'Additions,

PAR MM. FOURNIER-PESCAY,

Docteur en médecine, Secrétaire du Conseil de santé des armées, ancien Professeur de pathologie interne à l'École de Médecine de Bruxelles, etc.,

ET BÉGIN,

Chirurgien aide-major à l'hôpital d'Instruction de Metz.

TOME PREMIER.

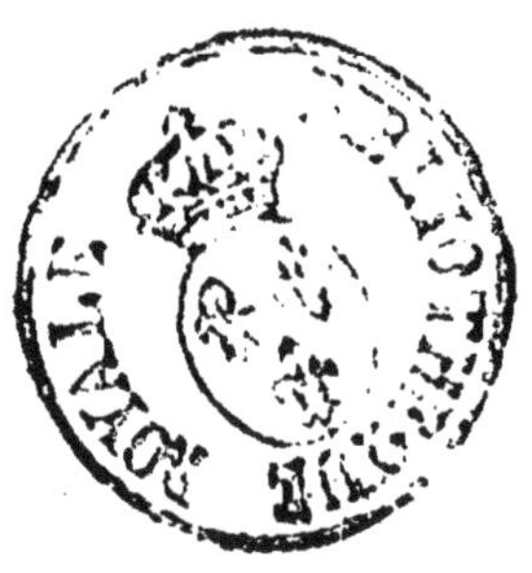

A PARIS,

CHEZ MÉQUIGNON-MARVIS, LIBRAIRE,

POUR LA PARTIE DE MÉDECINE,

RUE DE L'ÉCOLE DE MÉDECINE, N° 3.

1821.

TRAITÉ

TRADUIT DE L'ANGLAIS

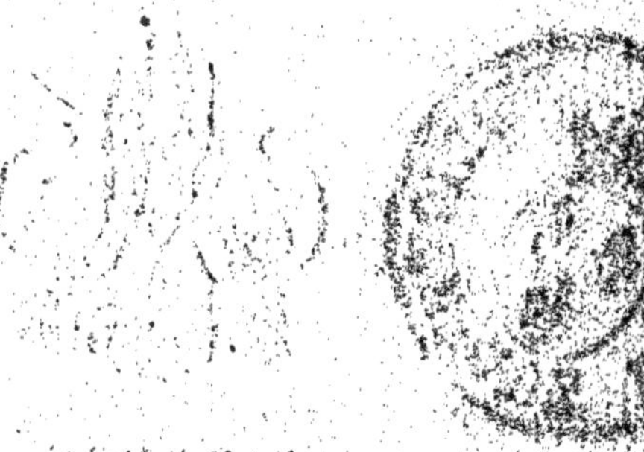

A PARIS,

CHEZ MÉQUIGNON-MARVIS, LIBRAIRE,

RUE DE L'ÉCOLE DE MÉDECINE,

1821.

DISCOURS PRÉLIMINAIRE

DES TRADUCTEURS.

M. Scarpa est un des auteurs de l'époque où nous vivons, dont les ouvrages ont obtenu le succès le plus universel et le moins contesté. Anatomiste et physiologiste ingénieux, praticien habile, observateur plein de sagacité, l'illustre professeur de Pavie a imprimé une impulsion remarquable à plusieurs branches des sciences médicales. Tout ce qui est sorti de sa plume atteste un esprit éclairé, un génie investigateur, constamment dirigé vers la recherche des lois de la nature. C'est ainsi qu'il a traité des anévrismes, des hernies, de diverses parties de l'anatomie ; de plusieurs points de physiologie et de chirurgie pratique. L'ouvrage qu'il a consacré à l'histoire des maladies des yeux est un de ceux qui font le plus d'honneur aux connaissances variées et à la sagacité de ce célèbre chirurgien.

Son *Traité des maladies des yeux* est connu en France, depuis près de vingt ans, par la traduction qu'en donna M. Léveillé, dont le travail fut fort utile aux praticiens, et surtout aux élèves : mais désormais il ne pouvait plus remplir le même objet, parce que, depuis cette époque, M. Scarpa n'a cessé, dans des éditions successives, de perfectionner son ouvrage ; en y ajoutant une foule de faits, et en rectifiant plusieurs de ses premières idées. La cinquième édition, dont nous présentons la traduction au public, et que l'auteur fit imprimer en 1816, est, pour ainsi dire, un livre nouveau : il contient, outre les faits et les rectifications dont nous venons de parler, des développemens ultérieurs, trois chapitres nouveaux, l'un sur le fongus hæmatodes et sur le cancer de l'œil ; le second sur les tumeurs cystiques qui naissent au fond de l'orbite ; un autre sur la pupille artificielle, où l'auteur, revenant sur ses premières idées, les infirme complétement, et développe une doctrine consacrée par son expérience.

Ce fut en 1818 que nous entreprîmes de traduire cette dernière édition, et, dès l'année suivante, notre travail eût pu être publié : des circonstances indépendantes de notre volonté en ont retardé la mise au jour, depuis long-temps promise au public.

Indépendamment des soins qu'il nous fallait apporter à cette traduction, nous sentîmes que notre tâche ne pouvait, dans l'état actuel des connaissances, se borner à faire passer de l'italien en français le livre de M. Scarpa : en effet, il y existe un assez grand nombre de lacunes qu'il était important de remplir. D'ailleurs, quelques-unes des idées de notre célèbre auteur ou manquaient d'un développement suffisant, ou même avaient vieilli : il fallait étendre les unes et rectifier les autres; c'est ce que nous avons essayé d'accomplir dans des additions, placées à la suite de chaque chapitre. Ces additions ont dû être fort étendues, à raison des progrès récens que la science a faits, tant en France qu'en Allemagne et en Angleterre, à l'égard d'un grand nombre d'affections propres à l'organe de la vue : aussi avons-nous ajouté plus d'un tiers au texte original. Notre travail a eu pour objet : 1° à l'égard de la fistule lacrymale, de rectifier la théorie de M. Scarpa, soit sous le rapport du mécanisme de la maladie, soit sous celui des opérations qu'il convient de faire pour la guérir, dans ses diverses périodes; de décrire les procédés opératoires de J.-L. Petit, de Pouteau, de Desault et de M. Dupuytren, desquels l'auteur n'a point fait mention.

2° Nous avons tâché d'exposer des idées exactes sur la nature de l'orgelet, en établissant que cette tumeur se forme, se comporte dans son accroissement, et se termine comme le furoncle.

3° L'ectropion a exigé que nous fissions quelques observations concernant la manière dont les anciens procédaient, afin de rendre à la paupière sa forme et sa direction normales. Nous avons dû encore décrire quelques-uns des procédés que l'on emploie, indépendamment de la rescision du bourrelet de la membrane muqueuse, pour guérir cette difformité.

4° Nous avons composé un chapitre additionnel consacré à celles des maladies des paupières, dont M. Scarpa n'a point traité. Ces maladies sont : l'inflammation, la brûlure, l'œdème, les plaies, les ulcères des paupières, le clignotement, les caries du cartilage tarse, la chute des cils, l'union des paupières entre elles, l'union de ces organes au globe de l'œil, les tumeurs enkystées, les verrues, le cancer des paupières. Enfin ce chapitre est terminé par la description critique des procédés de MM. Wace Helling, Saunders, Schréger, Hardigg, relativement à la résection du bord libre des paupières, dans le cas de *trichiasis* rebelle et invétéré.

5° Le chapitre où M. Scarpa traite de l'ophtalmie, a nécessité, de notre part, une discussion étendue, relativement à la nature, à la cause, ainsi qu'à la prétendue propriété contagieuse de l'ophtalmie dite d'*Égypte* ou *asiatique*. Ici nous avons exposé, d'une manière sommaire, les motifs qui engagent les médecins français à repousser une doctrine erronée, adoptée généralemen en Angleterre, en Italie, et par un assez grand nombre de chirurgiens allemands. Il nous a fallu aussi décrire l'ophtalmie dite des nouveau-nés, en exposer l'étiologie, et en indiquer le traitement.

6° A la suite des chapitres que l'auteur a consacrés au petit nuage de la cornée, au ptérygion, à l'encanthis et à l'hypopion, nous avons placé un chapitre supplémentaire, où nous avons traité des maladies de la cornée et de celles de l'iris, dont M. Scarpa avait négligé de faire mention. Dans ce supplément, nous avons examiné les plaies de la cornée, et fait l'histoire des corps étrangers introduits, soit dans cette membrane, soit entre le globe de l'œil et les paupières : nous y avons exposé les méthodes de MM. Rust, Rosenbaum et Himly, relativement à l'emploi du muriate de soude opiacé et du sulfate de cadmium, dans le traitement des taches de la cornée; et enfin nous y avons traité de l'iritis et de la mydriasis.

7° Les procidences vésiculeuses qui succèdent assez souvent, soit aux plaies de la cornée, soit aux opérations de la cataracte, nous ont suggéré quelques considérations propres à démontrer combien il est instant de rassembler des observations nouvelles concernant ce phénomène morbide.

8° Le professeur de Pavie n'ayant parlé que de la cataracte ordinaire, et n'ayant exposé que la méthode opératoire par l'abaissement du cristallin, il nous a fallu, afin de rendre ce travail utile aux lecteurs français, y ajouter, d'une part, la description de la cataracte noire et celle de la cataracte congéniale : de l'autre, la description du procédé opératoire par la méthode de l'extraction, par celle qui a reçu le nom de *Keratonyxis*, et enfin par celle du broiement. Indépendamment de ces travaux, nous avons cru devoir, en critiques sans passions, comparer entre elles toutes les manières d'opérer, et déterminer, en prenant pour guide l'expérience, les cas où il convient de préférer telle méthode à telle autre, ou une d'elles à toutes les autres.

9° Bien que M. Scarpa eût décrit un assez grand nombre de procédés relatifs à l'opération de la pupille artificielle, nous avons crû devoir en ajouter quelques autres, que l'on doit à plusieurs chirurgiens tels que MM. Langenbeck, Schlagintweit, Himly, Forlenze, etc. Il nous a également semblé convenable d'entrer dans quelques détails, relativement aux circonstances qui rendent ces opérations nécessaires, afin de démontrer qu'aucune des méthodes qui s'y rapportent ne saurait exclusivement convenir à tous les cas.

10° Nous avons ajouté, au chapitre consacré à l'histoire du staphylôme, des considérations assez étendues au sujet des diverses méthodes de traitement qu'il convient d'employer contre cette maladie, que M. Scarpa n'a décrite exactement que dans une de ses formes, et qu'il n'a proposé de combattre qu'à l'aide d'une seule espèce d'opération.

11° M. Scarpa avait confondu avec les tumeurs enkystées de l'orbite, les tumeurs érectiles qui se développent quelquefois dans cette cavité, et pour lesquelles MM. Travers et Dalrymple ont pratiqué la ligature des artères carotides. Il avait négligé de traiter des exophtalmies qui sont produites par des exostoses des parois orbitaires; par des polypes du sinus maxillaire et des fosses nasales; par des tumeurs fongueuses de la dure-mère. Nous avons dû ajouter ce qui manquait, sous tous ces rapports, à l'ouvrage que nous traduisions.

12° La doctrine de notre auteur, relativement aux causes de l'amaurose récente et imparfaite, est fondée sur les idées humorales les plus exclusives; le traitement que ce praticien conseille d'opposer à cette maladie, ne consiste, en quelque sorte, que dans l'administration banale et empirique des émétiques et des purgatifs. Il était indispensable de combattre ces erreurs et de rétablir les principes physiologico-pathologiques qui doivent servir de base à la théorie et au traitement de l'amaurose. C'est ce que nous avons tâché de faire dans une addition assez étendue placée à la suite de l'article que M. Scarpa a consacré à cette affection.

13° Enfin, à la suite du chapitre où est exposé le fongus hæmatodes de l'œil, nous sommes entrés dans quelques détails historiques, et nous avons fait quelques réflexions critiques relativement à la manière dont les chirurgiens anglais ont considéré cette affection.

Dans les additions dont les sujets viennent d'être exposés, ne sont point comprises les notes, disséminées dans le cours de l'ouvrage, relatives, soit à des remarques de détail qu'il n'était pas convenable de rejeter à la fin des chapitres, soit à des observations qui nous sont propres, et qui confirment ou qui tendent à modifier la doctrine professée par notre auteur.

Tandis que nous donnions nos soins à ces notes supplémentaires, deux de nos jeunes confrères, MM. Bousquet et Bellanger, nous devançaient, et déjà la traduction qu'ils ont faite du *Traité des maladies des yeux* de M. Scarpa est livrée au public.

Nous sommes incapables d'un sentiment de jalousie contre ceux qui courent la même carrière que nous; et nous ne faisons mention de nos compétiteurs que dans la crainte de nous entendre accuser, en paraissant après eux, d'avoir été sur leurs brisées. Il nous importe donc qu'on sache qu'en nous livrant à la présente traduction, nous ignorions que ces messieurs eussent le projet d'en donner une : nous n'aurions voulu entrer en concurrence avec personne. Toutefois, nous ne nous plaignons point du procédé contraire : ce que nous n'eussions pas voulu faire, nous trouvons bon que d'autres l'aient entrepris.

D'ailleurs, après avoir lu le travail de MM. Bousquet et Bellanger, nous avons reconnu qu'il diffère essentiellement du nôtre : premièrement, presque tous les chapitres du livre original nous ont fourni le sujet d'additions considérables, tandis que nos compétiteurs n'en ont fait qu'un petit nombre, toutes fort exiguës, et se bornant à de simples considérations, judicieuses sans doute, mais nullement destinées à remplir le vide que l'auteur italien a laissé dans la plus grande partie de son livre. Nous nous faisons un devoir d'excepter de ce reproche ce que MM. Bousquet et Bellanger ont dit sur l'opération de la cataracte par la méthode de l'extraction. Ce morceau est composé avec autant de développement que de talent; mais il est le seul auquel nos compétiteurs aient apporté le même soin. Le public, devant lequel nous sommes en instance, jugera qui de nos confrères ou de nous a rempli l'objet d'utilité que nous nous sommes proposé ; mais si l'avantage nous était accordé, nous n'en demeurerons pas moins convaincus que nos concurrens sont fort aptes à remplir une tâche qu'apparemment ils n'ont pas voulu s'imposer dans cette occasion, puisqu'ils se sont dispensés de rattacher au livre de M. Scarpa les connaissances nouvelles dont l'art s'est enrichi.

Secondement, MM. Bousquet et Bellanger n'ont point précisément traduit l'ouvrage italien du professeur Scarpa ; ils n'en donnent, à proprement parler, qu'une analyse, ou, si l'on veut, une traduction libre, dans laquelle sont supprimés une infinité de détails ; tandis que souvent ils ont altéré le texte, en y ajoutant des idées dont nous ne contestons point la justesse, mais qui n'appartiennent point à l'auteur original.

Quant à nous, rien ne nous a paru oiseux dans le livre de M. Scarpa, et nous n'avons pas cru qu'il nous fût permis de négliger la moindre circonstance, le moindre détail. Nos idées sur la tâche que le public impose à un traducteur sont telles, que nous avons fait de constans efforts, afin de donner à notre version l'exactitude la plus scrupuleuse. Nous avons voulu que ceux qui liront notre travail se persuadent qu'ils ont l'ouvrage de M. Scarpa sous les yeux : d'après ce plan, nous avons, sacrifiant l'élégance à ce mérite, imité toutes les formes, et jusqu'à la *physionomie* du style du professeur de Pavie. Ces égards nous paraissent dus aux lecteurs, aussi-bien qu'à l'écrivain dont on se constitue l'interprète ; car personne n'a l'intention de lire le traducteur, mais bien l'auteur, dont on choisirait le livre, si l'on était familier avec la langue dans laquelle il est composé. L'auteur, à son tour, s'indigne avec raison, et de l'esprit qu'on veut lui prêter, et de celui qu'on lui ôte.

Le goût invariable du public a consacré l'usage des traductions exactes, et nous dirons même naïves, car il s'agit ici d'une ressemblance. Quel cas fait-on d'une traduction inexacte ou libre, d'ailleurs agréablement écrite, d'Homère, de Virgile, d'Horace, du Tasse, de Milton, de l'Arioste, de Plutarque, de Tite-Live, de Cicéron, de Tacite, de Richardson, de Cervantès? On s'attache d'abord à la fidélité, non-seulement des formes, mais encore de l'expression. Ainsi on lit toujours Plutarque, dans le vieux langage d'Amyot; Virgile, dans la lourde prose de l'abbé Guyot des Fontaines; et le Tasse, dans la plate version de Mirabaud.

Est-on moins difficile, doit-on être moins scrupuleux lorsqu'il s'agit des ouvrages scientifiques? Nous ne l'avons pas cru : peut-être nous sommes-nous trompés; et, dans ce cas, le travail de nos compétiteurs est supérieur au nôtre, car il ne lui ressemble en rien.

Il nous convient maintenant de justifier les reproches que, dans notre légitime défense, nous venons d'adresser au travail de nos compétiteurs, sous le rapport de leur manière de traduire. Nous allons ouvrir indifféremment le livre original de M. Scarpa, celui de MM. Bousquet et Bellanger, et le nôtre; nous copierons des passages du premier, dont nous placerons les deux traductions en regard.

Notre traduction.

... Mais outre que ces espèces de fausses pellicules sont presque toujours plus élevées sur la cornée que le ptérygion, elles ont toujours une forme irrégulière, raboteuse, et ne représentent jamais un triangle, dont le sommet est dirigé du bord vers le centre de la cornée, comme est le véritable ptérygion.

Un autre caractère distinctif de cette affection se remarque dans la facilité avec laquelle, au moyen d'une pince, on peut rassembler complétement, et élever en forme de pli, sur la cornée, la membrane qui la forme, tandis que toute autre espèce d'excroissance adhère fortement à la cornée, et ne se laisse, en aucune manière, reployer sur elle-même, et soulever sur la partie antérieure de l'œil.

La seule chose que je puis affirmer comme vraie et constante à ce sujet, et d'après un grand nombre d'obser-

Traduct. de MM. Bousquet et Bellanger.

Tom. 1, pag. 266.

Mais outre que les excroissances s'élèvent presque toujours bien plus que le ptérygion, elles affectent toujours une forme irrégulière, tuberculeuse, sans jamais représenter un triangle dont le sommet regarde le centre de l'œil, comme le fait le ptérygion.

Le ptérygion se laisse facilement soulever avec des pinces, et c'est encore un de ses traits caractéristiques; car il n'est point d'excroissance qui présente ce phénomène, tant elles sont adhérentes au fond qui les supporte.

Tom. 1, pag. 268.

La seule chose que je puis affirmer, c'est que la cicatrice superficielle qui succède à l'opération du ptérygion, est toujours

Texte italien.

Tom. 1, pag. 306.

.... Ma questa sorte di false pellicelle, oltrechè sono quasi sempre più rilevate sulla cornea di quel che faccia il pterigio, hanno sempre una forma irregolare e bernoccoluta, nè giammai rappresentano un triangolo col vertice diretto dal margine verso il centro della cornea, siccome fa il vero pterigio.

Un altro carattere distintivo del pterigio si è quello della facilità colla quale per mezzo d'una molletta esso si può radunare tutto, ed alzare in una piega sopra la cornea; mentre tutt' altra maniera di escrescenza abbarbicata a questa membrana, sta fortemente inerente ad essa, nè permette in alcun modo d'essere ripiegata in se stessa e sollevata dalla superficie della cornea.

Tom. 1, pag. 309.

La sola cosa su questo proposito che dopo replicate osservazioni posso asserire come vera e costante, si è quella, che

Notre traduction.

vations, c'est qu'il ne résulte de la rescision du ptérygion, que la tache superficielle et indélébile qui demeure dans cette partie de la cornée, et est toujours moins étendue que l'espace qu'occupait d'abord la maladie. Soit que cet effet dépende de ce que la lamelle transparente de la conjonctive, n'étant affectée que de nébulosité aux environs du ptérygion, et n'étant pas entièrement désorganisée, mais seulement imprégnée d'humeur grossière, se dégage à la faveur de la rescision, de l'humeur tenace dont elle est abreuvée, et reprenne sa transparence; soit que la cicatrice, dans la partie où le ptérygion a été rescisé, devienne effectivement, comme il arrive en général dans toutes les plaies, moins étendue que la division qu'on en a faite; quoi qu'il en soit, il est de fait, et ce phénomène est constant dans la maladie dont nous parlons, que dans le grand nombre de ptérygions que j'ai opérés, et dont quelques-uns se prolongeaient de deux lignes, d'autres de deux lignes et demie sur la cornée vers son centre, la guérison étant achevée, la cicatrice ainsi que l'obscurcissement de la cornée ont été moindres, et n'outre-passèrent jamais une ligne et demie, ou un peu plus, dans les cas de ptérygion prolongé à deux lignes.

Traduct. de MM. Bousquet et Bellanger.

moins étendue que ne l'était le siège de la maladie; ce qu'on peut attribuer, soit au dérangement de la conjonctive par l'effet de l'incision, soit à la tendance qu'ont toutes les plaies à se resserrer en se cicatrisant.

Quoi qu'il en soit, ce phénomène est constant. Ainsi, parmi les ptérygions que j'ai opérés, ceux qui avaient deux lignes d'étendue, laissaient des cicatrices d'une ligne et demie, ou quelque chose de plus; mais je le redis encore, la cicatrice est toujours moins étendue que la place occupée par la maladie.

Texte italien.

dopo la recisione del pterigio, la macchia superficiale ed indelebile che ivi rimane sulla cornea, è sempre meno estesa dello spazio che pria occupava il pterigio: sia che ciò provenga a motivo che la sottile laminetta trasparente della congiuntiva d'intorno e nei confini del pterigio non affatto disorganizzata, ma soltanto imbevuta d'umore grossolano ed unicamente affetta da nuvoletta, mediante la recisione del pterigio scarichisi dell'umore tenace che l'inzuppava, e quindi riprenda la primiera sua pellucidità: sia perchè la cicatrice nel luogo da dove è stato reciso il pterigio, come generalmente succede in tutte le piaghe, divenga effettivamente meno estesa delle parti ivi state recise; il fatto sta, che codesto fenomeno nella malattia di cui si parla, è costante, e che in un gran numero di pterigj da me operati, dei quali altri si prolungavano per due linee, altri due linee o mezzo sulla cornea verso il centro della medesima, in tutti, a guarigione compita, la cicatrice e l'offuscamento della cornea fu minore, e non oltrepassò una linea e mezzo o poco più nei casi di pterigio prolungato a due linee.

Notre traduction.

Antoine Cantoni, de Casorate, paysan, âgé de dix-neuf ans, se présenta à l'école de chirurgie pratique, le 12 novembre 1792, avec un ptérygion qui de l'angle externe de l'œil droit s'étendait sur la cornée, très-près de la pupille.

Le 14 du même mois, après avoir fait asseoir le malade, je saisis la petite membrane triangulaire, avec les pinces, à la distance d'une ligne et demie de son sommet; je la soulevai à une hauteur convenable, je l'excisai exactement et l'enlevai de la cornée. Ensuite je saisis de nouveau, avec les pinces, la portion de la conjonctive variqueuse et relâchée qui formait la base du ptérygion sur le blanc de l'œil, et l'ayant un peu soulevée, j'en fis la section en forme de croissant, dans le voisinage et selon la direction du bord de la cornée.

Traduct. de MM. Bousquet et Bellanger.

Tom. 1, pag. 276.

Antoine Cantoni, de Casorate, paysan, âgé de dix-neuf ans, vint à la clinique le 12 novembre 1792, affecté d'un ptérygion qui s'étendait de l'angle externe de l'œil droit jusqu'auprès de la pupille.

Le 14 du même mois, le malade étant assis, je saisis le ptérygion à une ligne et demie de son sommet, et l'enlevai d'un seul coup de ciseaux; je saisis ensuite la base, et l'emportai de la même manière, en donnant à la section la figure d'un croissant, tourné vers la circonférence de la cornée.

Texte italien.

Tom. 1, pag. 319.

Antonio Cantoni di Casorate, giovane contadino d'anni 19, si presentò alla scuola di chirurgia pratica il dì 12 novembre 1792, con un pterigio, che dal canto esterno dell' occhio destro gli si estendeva sopra la cornea in molta vicinanza della pupilla.

Il giorno 14 dello stesso mese, posto il malato a sedere, e presa la membranella triangolare colle mollette in distanza d'una linea e mezza dal suo vertice, e sollevatala convenientemente, la recisi con diligenza da tutta la cornea; indi rinnovata la presa colle mollette sulla congiuntiva varicosa e rilasciata che formava la base del pterigio sul bianco dell' occhio, e sollevatala alcun poco, la recisi a modo di mezza luna in vicinanza, e secondo la direzione del margine della cornea.

Mauro Pisani, paysan robuste, âgé de quarante-cinq ans, négligea pendant si long-temps un ptérygion qui s'était formé vers l'angle interne de son œil droit, qu'il parvint enfin à couvrir les deux tiers de la pupille, ce qui produisait une grande diminution de la vue.

Le 22 janvier 1793, j'en entrepris la resci-

Tom. 1, pag. 277.

Mauro Pisani, paysan robuste, âgé de quarante-cinq ans, portait depuis long-temps un ptérygion dans l'angle interne de l'œil droit; mais cette affection fut tellement négligée, qu'elle parvint à couvrir les deux tiers de la pupille, et par conséquent à gêner considérablement la vision.

J'opérai le malade le 22 janvier 1793; il perdit

Tom. 1, pag. 320.

Mauro Pisani, contadino robusto d'anni 45, trascurò per si lungo tempo un pterigio che gli si era formato nel canto interno dell' occhio destro, che questo finalmente gli arrivò a coprire due terzi di tutta la pupilla, con grande diminuzione della vista.

Il di 22 gennajo del 1793, ne entrapresi la recisione, e mediante le

Notre traduction.	Traduct. de MM. Bousquet et Bellauger.	*Texte italien.*
sion, et me servant des pinces et des petits ciseaux, je séparai exactement cette petite membrane de la cornée; j'emportai ensuite, en forme de demi-lune, une portion de la conjonctive tuméfiée et variqueuse, qui formait la base du ptérygion sur le blanc de l'œil. Cette rescision détermina l'écoulement d'une quantité de sang plus considérable qu'on ne semblait devoir l'attendre de l'incision d'une semblable partie.	*beaucoup plus de sang qu'on ne devait l'attendre d'une opération aussi simple.*	mollette e le forbicine separai esattamente quella membranella dalla cornea, ed indi portai via a modo di mezza luna una porzione di tumida varicosa congiuntiva, che formava la base del pterigio sul bianco dell' occhio. Uscì da quel taglio una quantità di sangue maggiore di quella che sembrava doversi aspettare da simili parti tagliate.
	Tom. 1, pag. 293.	Tom. 1, pag. 342.
Dans les cas au moins les plus fréquens d'hypopion, aucun des chirurgiens les plus exacts et les plus expérimentés, n'a, jusqu'à présent, démontré que la maladie dont nous parlons ait été précédée d'un abcès des membranes internes de l'œil; de même qu'aucun des meilleurs praticiens n'a observé l'hypopion à la suite d'ulcère de la choroïde, ou de l'uvée. Que si malgré ces faits, quelques personnes prétendent encore qu'il n'existe aucune différence essentielle entre la lymphe concrescible qui s'écoule d'une membrane gravement enflammée et le pus, elles devraient convenir, du moins, qu'il existe des cas où le pus se forme sans qu'il y ait abcès ou ulcération, et que l'hypopion est précisément une maladie de cet ordre.	*Soutenir qu'il n'existe aucune différence essentielle entre le véritable pus et l'albumine sécrétée par les membranes enflammées, c'est avouer que le pus peut se former sans abcès et sans ulcération.*	Ne' casi almeno i più frequenti d'ipopio, nessuno fra i chirurgi più diligenti e sperimentati ha fin' ora dimostrato che la malattia di cui ora si parla, sia stata preceduta da ascesso delle interne membrane dell' occhio; nè alcuno fra i migliori pratici ha giammai osservato l'ipopio in conseguenza d'ulcera della coroidea o dell' uvea. Che se, non ostante ciò, alcuno amasse di dire, non esservi alcuna essenziale differenza fra la linfa concrescibile effusa da una membrana gravemente infiammata, e la marcia; egli sarà tenuto a concedere che vi sono dei casi nei quali vi è marcia senza ascesso o ulcerazione, e che l'ipopio è una malattia precisamente di quest' ordine.

Notre traduction.	Traduct. de MM. Bousquet et Bellanger.	*Texte italien.*
	Tom. 2, pag. 209.	Tom. 2, pag. 230.
Revenons, maintenant, au traitement de l'amaurose imparfaite des adultes, dépendante de la débilité de l'estomac, surchargé de saburres : quand cet organe est nettoyé, on prescrit au malade les pilules résolutives de Schmuker, ou bien celles de Richter.	*Je reviens à la goutte sereine qui dépend de la débilité et de l'embarras de l'estomac. Si le vomitif n'a produit qu'un soulagement incomplet, on fera prendre au malade les pilules de Schmuker ou celles de Richter.*	Ritornando ora alla cura dell' amaurosi imperfetta negli adulti dipendente da debolezza di stomaco con zavorre, ripulito lo stomaco, si prescriveranno al malato le pillole risolventi dello Schmuker ovvero quelle del Richter.
	Tom. 2, pag. 261.	Tom. 2, pag. 286.
Cette vérité pathologique est pleinement confirmée par l'examen comparatif de l'aspect extérieur; par les recherches exactes faites sur la texture intime des parties affectées; par l'appréciation des symptômes particuliers qui distinguent entre elles ces deux maladies, considérées en général ; et enfin par la comparaison, dans l'une et dans l'autre, de la dégénérescence spéciale des parties internes du globe de l'œil.	*La différence que nous établissons entre ces deux maladies, résulte de la comparaison des caractères extérieurs et des lésions cadavériques, de la dégénérescence des parties internes du globe de l'œil et de l'appareil des symptômes.*	L'esame comparativo in generale delle esterne apparenze, e l'accurata indagine della viziata interna tessitura delle parti comprese dall' una o dall' altra di queste due infermità ; ed in particolare poi, per ciò che riguarda la degenerazione delle interne parti del globo dell' occhio, ed il corredo proprio de' sintomi che offre ciascheduna di queste due malattie, confermano pienamente questa patologica verità.
	Tom, 2. pag. 263.	Tom. 2, pag. 289.
Quelques-uns pensent que cette grave maladie n'est proprement qu'une modification du cancer. Cela peut bien être, mais il est toujours vrai que les caractères du *fongus hématodes*, indépendamment de la mollesse de sa texture, considérée sous le rapport de la pathologie et de la pratique, présentent une différence remarquable entre eux et ceux du cancer, précédé de squirre.	*Il est des auteurs qui pensent que le fungus hæmatode n'est qu'une modification du cancer. Cela peut être, mais toujours est-il vrai qu'il y a une grande différence entre les caractères pathologiques de ces deux maladies.*	Taluno opina che questa grave malattia non sia propriamente che una modificazione del cancro. Ciò potrebbe essere ; ma egli è sempre vero che i caratteri di essa, oltre la mollezza di tessitura, considerati patologicamente e praticamente, mostrano esservi delle rimarchevoli differenze fra la medesima ed il cancro preceduto dallo scirro.

Notre traduction.	Traduct. de MM. Bousquet et Bellanger.	*Texte italien.*
	Tom. 2, pag. 277.	Tom. 2, pag. 306.
L'intérieur de l'orbite fut lavé, par intervalles, avec une décoction de guimauve, à laquelle on ajouta du miel rosat.	*L'intérieur de l'orbite fut lavé à plusieurs reprises, avec une décoction de roses et de miel rosat.*	L' interno dell' orbita fu lavato per intervalli con un decotto di malva e miele rosato.
	Tom. 2, pag. 224.	Tom. 2, pag. 247.
De toutes les guérisons, la plus prompte est celle que j'ai faite au printemps de cette année, sur Mauro Bonini, de Donelasco, laboureur robuste, âgé de vingt-deux ans. Au mois de mars, il commença à remarquer qu'au coucher du soleil il ne pouvait distinguer que très-imparfaitement les objets. Cette incommodité s'accrut au point, qu'au commencement de mai elle le rendit presque tout-à-fait aveugle, vers le soir.	*Mais la guérison la plus prompte est celle de Mauro Bonini, agriculteur robuste, âgé de vingt-deux ans. Au mois de mars, ce jeune homme commença à s'apercevoir qu'au coucher du soleil, il avait peine à distinguer les objets. Cette indisposition s'accrut à tel point, qu'au commencement de mai il était presque entièrement aveugle.*	Sopra ogni altro guarì prontamente nella primavera di quest' anno Mauro Bonini del luogo di Donelasco, agricoltore robusto d'anni 22. Questi nel mese di marzo cominciò ad accorgersi che al cader del sole non poteva che assai imperfettamente distinguere gli oggetti. Codesta indisposizione gli crebbe al segno, che sul principio di maggio lo rendeva sulla sera quasi del tutto cieco.
	Tom. 2, pag. 225.	Tom. 2, pag. 249.
Je n'ai à citer aucune observation propre à confirmer ce qui est rapporté à cet égard; j'ai même constaté le contraire chez le jeune paysan dont j'ai parlé plus haut. Si cependant l'efficacité de ce remède est une chose de fait, l'art pourra se glorifier d'avoir un moyen de plus, outre celui que j'ai exposé, pour guérir la cécité nocturne.	*Je n'ai pas une seule observation à citer en faveur de cette pratique, dont l'excellence pourrait paraître douteuse, d'après l'histoire de l'enfant que nous venons de rapporter, s'il était permis de tirer une conclusion générale d'un fait particulier. Quoi qu'il en soit, si l'efficacité de ce remède est réelle, la médecine pourra se vanter d'avoir deux moyens pour guérir l'héméralopie ou la cécité nocturne.*	Non ho alcuna osservazione propria da riferire in conferma di ciò; anzi mi consta il contrario, rapporto al fanciullo sopra nominato. Se non pertanto l'efficacia di questo rimedio è una cosa di fatto, l'arte potrà vantarsi d'avere un mezzo di più, oltre quello da me esposto, per guarire la cecità notturna.

Notre traduction.

A cette série de faits, et à beaucoup d'autres sur le même sujet, qui sont rapportés tant par les anciens chirurgiens que par les modernes, j'ajouterai quelques-unes de mes observations, afin d'achever de prouver de la manière la plus convaincante, l'utilité et l'efficacité de la méthode curative exposée plus haut, contre l'amaurose imparfaite récente, laquelle maladie n'est le plus souvent, comme je l'ai dit, autre chose qu'une affection sympathique de l'estomac, dépendante des stimulans morbides, existans dans le système gastrique, avec débilité nerveuse, générale ou partielle des nerfs de l'œil.

Traduct. de MM. Bousquet et Bellanger.

Tom. 2, pag. 237.

A tous ces faits j'en ajouterai quelques-uns qui me sont propres, pour prouver de la manière la plus convaincante l'efficacité de la méthode que je propose contre l'amaurose récente, affection qui dépend le plus souvent du mauvais état de l'estomac, et d'une faiblesse nerveuse générale ou bornée aux nerfs des yeux.

Texte italien.

Tom. 2, pag. 262.

A questa serie di fatti ed ai molti altri che sul medesimo proposito si trovano registrati tanto presso gli antichi che i moderni chirurgi, ne aggiungerò alcuni da me osservati, onde comprovare nella maniera la più convincente l'utilità ed efficacia del qui esposto metodo curativo della amaurosi imperfetta recente, che il più delle volte, come si è detto, non è altro che un' affezione consensuale dello stomaco, dipendente da morbosi stimoli esistenti nel sistema gastrico, con debolezza nervosa generale o parziale dei nervi dell' occhio.

L'ayant examiné, je trouvai la pupille de l'œil gauche extrêmement dilatée et immobile, tandis que, comme je viens de le faire remarquer, celle de l'œil droit, grandement détériorée, était immobile et resserrée.

Tom. 2, pag. 244.

Il avait, en effet, la pupille de cet œil très-dilatée et immobile, tandis que celle de l'œil droit était, comme je l'ai dit, immobile et resserrée.

Tom. 2, page 271.

Io, avendolo esaminato, gli trovai la pupilla dell' occhio sinistro molto dilatata ed immobile, mentre, come ho avvertito, la pupilla dell' occhio destro grandemente deteriorato, era immobile e ristretta.

La vigueur de l'œil gauche se soutint cependant, malgré la violence des paroxismes de la fièvre.

Le 26 février, je laissai sortir cet enfant en bon état de santé, tant

Tom. 2, pag. 247.

Il est à remarquer que, malgré la violence des accès fébriles, l'œil gauche se conserva toujours en si bon état, qu'il distinguait les plus petits objets. La santé générale se rétablit; mais l'œil droit resta pré-

Tom. 2, pag. 274.

L'occhio sinistro non pertanto, anco sotto i più forti parossismi della febbre, si sostenne in vigore.

Il dì 26 di febbrajo, lasciai il fanciullo in buono stato di salute, tanto

Notre traduction.	Traduct. de MM. Bousquet et Bellanger.	*Texte italien.*
sous le rapport général, que sous celui de la vue de l'œil gauche, avec lequel il distinguait les plus petits objets. Le droit demeura imparfait comme il l'était au commencement du traitement.	*cisément tel qu'il était au début du traitement.*	rapporto all' universale quanto alla vista dell' occhio sinistro, col quale egli distingueva i più piccioli oggetti. Il destro rimase imperfetto, come era da principio della cura.
	Tom. 2, pag. 304.	Tom. 2, pag. 337.
Aussitôt que le sac lacrymal commence à être distendu par la présence de la chassie âcre, dense et tenace, la maladie des voies lacrymales et celles des paupières, se confondent entre elles.	*Aussitôt que la destruction du sac lacrymal commence à se manifester, on confond la maladie des voies lacrymales avec celles des paupières.*	Si tosto che il sacco lagrimale comincia ad essere disteso dalla acre, densa, tenace cispa, la malattia delle vie lagrimali e quella delle palpebre si confondono insieme.
	Tom. 2, pag. 306.	Tom. 2, pag. 339.
Cette guérison complète s'obtient, selon l'auteur, en rescisant, dans ce cas particulier, outre l'excroissance fongueuse de la membrane interne de la paupière renversée, et à la fois une partie du tarse allongé outre mesure; et il procède de la manière suivante : Adams divise, au moyen des ciseaux, la paupière affectée, par une double incision en forme de V, comme on fait pour l'opération du bec-de-lièvre; ensuite après avoir emporté la fongosité élevée sur la membrane interne de la même paupière, il réunit la plaie par un point de suture, et par l'application de bandelettes agglutinatives, dirigées du nez vers les oreilles.	*Alors on obtient la guérison complète, selon M. Adams, en emportant avec le bourrelet de la membrane interne de la paupière, une portion de cette paupière elle-même et du tarse. M. Adams fait une double incision à la paupière inférieure en forme de la lettre V, comme dans l'opération du bec-de-lièvre; puis il réunit les deux lèvres de la plaie par un point de suture et par l'application de quelques bandelettes agglutinatives.*	La quale completa guarigione si ottiene, secondo l'autore, recidendo in questo particolar caso, oltre la fungosa escrescenza della membrana interna della palpebra stessa arrovesciata, e quindi del tarso oltre modo allungato; e ciò nel modo che segue. Incide Adams colle forbici la palpebra male affetta con un doppio taglio a modi di lettera V, come si pratica per la cura del labbro leperino; poscia, rimossa la fungosità insorta sulla interna membrana della palpebra stessa, unisce la ferita con un punto di cucitura, e colle striscie di ceratto adesivo dirette dal naso all' orecchio.

C'en est assez de ces exemples, que nous avons cru devoir multiplier, afin qu'on ne nous soupçonnât point d'avoir choisi un passage unique, traduit négligemment, comme on en peut découvrir dans tous les ouvrages. Mais ce qui n'est qu'exception ailleurs, est le résultat d'un système chez MM. Bousquet et Bellanger; et nous aurions pu transcrire, comparativement au texte, la totalité de leur travail. Il est résulté de la méthode abrégée qu'ils ont adoptée, que leur traduction forme un livre bien moins considérable que celui de M. Scarpa : ainsi ce dernier se compose de 724 pages, à trente lignes chacune; tandis que la traduction de nos compétiteurs, y compris leurs notes, ne fournit que 629 pages, à vingt-sept lignes chacune. La nôtre contiendra près de 1000 pages, d'une justification à peu près semblable à celle de nos émules.

Nous le répétons, l'objet des remarques auxquelles nous nous sommes livrés, au sujet du travail de MM. Bousquet et Bellanger, n'est nullement hostile; et nous protestons d'avance contre toute fausse interprétation qui pourrait être donnée à nos intentions. Il nous a fallu aller au-devant de la défaveur qui accueille toujours un livre qu'un autre a précédé sur le même sujet, et surtout une traduction. Ce n'est point toutefois dans notre intérêt personnel que nous avons agi, n'en ayant point à la vente de la traduction que nous offrons au public : et, loin d'avoir l'intention de décréditer celle que nos confrères viennent de publier, nous reconnaissons avec plaisir, que le style de ces messieurs se distingue par de la précision et de la clarté ; que, même en négligeant de nombreux détails, en omettant des circonstances qui ne nous ont pas paru dépourvues d'intérêt pour les lecteurs, ils ont constamment rendu l'idée fondamentale du célèbre professeur de Pavie. Nous ajouterons même que s'ils ont commis quelques légères erreurs, comme de traduire l'*œil droit* pour l'œil gauche ; le cristallin d'un *volume énorme* pour *broyé*, ou *brisé* (spezzata); *desséchement* pour *irritation ; système nerveux* pour *substance nerveuse* (sostenza dei nervi); *trois heures* pour deux heures ; *cotonneux* pour *couenneux*, *pupille* pour *cornée* ; ces fautes, et d'autres du même genre, qu'il faut attribuer à la précipitation, ne nuisent point en général à l'intelligence du texte, surtout pour les choses importantes.

Avant de quitter la plume, nous ferons observer que nous n'avons pas cru devoir traduire l'adjectif italien *palpebrale* par le mot palpébral, qui n'est point français, et qui n'est pas consacré par ceux des anatomistes qui ont écrit correctement. Nous avons en conséquence intitulé le premier chapitre de l'auteur : *del Flusso palpebrale puriforme*, du Flux purulent des paupières.

D'une autre part, M. Scarpa, dans chaque volume, présente ses diverses observations sous la même série de numéros. Au contraire, nous avons distingué, sous des numéros particuliers, les observations de chaque espèce de maladie.

PRÉFACE DE L'AUTEUR.

J'ai toujours été dans l'habitude, en exerçant la chirurgie, de comparer avec mes observations celles qui nous ont été transmises par les maîtres de l'art, de tous les âges; et j'ai souvent eu la satisfaction de pouvoir apprécier tout le mérite de leurs préceptes, et de confirmer, par ma propre expérience, les vérités que renferment leurs ouvrages. Ce n'est qu'à l'occasion des maladies des yeux que, dans une foule de circonstances et de cas, les résultats de ma pratique se sont trouvés en opposition avec leurs théories et leurs promesses fastueuses; et lorsque je prenais les unes pour guides, et que je me fiais aux autres, j'ai plusieurs fois été déçu dans mes espérances de succès. Il est à remarquer que la plupart des auteurs modernes, qui ont composé des traités généraux de chirurgie ou des traités spéciaux sur les maladies des yeux, se sont plus attachés à transcrire un grand nombre de formules de médicamens externes et internes; à exposer minutieusement toutes les méthodes et les procédés opératoires. proposés jusqu'ici pour le traitement de ces maladies, qu'à déterminer, d'après l'observation et l'expérience, quels sont ceux de ces remèdes ou de ces procédés, auxquels il convient de donner la préférence. D'ailleurs les oculistes de profession, qui sembleraient devoir, par la nature de leurs travaux habituels, avoir la plus grande part aux progrès de l'art qu'ils exercent, ne publient que des histoires de guérison surprenantes, et qui tiennent au prodige; ou bien ils ne propagent que des théories contraires à celle qui résulte de la connaissance exacte de l'anatomie de l'œil. Cette fatalité s'explique par l'ignorance où sont la plupart des oculistes, des autres parties de la chirurgie; mais ce qui est bien propre à nous étonner et à nous affliger, c'est d'observer que, maintenant encore, les personnes qui avaient fait des études médicales régulières, dès qu'elles aspirent à être comptées parmi les oculistes en réputation, donnent incontinent dans le merveilleux; et qu'elles n'ont pas honte d'insérer dans leurs écrits des traits qui décèlent plutôt le charlatanisme que la docte et sage chirurgie. Est-il rien de plus contraire aux intérêts de l'humanité, aux progrès de l'art, et à l'honneur de ceux qui l'exercent? En effet, ces assertions, ces histoires mensongères, séduisent les jeunes gens qui, ne se doutant point des difficultés nombreuses et quelquefois insurmontables qu'ils vont rencontrer, entrent, avec une imprudente hardiesse, dans une carrière où ils compromettront et leur réputation et la santé de leurs malades.

C'est d'après toutes ces considérations que je me suis déterminé à publier ce *Traité des maladies des yeux*, fruit de mon expérience et de mes méditations. J'ai eu pour objet de séparer de cette partie importante de la chirurgie, ce qui est vrai de ce qui est faux ou exagéré ; et, par-là, d'indiquer aux jeunes gens les moyens externes et internes les mieux appropriés aux divers cas, et les méthodes opératoires les plus avantageuses. Ayant eu de fréquentes occasions de faire usage des remèdes les plus accrédités, et de pratiquer les opérations selon les procédés divers qui ont été conseillés jusqu'ici, pour le traitement des maladies qui affectent l'organe de la vue, j'ai été à portée de les apprécier à leur juste valeur, de reconnaître l'utilité des uns, l'imperfection ou la nullité des autres; car j'ai toujours su garantir mon esprit des dangers de la prévention : ainsi je pense que j'ai acquis le droit de prononcer un jugement sur ces matières.

J'ai cru que ce serait faciliter aux jeunes chirurgiens l'intelligence du manuel des opérations que de leur offrir le détail de quelques cas particuliers sur chaque maladie ; c'est ce que j'ai fait dans la plupart des chapitres de cet ouvrage. J'ai choisi, parmi mes nombreuses observations, celles dont les histoires ont été recueillies dans mon école de clinique chirurgicale, en présence de mes élèves. Dans l'étude de l'art de guérir, les préceptes, lorsqu'ils ne sont point justifiés par des exemples, ne représentent souvent que des idées abstraites; et les exemples en général ne font point sur l'esprit des élèves une impression durable, s'ils ne sont placés à côté des préceptes. J'ai tâché de remplir ces conditions, et je présume que tous ceux qui suivront exactement le plan curatif que j'indique, tant à l'égard des moyens pharmaceutiques que des procédés opératoires, pourront comprendre et exécuter facilement ce que je vais exposer; et que les résultats qu'ils obtiendront seront le plus souvent conformes à mes prédictions.

Cette nouvelle édition est augmentée de beaucoup de développemens sur presque tous les articles dont se compose l'ouvrage : je l'ai enrichie par l'addition d'importantes observations d'anatomie pathologique et d'expériences, publiées tout récemment par des hommes dont l'habileté est connue, et dont la bonne foi ne peut être suspectée.

Je dois encore ajouter que j'ai augmenté cette édition de plusieurs chapitres qui manquaient aux éditions précédentes : tels sont ceux où il est traité de la *pupille artificielle*, des *fongus hæmatodes* et du *cancer des yeux;* de la *tumeur cystique*, qui naît de la cavité de l'orbite.

Les planches de mon ouvrage ont aussi été augmentées de plusieurs figures; quelques-unes dans l'objet de faciliter l'intelligence de l'une des plus formidables maladies de l'œil, et les autres pour écarter toute équivoque du manuel opératoire de la fistule lacrymale et de la pupille artificielle.

TRAITÉ

DES

PRINCIPALES MALADIES

DES YEUX.

CHAPITRE PREMIER.

Du flux puriforme des paupières et de la fistule lacrymale.

D'APRÈS l'opinion généralement admise parmi les chirurgiens, on reconnaît qu'il existe une fistule lacrymale, toutes les fois qu'en comprimant le sac lacrymal, au moyen d'une pression exercée sur l'espace compris entre le nez et l'angle interne de l'œil, il reflue par les points lacrymaux, une matière visqueuse, granulée, jaunâtre, et semblable à du pus. Cette opinion est erronée (1).

(1) Il convient de faire observer ici, pour l'intelligence de ce qui va suivre, que la maladie dont parle l'illustre auteur, n'est pas communément appelée *fistule lacrymale*, mais bien *tumeur lacrymale*.

Si la dénomination de fistule lacrymale, appliquée au flux puriforme des paupières, n'avait d'autre inconvénient que celui de manquer de justesse, je ne chercherais peut-être point à la rectifier; mais elle est susceptible de conduire les jeunes praticiens dans une fausse direction, d'où résulterait l'infidélité du diagnostic et par conséquent celle de la méthode curative.

L'ignorance de ce qui se passe dans le flux puriforme des paupières, a seule pu faire donner à cette maladie le nom de fistule lacrymale. Il convient de tracer ici les caractères distinctifs de ces deux affections. Dans l'une, le sac où s'accumulent les larmes est très-distendu, et très-proéminent; il est ulcéré, fongueux dans son intérieur; percé, corrodé à l'extérieur. Cet état qui se complique quelquefois de la carie de l'os unguis, est le seul qui doive être compris sous le nom de fistule lacrymale.

Au contraire, dans la maladie que je caractérise sous le nom de flux puriforme des paupières, le sac lacrymal est sain à l'extérieur comme à l'intérieur. La liqueur qui s'échappe par les points lacrymaux, alors que le sac lacrymal est comprimé, est granulée, jaune, visqueuse et d'un aspect puriforme, il est vrai; mais ce n'est point du pus. Cette matière ne s'élabore pas, au moins généralement, dans le sac lacrymal, ainsi que le croient les personnes peu versées dans cette partie de la pathologie; elle provient des paupières, et pénètre dans le sac par les points lacrymaux; elle se mêle aux larmes, et par l'effet du regorgement, lorsque la poche membraneuse est tout-à-fait remplie, ou bien au moyen de la compression extérieure, la nouvelle liqueur se répand en sortant par les points lacrymaux, sur les paupières et sur le globe de l'œil.

La source de cette humeur puriforme existe dans la membrane interne des paupières. Cette source est plus abondante dans la membrane qui tapisse l'intérieur de la paupière inférieure, surtout au long du bord libre du cartilage tarse, et spécialement dans la série des petites glandes de *Méibomius*, dont les fonctions sécrétantes se trouvent altérées, soit par la surabondance de l'humeur sébacée, granuleuse et jaunâtre, qui transsude de la paupière, soit par l'acrimonie irritante que la maladie communique à la matière que ces glandules sécrètent elles-mêmes.

Cette sorte de débordement des glandes sébacées, situées au long du cartilage tarse, est le plus souvent déterminée par l'afflux d'une humeur rhumatismale ou scrofuleuse; par la métastase varioleuse, ou par la répercussion imprudente d'une affection herpétique croûteuse, surtout si elle régnait à la face.

Le même désordre dans les fonctions de ces glandules peut aussi reconnaître pour cause la contagion opérée par le contact des paupières avec un virus acrimonieux, tel que celui qui provient de l'ophtalmie purulente des enfans, ou de l'ophtalmie syphilitique des adultes, etc.

En cet état de choses, la membrane interne des

paupières ayant été altérée par la maladie, ne jouit plus de l'intégrité de ses propriétés sécrétantes; il en découle une mucosité déliée, qui se joignant et à la liqueur sébacée que donnent les follicules de Méibomius, et à l'humeur visqueuse et granulée, que forme ce fluide purulent qu'on voit dans la maladie dont il est question, souille l'œil et la paupière (1).

On se convaincra de la vérité de ces assertions, en renversant la paupière malade, et particulièrement la paupière inférieure, du côté où existe la surabondance de l'humeur puriforme, résultante de la compression du sac lacrymal. Il s'agit alors de comparer cette paupière, avec celle de l'œil qui est dans l'état sain. Elle offrira constamment, dans sa membrane interne, un état de rougeur qui n'existe point dans l'état physiologique; elle sera comme veloutée sur toute la longueur du tarse; ses bords seront tuméfiés et couverts de petites varices. Ces phénomènes coïncident avec le gonflement des follicules de Méibomius, qui laissent apercevoir, au moyen d'une bonne loupe, de légères ulcérations. Dans cette comparaison, la paupière de l'œil sain offre à sa membrane interne, une couleur rose pâle; cette membrane est tout-à-fait unie; le bord de la paupière ne présente ni tuméfaction, ni vaisseaux variqueux, et les glandes de Méibomius ne sont ni engorgées, ni ulcérées.

(1) Rodolphe Vehrens donne à cette maladie le nom d'*épiphora sebacea*. (Voyez Haller dans ses additions sur l'étude médicale de Boerhaave.)

Cette surface veloutée, que dans l'état de la maladie, présente la membrane interne de la paupière, est cause que celle-ci devient l'organe sécréteur d'une très-grande quantité de fluide semblable à une liqueur visqueuse qui, comme on vient de le voir, se mêle à l'humeur sébacée produite par les glandules de Méibomius, et forme cette substance visqueuse dont se couvrent les paupières, et qui, à la faveur des points lacrymaux, pénètre dans le sac, qu'elle remplit souvent et dilate, au point qu'il forme quelquefois une tumeur saillante.

La preuve de ce qui vient d'être dit s'acquiert incontestablement en vidant, par le moyen de la compression, le sac lacrymal, de tout ce qu'il contient de cette matière puriforme et en lavant l'œil et l'intérieur des paupières, de manière qu'il n'en reste aucune trace ; car si l'on renverse les paupières au bout d'une demi-heure, on trouve leur surface interne, surtout celle de la paupière inférieure déjà enduite de mucosité mêlée à de la matière sébacée, jaune. Cette humeur n'a pu refluer du sac lacrymal encore vide, elle s'est donc formée entièrement entre l'œil et les paupières, et transsude incontestablement de la villosité de la membrane interne des paupières, et des follicules de Méibomius.

Il est indubitable que la membrane interne des paupières, rendue rouge et fongueuse par l'état morbide, n'exerce plus ses fonctions comme elle le faisait naturellement, et qu'elle agit alors ainsi que fait un organe sécrétant immodérément une abondante mucosité. Un exemple de ce changement s'observe en cette espèce de flux gonorrhéique des paupières, déterminé par la virulence du mucus de la gonorrhée, inoculé aux paupières par un malade qui s'est imprudemment frotté l'œil avec les doigts encore imprégnés de ce mucus. Par de semblables inoculations, l'œil et la paupière s'enflamment d'abord; ensuite la membrane interne de celle-ci se tuméfie, devient rouge et veloutée; une humeur visqueuse et jaune en découle, et simule celle qui caractérise la phlegmasie blenorrhagique de l'urèthre. Toutefois, lorsque le flux puriforme des paupières n'est pas le produit de ces sortes d'inoculations, la mucosité que sécrètent la membrane interne des paupières et les glandules de Méibomius, n'est point aussi abondante que dans les circonstances où la maladie est déterminée par le virus syphilitique; et l'inflammation des paupières et de la conjonctive n'est point à beaucoup près aussi grave, aussi aiguë, que celle qui se développe à l'occasion de l'inoculation syphilitique.

La maladie ordinaire se développe lentement, et souvent à la suite d'une ophtalmie chronique; l'humeur visqueuse puriforme, en sortant des sources qui ont été indiquées, coule lentement; et ce qui rend l'épiphora fort désagréable, c'est qu'une partie des matières recouvre l'œil, tandis que l'autre descend par les points, dans le sac lacrymal, où son mouvement devient plus lent, et où elle s'accumule et s'oppose à la libre issue des larmes dans le canal nasal, en sorte que la moindre compression fait refluer celles-ci dans l'œil.

Enfin, ce qui démontre positivement que dans cette maladie des paupières, le sac lacrymal n'a d'autre part que de recevoir et de retenir l'humeur puriforme qui s'y répand et s'y mêle aux larmes, c'est que si, par accident, ou au moyen de l'emploi des répercussifs la sécrétion morbeuse des paupières se supprime ou se ralentit, le sac lacrymal ne rejette plus rien au dehors, ou fort peu de matière pendant la compression. Ainsi, lors même que l'écoulement puriforme des paupières est très-abondant, si ces parties s'enflamment tout à coup avec violence, comme dans l'invasion subite d'un érysipèle à la face, dont l'effet commun à toutes les inflammations aiguës est de supprimer les sécrétions dans l'organe que la maladie nouvelle envahit; si, dis-je, il survient un violent érysipèle à la face, la sécrétion de la matière puriforme des paupières est arrêtée; le sac lacrymal ne la reçoit plus; mais dès que l'inflammation érysipélateuse se ralentit, la sécrétion morbeuse des paupières se rétablit, ainsi que celle des glandules de Méibomius, et la liqueur qui en résulte se reporte dans le sac lacrymal, d'où elle sort, ainsi que je l'ai déjà dit, soit par regorgement, soit sous l'effort de la compression.

Je me suis convaincu, en diverses occasions, que cette alternative peut être provoquée au moyen d'une inflammation que l'on détermine à volonté, en introduisant une substance suffisamment irritante, entre les paupières et le globe de l'œil.

J'ai aussi acquis la preuve expérimentale que l'on peut guérir radicalement le flux puriforme des paupières, en le combattant dès son origine, et avant qu'il n'ait détérioré le sac lacrymal. On obtient cette guérison en remédiant, pendant que le temps est encore opportun, à la tendance vicieuse que contractent la membrane interne des paupières et les petites glandes sébacées qui gissent au long du cartilage tarse. Il suffit souvent, pour s'opposer aux désordres sécrétoires de ces parties, de nettoyer les voies lacrymales au moyen des injections d'eau simple introduites dans le nez par les points lacrymaux.

Si quelque personne s'obstinait encore, malgré tout ce qui vient d'être dit, à supposer que la source principale de la matière puriforme est plutôt au sac lacrymal qu'aux paupières, il me semble qu'elle doit renoncer à cette opinion en réfléchissant que la membrane interne de ce sac est de même nature, et fait partie de celle qui tapisse les sinus frontaux et ethmoïdaux. Cette membrane déliée est dépourvue de glandes sébacées; elle sécrète, sans doute, quelque mucosité, mais non cette matière onctueuse, tenace, qui se trouve mêlée aux larmes, et qui, dans la maladie dont je parle, reflue du sac sur l'œil. Il n'est pas hors de probabilité, toutefois, que la matière puriforme se mêle dans le sac à quelques parties de l'humeur muqueuse que sépare la membrane interne de cet organe;

mais cette circonstance ne suffit pas pour faire établir que la source principale de la matière purulente soit dans la tumeur d'où elle jaillit sur l'œil par la compression du sac.

Lorsqu'il arrive que le sac lacrymal, par une cause quelconque, vient à s'enflammer intérieurement, qu'il suppure et s'abcède, alors il en sort avec les larmes une matière trouble, qui est du véritable pus, résultant de l'affection de la membrane interne du sac. Ce pus n'a rien de commun et n'a nulle ressemblance avec la substance granuleuse et onctueuse du flux des paupières, laquelle diffère essentiellement de la matière que produit la suppuration, et n'en a aucunement l'apparence.

Ainsi donc, s'il est démontré que la source du mal, au lieu d'être dans le sac destiné à contenir les larmes, soit dans la membrane interne des paupières et dans les follicules sébacées de Méibomius, il est certain que les personnes qui confondent ce vice des voies lacrymales avec la fistule, commettent une erreur d'autant plus grave, qu'elle les conduit à l'emploi de moyens curatifs tout-à-fait contraires à l'indication naturelle. Ils laissent subsister les désordres qui ont lieu aux paupières, et tentent la guérison d'un ulcère de la surface interne du sac lorsque cet organe est sain; ou bien ils essaient d'ouvrir dans le nez un chemin aux larmes, en dilatant le canal nasal, qu'ils supposent obstrué en tout ou en grande partie, bien qu'il n'en soit effectivement rien; car dans ces circonstances, le canal n'éprouve pas un rétrécissement réel; et l'on ne doit point confondre avec un pareil état le rétrécissement qui est occasioné par la ténacité et la densité de la matière puriforme qui s'écoule insensiblement des paupières dans le canal nasal, ou bien cet autre rétrécissement qui n'est dû qu'à l'irritation que l'âcreté de la matière puriforme peut déterminer sur la membrane interne du canal nasal, laquelle peut à la longue se phlogoser et s'engorger.

Il est donc vrai de dire que le canal nasal, dans cette maladie des paupières, est toujours un peu plus rétréci que dans l'état naturel; mais il n'est point obstrué comme en général les chirurgiens sont habitués à l'enseigner (1).

Les auteurs qui ont écrit sur le sujet important qui m'occupe, loin de l'éclaircir, n'ont fait que l'obscurcir. Je vais essayer de dissiper l'erreur, en procédant à l'exposition de la maladie avec toute la méthode dont je suis capable. Il convient de distinguer dans le flux des paupières quatre époques.

Première époque. Dans celle-ci la matière puriforme, séparée par les petites glandes de Méibomius et par la membrane interne des paupières, n'éprouve encore qu'un peu de retard dans le sac; elle continue à descendre dans le canal nasal; mais déjà le larmoie-

(1) C'est sans doute des chirurgiens italiens que parle M. Scarpa; car depuis bien long-temps, ceux de France et d'Angleterre ne méritent plus les reproches généraux qu'il adresse aux chirurgiens. (*Note des traducteurs.*)

ment se manifeste, sans cependant être accompagné de la saillie du sac lacrymal : la compression n'en fait sortir qu'une larme trouble.

Deuxième époque. Déjà la matière puriforme devient assez abondante et assez visqueuse pour causer une sorte de gonflement à la membrane qui tapisse l'intérieur du canal nasal, ce qui fait qu'elle ne descend que très-lentement dans le nez, que le larmoiement est fort augmenté, et que l'œil est constamment sali par le mélange des larmes et de la matière puriforme. Alors le défaut de rapport entre la sécrétion de cette matière et son écoulement par le nez, en produit l'accumulation dans le sac lacrymal, lequel se distend et s'élève en forme de petite tumeur qui, étant comprimée, rejette abondamment sur l'œil une partie du liquide qu'elle contient.

Troisième époque. Ici la matière visqueuse, à raison de son abondance, de sa densité, de son acrimonie, et peut-être plus encore par l'effet de l'extension que sa présence entretient dans le sac lacrymal, détermine de graves accidens : telles sont l'inflammation, la suppuration de ce même sac et des tégumens qui le recouvrent. Ces parties se corrodent ; les voies lacrymales s'ulcèrent ; il se forme au-dessous de l'angle interne de l'œil et entre cette partie et le nez, une ouverture plus large intérieurement qu'à l'extérieur, et d'où s'écoule un mélange de larmes, de matière puriforme et de vrai pus. C'est à cette troisième période qu'appartient réellement la dénomination de *fistule lacrymale.* Elle survient d'autant plus rapidement que l'ulcère a été plus long-temps négligé, ou qu'il a été moins convenablement traité.

Quatrième époque. Cette période ne diffère de la précédente que parce que la fistule lacrymale se complique de la carie de l'os unguis, et quelquefois du gonflement de la portion spongieuse de l'os ethmoïde.

On voit par l'exposition de ces diverses époques, et par l'examen de la série des accidens qui les caractérisent, qu'il est facile d'établir la différence essentielle qui existe entre le flux puriforme des paupières et la fistule lacrymale. En même temps, l'on peut apprécier la vraie cause de cette dernière maladie, et reconnaître qu'elle n'existe ni dans le sac lacrymal ni dans le canal nasal, ainsi qu'on l'a cru jusqu'ici; mais bien qu'elle est tout entière dans les paupières, à raison de la sécrétion morbeuse qui a lieu dans leur membrane interne et dans les glandes sébacées, situées au long du cartilage tarse.

D'après ces propositions, je conclus que toutes les méthodes curatives dirigées ou contre les ulcérations du sac, ou contre l'oblitération du canal nasal, ne pourront jamais opérer la guérison complète de la fistule lacrymale; à moins qu'à ces moyens l'on ne joigne ceux qui conviennent pour remédier à la sécrétion vicieuse qu'on observe à la membrane interne des paupières, parce qu'elle est la principale source de la fistule lacrymale.

Ainsi, pour ce qui est relatif au traitement du flux puriforme des paupières, la guérison peut s'obtenir facilement lorsque le larmoiement commence à se manifester, que le vice des paupières est récent, que la matière qui en découle, et pénètre par les points lacrymaux, dans le sac, ne s'y accumule point assez long-temps, et en assez grande quantité, pour le distendre et y produire une tumeur. Alors, sans qu'il soit besoin de recourir aux incisions, ou à toute autre opération douloureuse, il suffit de faire cesser la sécrétion immodérée des follicules de Méibomius, et de la membrane interne des paupières; on y parvient en lavant assidument les voies lacrymales dans toute leur longueur, depuis les points jusqu'au nez, afin qu'aucune partie de la matière sébacée, granuleuse, âcre, ne s'y arrête. Ces injections facilitent le libre écoulement, par le nez, des larmes unies à l'humeur sébacée. Mais il convient de les employer dès l'invasion des premiers accidens, dont le larmoiement est un signe certain; et de ne pas attendre que le sac lacrymal ait acquis de l'extension et du gonflement.

Il est un remède dont l'usage est précieux pour détruire la sécrétion morbeuse de la membrane interne des paupières. C'est l'onguent ophtalmique, *dit* de Janin (1), dans lequel il convient d'augmenter la

(1) Voici la composition de cet onguent : Saindoux, demi-once; tutie préparée, bol d'Arménie, de chaque deux drachmes; précipité blanc, une drachme. Après avoir bien

dose de saindoux, pendant les premières applications, afin d'accoutumer les organes, sur lesquels il est appliqué, à son action stimulante et vive, lorsque le remède a toute sa force.

Le chirurgien introduira, le matin et le soir, une portion de cet onguent, équivalente, en grosseur, à un grain de froment, entre les paupières et le globe de l'œil, vers l'angle externe; il se servira d'un stylet

lavé, à différentes fois, le saindoux dans l'eau de rose, on y mêlera exactement, dans un mortier de verre, les substances ci-dessus, après les avoir réduites en poudre subtile. Cette préparation est imparfaite et peu utile, à moins que les poudres n'aient été porphyrisées et rendues impalpables.

Dessault faisait usage d'une pommade plus efficace pour le même objet. Voici sa composition : Tutie préparée, sucre de Saturne, mercure précipité rouge, vitriol de zinc, de chaque un gros; onguent rosat, une once; mêlez exactement dans un mortier de verre; ajoutez de six à douze grains de mercure sublimé corrosif. Souvent, chez des personnes irritables, il convient de diminuer de moitié la quantité de ces substances, sauf à les augmenter progressivement. Le collyre suivant supplée d'une manière fort efficace aux pommades : alun calciné et sucre de Saturne, de chaque six grains, qu'on fait dissoudre dans huit onces d'eau distillée; on y ajoute un ou deux grains de mercure sublimé corrosif. Ce collyre s'emploie à plusieurs reprises dans la journée : on en met plusieurs gouttes dans l'œil, en faisant baisser en arrière la tête du malade, en sorte que la liqueur ne s'écoule point au dehors. Il se fait, par les points lacrymaux, une absorption avantageuse contre l'état morbifique des voies lacrymales. (*Note des traducteurs.*)

boutonné, ou d'une sonde à pointe mousse. Il convient d'oindre les bords des paupières avec une petite portion de cette pommade. On fait fermer l'œil au malade, et avec le doigt l'on exerce de légères ondulations sur le globe de l'œil, afin que la pommade s'étende sur toute la surface interne des paupières. L'œil ainsi fermé est couvert d'une compresse maintenue par une bande. On laisse l'appareil pendant deux heures, après quoi, le malade se lave l'œil avec de l'eau fraîche. Dans le cours de la journée il se fera injecter, entre l'œil et la paupière, quelques gouttes d'un collyre composé de cinq grains de sulfate de zinc, d'une demi-once de mucilage de semence de coing, et de quatre onces d'eau distillée de plantain.

Indépendamment de l'affection des glandules de Méibomius, et de l'état vicieux de la membrane interne des paupières, il arrive quelquefois que les bords libres de ces parties sont légèrement excoriés; alors la pommade qui vient d'être indiquée suffit communément pour guérir cette altération. Cependant si elle résistait à ce moyen, il convient de faire usage de l'onguent *citrin*, de la pharmacopée d'Edimbourg. On fait ramollir une petite partie de cet onguent, et lorsqu'il est assez liquide, on en couvre le bord malade des paupières, soit en se servant du doigt, soit au moyen des barbes d'une plume. C'est le soir, avant de se coucher, que le malade doit vaquer à ce pansement. Lorsque ce nouveau remède ne produit point l'effet désiré, il est nécessaire de recourir, ainsi que le faisait Saint-Yves, à la pierre infernale (1), qu'on promenera sur les bords des paupières, ayant la précaution de laver immédiatement après l'œil avec du lait nouvellement trait.

Dans le cas de flux puriforme des paupières, compliqué avec des varices des vaisseaux de la conjonctive, l'indication est de recourir à l'usage de l'onguent ophtalmique et de la teinture d'opium, en ayant égard aux précautions qui seront indiquées dans le chapitre consacré aux opthalmies. Dès que le flux purulent est tari, la cure doit s'achever en introduisant, entre l'œil et les paupières, la teinture thébaïque, dont il vient d'être fait mention.

Afin de dilater ensuite les voies lacrymales et de s'opposer à ce qu'elles se remplissent de nouvelles matières puriformes qui, de là, descendent dans le sac et s'y arrêtent, le chirurgien, avant d'appliquer l'onguent ophtalmique, injectera le matin et le soir, par les points lacrymaux, au moyen du petit syphon d'Anel, tantôt de l'eau tiède simple, tantôt de l'eau de plantain animée avec un peu d'alcohol. Il répétera

(1) La cautérisation avec le nitrate d'argent fondu est un moyen excellent; nous l'avons fréquemment employée avec un succès constant dans les cas semblables les plus graves, lorsque le bord libre des paupières est tuméfié, purulent. Il convient alors d'arracher les cils, dont la présence irrite et s'oppose à la cicatrisation des dépôts purulens. (*Note des traducteurs.*)

chaque fois les injections, jusqu'à ce qu'il reconnaisse que la liqueur, poussée par les points lacrymaux, a pénétré dans le nez et dans la gorge. Les chirurgiens du siècle dernier connaissaient et faisaient usage de ce moyen inappréciable, pour la guérison de la maladie dont je parle, lorsqu'elle est à sa première période; maintenant il n'est pratiqué que par un très-petit nombre d'hommes de notre art, c'est pourquoi l'on peut dire qu'il est tombé en désuétude. On allègue, pour justifier cet abandon, la non efficacité de cette pratique à l'occasion de la fistule lacrymale proprement dite; mais c'est à l'usage intempestif qu'on en fait qu'il faudrait attribuer le non succès dont on argumente. Il n'est pas douteux que dans le second stade du flux puriforme des paupières, et plus encore dans les stades suivans, où la chassie est abondante et tenace, où le sac lacrymal est dilaté, le conduit nasal rempli d'une matière dense, un mince filet d'eau injecté par l'un des points lacrymaux ne soit insuffisant pour vaincre tant d'obstacles. Mais dans la première époque de la maladie il n'en est pas de même; car alors la matière puriforme est déliée, le sac lacrymal n'est en aucune manière resserré, et rien ne s'oppose à l'écoulement des larmes et de l'humeur puriforme par le nez. J'ai acquis la preuve que dans cet état de choses, lorsque le larmoiement et la chassie apparaissent, la simple injection de l'eau tiède à travers les points lacrymaux, opère promptement l'écoulement libre de ces matières par le nez. Et si dans les autres stades de la maladie, ce moyen ne suffit pas, ce n'est point à lui qu'il faut s'en prendre, mais bien à ce que l'on n'a pas saisi l'occasion opportune pour employer avec efficacité cette excellente méthode.

Les phénomènes qui se présentent dans le cours du traitement de la première époque du flux puriforme des paupières, sont les suivans. Durant les premiers jours, la sécrétion de l'humeur visqueuse puriforme est plus copieuse qu'elle ne l'était auparavant, en supposant que l'irritation, déterminée par l'usage de la pommade ophtalmique recommandée plus haut, ne soit pas telle qu'elle fasse enflammer les paupières (1). Insensiblement les bords libres de ces organes, surtout de la paupière inférieure, qui d'abord étaient tuméfiés et rudes, deviennent minces, mous et flexibles. Les glandes de Meybomius éprouvent une diminution progressive. Enfin la surface interne des paupières, qui était veloutée, d'un rouge foncé, et presque fongueuse vers son bord libre, reprend graduellement sa forme et sa pâleur naturelle. Et tandis que ces changemens favorables s'opèrent, le flux puriforme diminue, il devient plus fluide, les paupières et les cils n'en sont plus souillés. La compression exercée sur le sac à divers intervalles, ne fait plus sortir qu'une

(1) Cette pommade doit, pour opérer l'effet qu'on en attend, déterminer une irritation susceptible d'augmenter l'action vitale dans les paupières, et causer une certaine rougeur à la conjonctive, laquelle toutefois ne dure que pendant le temps de l'application du remède.

larme trouble par les points lacrymaux. Dès que la sécrétion purulente des paupières a cessé de s'opérer, les points lacrymaux ne rejettent plus de matière puriforme; il n'en coule que des larmes pures et limpides, et le canal nasal est délivré de la matière qui l'embarrassait.

Tous ces avantages s'obtiennent dans l'espace de six semaines au plus, à moins que des causes internes et dépendantes de la constitution générale du malade, n'aient résisté avec opiniâtreté aux moyens thérapeutiques dont il vient d'être fait mention. Alors, et vers la fin du traitement, le flux purulent se reproduit aux paupières. C'est ce qui s'observe trop souvent chez les scrofuleux, chez les sujets qui ont éprouvé des métastases syphilitiques, rhumatismales ou herpétiques : c'est ordinairement à l'approche du printemps ou à l'entrée de l'automne, que ces récidives ont lieu.

Lorsqu'il existe de ces redoutables complications, contre lesquelles les remèdes spécifiques ont échoué, il faut s'attendre à un long traitement, et l'on parvient à la fin à vaincre le mal, en insistant avec persévérance sur l'emploi des moyens qui ont déjà été indiqués, surtout sur celui des injections d'eau tiède, et en opérant une dérivation par l'ouverture d'un séton à la nuque. En même temps, il convient d'adopter l'usage interne des remèdes propres à combattre la diathèse qui entretient le désordre existant : s'ils ne la dissipent entièrement, du moins ils en diminuent les ravages. Ces remèdes seront indiqués au chapitre où l'on traite de l'ophtalmie.

D'après ce qui vient d'être exposé sur la première époque du flux puriforme des paupières et sur le traitement qui lui convient, on appréciera à sa juste valeur ce que rapporte Fabrice de Hilden (*Cent.* 4, *obs.* 19.) Une fistule lacrymale incommodait depuis deux ans une femme âgée de trente ans; elle en fut guérie en quatre mois par le seul moyen d'un séton ouvert à la nuque, et à l'aide d'injections fréquentes d'un collyre approprié portées entre les paupières. Mais, selon toutes les apparences, la prétendue fistule lacrymale n'était qu'un flux purulent des paupières, qui, bien qu'il existât depuis deux ans, n'avait heureusement point franchi la première époque de cette infirmité. La forte action dérivative déterminée par le séton, et l'action favorable du collyre probablement astringent, ont opéré la guérison du flux purulent des paupières.

Les ouvrages des anciens, comme ceux des modernes, qui ont traité du sujet qui m'occupe, sont remplis de faits semblables à celui qui vient d'être rapporté. Mais ces exemples sont cités hors de propos puisqu'ils le sont évidemment à l'occasion de fistules lacrymales (1).

J'ai tout lieu de croire, en me fondant sur mon expérience, que la fistule lacrymale serait une ma-

(1) J'ai vu plusieurs fois, dit Pott, des fistules lacrymales commençantes, être guéries par le seul usage d'un bon régime interne, et par l'emploi externe du collyre de vitriol. (*Observ. on the fist. lacrym.*)

ladie extrêmement rare, si lors de la première apparition de la sécrétion purulente des paupières et du larmoiement, avant que cette suppuration ne devienne abondante, visqueuse et opaque, on employait les moyens topiques que je viens d'indiquer, en leur associant des remèdes généraux, lorsque les circonstances en réclament l'emploi. J'insiste surtout sur les injections d'eau tiède faites par les points lacrymaux, et renouvelées jusqu'à ce que le fluide injecté descende librement dans le nez.

Mail il est rare que les pauvres gens, et même les personnes aisées, aient recours à l'art pendant la première époque du flux purulent des paupières. La raison de cette négligence est qu'alors la maladie ne cause point de douleurs remarquables, qu'elle ne détermine point encore de gonflement entre l'angle interne de l'œil et le nez. Le léger larmoiement qui a lieu pendant le jour, l'agglutination des paupières entre elles, qu'on observe pendant la nuit, sont à peine des incommodités; le larmoiement surtout est peu sensible chez les individus qui ont le soin de vider le sac lacrymal au moyen d'une légère pression exercée de temps en temps, et qui se lavent les yeux plusieurs fois par jour.

En général on ne réclame les secours de la chirurgie, que quand le mal est arrivé à la seconde époque, c'est-à-dire lorsque le sac est déjà dilaté, gonflé; que le larmoiement est devenu très-fréquent, que la sécrétion purulente est copieuse, et que le canal nasal est complétement obstrué.

En cet état de choses il convient de recourir non-seulement aux moyens qui ont été recommandés pour le traitement de la première époque, mais encore à un traitement plus énergique. Il s'agit ici de débarrasser le canal nasal de l'humeur dense qui l'obstrue, et de faciliter la descente des larmes du sac lacrymal dans le nez. A cet effet, les procédés qui ont été exposés plus haut, et qui ont pour objet de diminuer la sécrétion purulente des paupières, de nettoyer le canal nasal, sont insuffisans; toutefois ils sont dans tout le cours de la maladie d'une telle utilité, que le chirurgien ne doit jamais négliger de les mettre en usage; il s'agit seulement de leur associer d'autres moyens, car il existe des lésions très-graves dans la seconde période. Durant l'espace d'une année et plus encore, la matière puriforme devenant chaque jour plus abondante, est parvenue, en s'accumulant dans le sac lacrymal, à le distendre à un tel point qu'il s'élève et forme au dehors une tumeur visible. Et alors même que la sécrétion purulente des paupières n'aurait plus lieu, le sac lacrymal demeure constamment distendu à raison de l'oblitération du canal nasal; ce sac, dans l'intérieur duquel les larmes s'accumulent incessamment, acquiert une dilatation quelquefois énorme, d'où il résulte un larmoiement continuel. On ne saurait donc trop se hâter d'arrêter les progrès du mal, car l'état de distension du sac lacrymal le dispose, ainsi que les tégumens qui le recouvrent, à s'enflammer et à s'ulcérer.

On sait quelles sont les conditions au moyen desquelles doit cesser le larmoiement : il ne suffit pas, pour cela, que le canal nasal ait acquis assez d'ouverture dans la cavité du nez, il faut encore qu'il s'établisse une certaine proportion entre le calibre de toute sa longueur et la capacité du sac lacrymal; car si cette capacité du sac excède par trop les bornes établies par la nature, il arrive que les larmes, versées par les points lacrymaux dans le sac, se comportent comme le font tous les fluides portés par des tubes étroits dans de larges réservoirs, et qui perdent une grande partie de leur vélocité.

Ainsi les larmes, en suivant cette loi, se ralentissent dans leur cours ; elles s'accumulent en grande quantité dans le sac, et refluent sur l'œil, sans qu'il soit besoin, pour cela, que la tumeur soit comprimée, et, comme l'on dit, par regorgement.

Afin de satisfaire à l'importante indication qui se présente, celle d'empêcher l'accumulation des matières puriformes et des larmes dans le sac lacrymal, et par-là de s'opposer à la dilatation de cette membrane, ce dont tous les auteurs et les praticiens ont apprécié l'importance, on a proposé l'usage des lotions astringentes composées d'une décoction d'écorce de chêne contenant une forte solution d'alun. D'autres conseillent une compression permanente continuée pendant long-temps, exercée sur le sac lacrymal au moyen d'une petite machine analogue au tourniquet.

De semblables procédés sont illusoires ; leur inefficаcité est facile à apprécier pour tous ceux qui connaissent la cause du mal; car ils jugeront bien qu'ils sont insuffisans pour la détruire, et même pour vaincre l'obstacle qu'oppose l'humeur tenace et devenue concrète qui oblitère le canal nasal.

Le seul moyen curatif rationel, outre ceux qui ont déjà été indiqués, c'est l'incision ou la ponction du sac lacrymal dilaté, et l'introduction d'un stylet convenable, qui de cet organe pénètre dans le canal nasal, et descend dans la narine correspondante, moyennant quoi une route nécessaire se trouve frayée aux matières puriformes et aux larmes. Par-là l'on détruit la cause qui distendait le sac, et l'on favorise les moyens qui rendront à ses parois leur élasticité première, et le réduiront à sa capacité naturelle.

Ainsi donc, pour guérir le flux puriforme des paupières arrivé à la seconde période de la maladie, il est indispensable, lorsque les accidens sont tels qu'ils viennent d'être exposés, de porter l'instrument tranchant dans le sac lacrymal. Le chirurgien ayant fait asseoir le malade, lui fait fixer convenablement la tête par un aide (1). Le malade ferme les paupières;

(1) L'aide, placé debout derrière le malade, lui fait appuyer la tête sur sa poitrine, et l'y assujettit en posant légèrement une des mains sur le front et l'autre sous le menton du sujet. Il convient que l'aide soit à son aise; et s'il est d'une petite stature, il faut qu'il soit monté sur un banc, en sorte qu'il puisse suivre des yeux les mains du chirurgien qui opère. (*Note des traducteurs.*)

celles du côté affecté doivent être légèrement tirées en dehors par le doigt indicateur et le grand doigt d'une main, tandis que de l'autre le chirurgien, armé d'un bistouri droit, en portera la pointe aiguë et tranchante des deux côtés près de la commissure interne des paupières, sous cette petite saillie blanchâtre des tégumens que l'on voit chez tous les individus recouvrir le tendon ou ligament du muscle orbiculaire (1). Dans cette situation, l'opérateur plonge avec fermeté son instrument, et pénètre dans la cavité du sac lacrymal. La ponction devra s'arrêter, pour l'ordinaire, à une ligne et demie ou à deux lignes de longueur de haut en bas, dans la direction de l'obliquité du pli que présente la paupière inférieure dans cette partie, et qui correspond à peu près à la direction du sillon osseux dans lequel le sac lacrymal est placé (2).

Si le chirurgien est ambidextre (3), il se servira de sa main droite pour faire l'ouverture du sac lacrymal gauche; et de sa main gauche pour inciser le sac du côté droit. Il aura grand soin, dans tous les cas, que la pointe de son bistouri plonge perpendiculairement dans le sac même, et ne glisse point obliquement entre

(1) Voyez les planches 1. c.

(2) Voyez planches 1. ç. b.

(3) Tous les chirurgiens doivent l'être, s'ils veulent opérer avec dextérité et avec sûreté. C'est surtout dans les maladies des yeux, où les opérations sont si délicates et si minutieuses, qu'il convient de se servir indistinctement, et avec la même assurance, des deux mains. (*Note des traducteurs.*)

les tégumens et les parois de cet organe, ou entre le rebord de l'orbite et le globe de l'œil.

Les chirurgiens qui n'ont point encore acquis une grande habitude de cette opération, feront sagement, en l'exécutant, de ne point s'écarter, dans aucun cas, du précepte de piquer le sac ou de l'inciser selon qu'il sera convenable en plongeant la pointe du bistouri sous le point blanchâtre dont j'ai parlé plus haut, et qui se voit sous les tégumens entre le nez et l'angle interne de l'œil; car dans les grandes dilatations du sac lacrymal, compliquées d'ulcérations, et toujours accompagnées du gonflement des parties circonvoisines, telle est l'incertitude de pénétrer avec précision dans la cavité du sac, et de prolonger l'incision selon la longueur de ce sac, que même les personnes de l'art les plus exercées et les plus habiles dans la connaissance de l'anatomie, peuvent aisément, en négligeant le précepte que je viens d'établir, dévier de la bonne route, ou bien n'ouvrir le sac lacrymal qu'imparfaitement et de la manière la moins convenable. Aucun de ces inconvéniens ne saurait avoir lieu pour ceux qui opèrent sous cette petite empreinte blanche des tégumens; car, en cet endroit, le sac lacrymal n'est jamais dévié de sa position et de ses rapports naturels, quels que soient d'ailleurs la distension, les dérangemens, la difformité que lui imprime la maladie : la cause de cette stabilité est la manière ferme avec laquelle le sac est retenu à sa place par le tendon du muscle orbiculaire.

Toutes les fois que la pointe du bistouri a été enfoncée avec assurance dans la cavité du sac, vers son sommet, le reste de l'incision, quelle que soit l'étendue que l'on veuille lui donner, se fait avec facilité, en suivant la direction de l'arcade inférieure de l'orbite, à défaut du pli naturel de la paupière inférieure que le gonflement excessif et le déplacement du sac peuvent avoir effacé.

Dans cette seconde période du flux purulent des paupières, après avoir fait une simple piqûre de la largeur d'une ligne et demie, ou de deux au plus, à l'endroit déjà indiqué, il faut porter dans le sac un stylet moyen, dont la pointe soit dirigée en bas et un peu en arrière, à l'endroit où commence le canal nasal, et la faire descendre doucement par le canal dans le nez. Si l'on a quelques raisons de soupçonner que le conduit est fort rétréci, à raison de l'existence et de la durée de la phlogose et de l'engorgement des membranes, il convient de retirer le stylet moyen et de le remplacer par un plus gros. L'on peut encore retirer celui-ci pour le remplacer par une épingle d'argent (1) ayant une tête semblable à celle d'un petit clou, et avec laquelle on appuie extérieurement sur le sac. De cette manière on achève l'opération.

Le traitement consécutif consiste à corriger et à supprimer la sécrétion morbeuse des paupières, tant au moyen de remèdes externes, qu'avec les remèdes internes, propres à combattre les causes morbifiques

(1) Voyez planche 3, fig. 14.

dominantes. On retire tous les jours l'épingle, et ensuite tous les deux jours pour la nettoyer, et afin d'injecter de l'eau tiède dans le canal nasal, par l'ouverture du sac; il faut insister jusqu'à ce que la liqueur passe librement dans le nez.

C'est par cette méthode simple que l'on guérit parfaitement les flux purulens des paupières, à la seconde époque de la maladie. Par l'emploi constant et régulier des moyens internes convenables, et des moyens chirurgicaux qui viennent d'être exposés, la matière puriforme, séparée par les paupières, devient d'abord déliée, coulante, puis se supprime tout-à-fait. Avant la guérison, cette matière, unie aux larmes, descend avec facilité dans le nez, en suivant le trajet que parcourt l'épingle qui lui sert de conducteur. Lorsque enfin la sécrétion purulente des paupières est tout-à-fait tarie, que la communication entre les voies lacrymales et la cavité du nez est entièrement rétablie et libre, tout larmoiement cesse, et l'œil reste constamment sec comme dans son état naturel.

Ce fut quelque temps après la publication de cet ouvrage, que je m'aperçus d'un phénomène qui avait d'abord échappé à mon attention. Je remarquai que chez les malades auxquels par précaution je faisais porter pendant long-temps la grosse sonde de plomb, figurée planche 3, fig. 10, l'écoulement des larmes par le canal nasal n'était que très-peu gêné, malgré la présence de ce cylindre tout solide, qui le remplissait. Je ne pouvais guère m'expliquer ce phénomène, lorsque je réfléchissais que la tente de plomb était assez grosse, non-seulement pour occuper tout le calibre du conduit nasal, mais encore pour lui donner une extension nouvelle. J'eus cependant la preuve que les larmes coulaient entre la grosse tente de plomb et la paroi interne du conduit nasal. Les observations de Ware (1) à ce sujet, vinrent fort à propos à ma connaissance, et ne me laissèrent plus aucun doute sur la véritable explication du phénomène que j'avais observé, et sur mon procédé pour la guérison de la seconde époque du flux purulent des paupières; lequel, par sa simplicité, par la facilité de son exécution, de même que par le peu d'incommodité qui en résulte pour les malades, mérite, je crois, la préférence sur toutes les méthodes employées jusqu'ici contre la maladie vulgairement nommée *fistule lacrymale*.

Le succès de cette méthode dépend particulièrement de la manière plus ou moins régulière dont on place l'épingle conductrice des larmes. Elle le sera convenablement, si au préalable le chirurgien a soin d'éviter que le stylet qu'il a d'abord employé à dilater le canal nasal, n'ait passé dans le nez, à travers l'os unguis, mais qu'il ait parcouru le canal nasal dans toute sa longueur; ce qu'il reconnaîtra, alors qu'après une légère résistance à l'entrée du conduit nasal, il sentira que le stylet est descendu avec facilité le long d'une surface lisse, et qu'après qu'il sera parvenu dans le nez, l'extrémité supérieure de l'instrument se trou-

(1) *Chirurg. observat. relative to the Eye*, vol. II.

vera naturellement en contact avec le bord supérieur de l'orbite, et qu'en outre le stylet demeure stable dans cette position. Lorsqu'au contraire cet instrument a traversé l'os unguis (ce qui arrive bien plus facilement que ne le croient les praticiens peu exercés), l'on sent que le stylet glisse sur une surface raboteuse, et que son extrémité supérieure s'éloigne de l'arcade surcilière en s'inclinant en avant, qu'enfin l'instrument est mobile en tous sens.

Il n'est pas facile d'indiquer avec précision l'époque où il convient d'enlever l'épingle conductrice des larmes, sans avoir à redouter une récidive. Ce qui doit déterminer le praticien, est la suppression du flux purulent des paupières ; la réduction du sac lacrymal à sa capacité ordinaire (1), et surtout la réciprocité d'action de toutes les parties dont se compose l'appareil lacrymal. En général, plus l'on tarde à lever l'épingle conductrice, plus on a de garantie de la guéri-

(1) A l'époque où, au lieu d'une épingle conductrice des larmes, je faisais porter au malade pendant long-temps une grosse et pesante tente de plomb, planche 3, fig. 10, je croyais devoir attribuer le rétrécissement consécutif du sac à la pression exercée par la tête de la tente sur le réservoir des larmes ; mais l'expérience m'a fait voir par la suite que les mêmes avantages s'obtiennent par la mince et légère épingle, et que ce rétrécissement du sac doit moins être attribué à la pression exercée par la tête de l'épingle ou de la tente, qu'à l'élasticité et à la vitalité qu'acquiert la membrane du sac après que son extension a cessé, lors de l'extinction de la matière puriforme.

son. J'ai bien rarement permis qu'on ôtât cette épingle avant le terme d'une année. Il n'est pas difficile d'obtenir du malade qu'il la garde, puisque sa présence ne cause ni incommodité, ni difformité, si surtout la petite tête de l'instrument est teinte de la couleur de la peau avoisinante. On aura soin de nettoyer l'épingle deux fois par semaine; cette précaution est nécessaire, afin d'éviter qu'elle ne s'enduise de mucosité, ou d'une croûte terreuse, comme je l'ai observé chez le sujet de l'observation 8ᵉ.

La troisième époque du flux purulent des paupières est cet état des voies lacrymales dans lequel le larmoiement chassieux est aggravé par l'atonie et la grande distension du sac lacrymal, par des ulcérations fongueuses de sa membrane interne, par une ou plusieurs fistules ouvertes extérieurement, et résultantes de l'inflammation réitérée et de la suppuration de ce sac (1). Il est heureusement fort rare de rencontrer dans la pratique, cette complication morbeuse de la fistule lacrymale proprement dite, parce que les malades de toutes les conditions, quelque in-

(1) On observe quelquefois que le sac lacrymal s'enflamme, suppure et s'abcède extérieurement, sans qu'il ait éprouvé une grande extension, et sans qu'il ait à l'intérieur aucune ulcération fongueuse. Dans ce cas, d'ailleurs assez rare, la maladie peut être considérée comme étant encore dans le cours de la seconde époque ou période, et par conséquent elle est susceptible d'être guérie par les mêmes moyens ordonnés précédemment pour combattre les accidens de cette époque.

souciance qu'ils mettent à se débarrasser d'un larmoiement léger, ne négligent cependant point de recourir aux soins des gens de l'art, lorsque l'abondance des larmes et de la matière puriforme salit leurs yeux, diminue leur vue, et qu'ils éprouvent la gêne d'une petite tumeur qu'on voit s'élever entre l'angle interne de l'œil et le nez, c'est-à-dire quand le mal n'est encore qu'à sa seconde période.

La distension du sac, et la tumeur qu'il forme à l'extérieur, est, ainsi que je l'ai déjà dit, assez considérable dans la troisième période; la peau qui recouvre la tumeur est fine, tachetée de rouge et percée en un ou plusieurs endroits; il transsude de ces ouvertures une matière qui est un véritable pus, mêlé aux larmes et à la chassie; et lorsqu'on introduit un stylet, l'on rencontre des obstacles dans toutes les directions, et quelle que soit la légèreté avec laquelle on promène cet instrument, le sang sort avec facilité de ces ouvertures cutanées. Dans cette sorte de complication ce serait en vain que l'on croirait obtenir, par l'introduction de l'aiguille conductrice des larmes, la dépression des fongosités, du sac et la cicatrice de sa membrane interne, et en même temps le resserrement du sac devenu atonique. Après la disparition de la cause de la sécrétion vicieuse des paupières, il resterait toujours dans la cavité du sac lacrymal une sécrétion morbeuse d'un fluide visqueux et d'une matière purulente qui ne pourraient point couler dans la direction de l'épingle conductrice. Ainsi l'on ne peut remédier efficacement à ces désordres, qu'en faisant, au lieu de la simple piqûre, l'ouverture du sac lacrymal dans toute sa longueur, et en employant successivement sur sa surface interne, les moyens locaux les plus propres à guérir les ulcérations fongueuses en général. Le sac lacrymal étant donc ouvert dans toute son étendue, et de manière que sa surface interne soit entièrement à découvert, le chirurgien introduira à la partie la plus basse de ce réservoir un stylet de médiocre grosseur, et le dirigera doucement par le canal nasal dans la narine correspondante. Lorsqu'il aura retiré le stylet, il introduira dans le canal nasal une petite bougie, de grosseur proportionnée, et de la longueur d'un pouce et demi pour un adulte. On pousse jusqu'à ce que l'extrémité qui a pénétré dans le nez se recourbe vers la gorge. L'extrémité supérieure ayant été liée avec un fil, est introduite dans le fond du sac lacrymal où elle est cachée et située, précisément à l'embouchure du canal nasal. Par ce moyen, la bougie dilate ce canal sans occuper toutefois la cavité du sac lacrymal. Il convient également, et même mieux, de se servir d'une tente de gomme élastique de même dimension que la bougie, à cause de la grande flexibilité de la première substance et du poli de sa surface. La bougie ou la tente ayant, comme je l'ai dit plus haut, un pouce et demi de longueur, sont préférables à celles qui sont plus courtes, parce que les premières, repliées vers le gosier, restent constamment au fond du sac, immobiles, tandis que les autres, plus courtes, sont poussées au dehors, à travers l'incision du sac, lorsqu'il survient un éternument : c'est ce qui fait que les topiques restent difficilement appliqués au fond du sac lacrymal. D'ailleurs, durant le traitement de la dégénérescence fongueuse et de l'ulcération interne du sac, il est important de ne point négliger la dilatation du canal nasal; car nous savons quelle est la tendance des conduits du corps humain à se resserrer, à se fermer, dès que les fluides auxquels ils donnent habituellement passage cessent, même pendant peu de temps, de s'y diriger, quelque petite que soit la quantité de ces fluides.

Le canal nasal étant ainsi rempli et maintenu dans un état convenable de dilatation, le chirurgien reconnaîtra, avec la pointe d'un stylet un peu recourbé, toute l'ampleur accidentelle du sac lacrymal, et surtout celle de cette partie qui est située sur le ligament du muscle orbiculaire (1) qui n'aura point été compris dans l'incision. Il jugera, d'après cette exploration, des progrès qu'aura faits le resserrement du sac; circonstance très-importante pour la guérison parfaite de la troisième période de la maladie qui m'occupe. Enfin le chirurgien, après avoir assujetti la bougie ou la tente dont il vient d'être parlé, garnira toute la cavité du sac lacrymal de charpie bien molle; il l'assujettira au moyen de compresses et d'un bandage approprié.

(1) Voyez planche 1. a.

Le troisième jour après l'opération, si les lèvres de la plaie commencent à suppurer, on renouvellera l'appareil. Le pansement consistera à laver la plaie, et à remplir fort exactement le fond de la cavité du sac, considérablement dilaté et fongueux, avec de la charpie bien fine et molle, imprégnée d'un liniment fait avec du précipité rouge et un mucilage de gomme arabique. L'effet de cet escarrotique est très-doux, et répond à celui des caustiques dits indolens. Il incommode peu les parties, et fait resserrer tous les jours de plus en plus la cavité du sac, détruisant graduellement la substance fongueuse en laquelle est dégénérée la membrane interne de ce réservoir. A chaque renouvellement, la pelote de charpie se trouve chargée d'une sorte de patine (1) blanchâtre et commune; en continuant le même traitement, l'état fongueux se dissipe, et la capacité du sac diminue d'une manière remarquable. Mais si la maladie se montrait rebelle à cette méthode, le chirurgien remplirait l'organe affecté de poudre de précipité rouge simple, ou mêlée avec un peu d'alun (2). S'il le jugeait nécessaire, il emploierait la pierre infernale, dont il toucherait les fongosités autant de fois qu'il supposerait utile de recourir à ce caustique. L'effet de ces divers escarro-

(1) Nous avons conservé le mot *patina* qui signifie une espèce de vernis de couleur de cuivre oxidé. (*Note des traducteurs.*)

(2) C'est sans doute de l'alun calciné dont parle l'auteur. (*Note des traducteurs.*)

tiques sera de dissiper les fongosités, et le gonflement de la membrane interne du sac, qui ne présentera plus qu'un ulcère simple, susceptible d'une cicatrice solide, et qui sera suivie du resserrement de l'excessive dilatation morbide du sac lacrymal. A chaque pansement le chirurgien apportera la plus scrupuleuse attention à ce que les lèvres extérieures de la plaie restent dilatées, et ne se resserrent qu'à proportion de la cohésion des côtés du fond et du sommet du sac. Les moyens propres à remplir cette indication sont l'introduction exacte de la charpie, ou l'emploi des éponges. En attendant les succès qui doivent résulter de ce plan curatif, il conviendra d'appliquer deux fois par jour, entre les paupières, l'onguent ophtalmique de Janin (1), et d'injecter, trois ou quatre fois dans la journée, le collyre vitriolique; enfin d'enlever la première cause de la maladie, qu'on sait être le flux purulent des paupières. Sans cette précaution l'on n'obtiendrait jamais une guérison complète de la maladie, quelle que soit la période où elle sera parvenue.

Dès que le chirurgien aura reconnu, au moyen de l'exploration faite avec la pointe recourbée du stylet, que le sac est presque revenu à sa capacité naturelle, il abandonnera l'usage des escarrotiques, et leur substituera la charpie trempée dans un mélange d'eau de chaux et de miel rosat.

(1) Le collyre d'alun calciné et de sucre de Saturne, indiqué précédemment, est infiniment plus avantageux dans le cas présent. (*Note des traducteurs.*)

Aussitôt qu'il sera constant qu'il ne sort plus de pus, et que la cicatrice s'étend depuis les bords de l'incision du sac jusque dans sa cavité, ce qui confirme que sa surface interne est aussi cicatrisée, le chirurgien relèvera tout-à-fait la bougie ou la tente de gomme élastique, placée dès le commencement du traitement dans le canal nasal, et lui substituera l'épingle conductrice des larmes, que le malade aura soin de porter plus long-temps que l'on n'a coutume de le faire après la guérison de cette maladie, dans la seconde époque. La raison de ce précepte est que dans la troisième période les voies lacrymales ont souffert une plus grande altération dans leur structure et dans leur action, que dans le stade précédent.

Les anciens chirurgiens faisaient un grand usage des topiques escarrotiques pour la guérison de la fistule lacrymale; mais ils ne bornaient point leur emploi aux cas où ils étaient nécessaires, et où il fallait détruire les fongosités de la membrane interne du sac, et favoriser son resserrement; ils appliquaient les caustiques dans toutes les périodes de la maladie, alors même qu'il n'y avait aucune apparence d'ulcérations de la surface interne du sac, comme à la première et à la seconde époque du flux purulent des paupières. Nanoni le père (1) a poussé plus loin encore cette pratique inconsidérée; il abuse à tel point des caustiques, à toutes les époques de la maladie, qu'il rend,

(1) *Trattato chirurgico sulla simplicità di medicare*, Observ. 31.

par leur application, le sac lacrymal absolument nul, et le convertit en un corps dur et calleux; ce qu'il fait avec d'autant plus de confiance, qu'il est persuadé, ce qui est incompréhensible pour les gens versés dans la connaissance des fonctions de nos organes, que *quand le sac lacrymal est converti en un corps dur, les larmes, ou n'incommodent point, ou incommodent très-peu.* Proposition que dément pour les anatomistes, la structure des voies lacrymales. Mais comme Nanoni s'appuie d'observations faites sur des personnes chez lesquelles après le traitement il n'est point resté d'*épiphora,* il est indubitable, pour les hommes instruits, que chez les individus cités comme exemples, le caustique n'a agi que sur la surface interne du sac lacrymal, et non point sur toute l'épaisseur de ce sac, et qu'il n'a point détruit sa communication avec le canal nasal; ou bien que l'action destructive des escarrotiques s'est étendue depuis le sac lacrymal jusqu'à l'os *unguis* et à la membrane muqueuse du nez, de sorte qu'à la chute de l'escarre il s'est ouvert une voie nouvelle et plus large aux larmes dans le nez, en dépit, oserai-je dire, du chirurgien qui avait employé tous les moyens propres à laisser au malade un larmoiement incurable.

La quatrième époque du flux purulent des paupières qui constitue la fistule lacrymale avec carie, est un mal bien moins fréquent qu'on ne l'a cru, mais qui cependant se rencontre quelquefois (1).

(1) Il se peut qu'en Italie la fistule lacrymale, compliquée

D'après ce que j'ai observé au sujet de cette maladie, je crois pouvoir établir que la fistule lacrymale avec carie, se présente sous deux formes distinctes : 1° dans l'une le sac lacrymal, déjà et depuis long-temps énormément dilaté et rempli d'un mélange de pus, de larmes et de matières puriformes provenant de l'ulcération des paupières, est cependant intact à l'extérieur, ayant son intérieur ulcéré et ouvert entre la narine correspondante, à travers l'os *unguis*, lequel est carié et corrodé, et qui offre de si grands ravages dans les voies lacrymales, que le canal nasal, tout-à-fait nul et même détruit, peut être considéré comme entièrement séparé du réservoir des larmes; 2° dans l'autre espèce de cette maladie, le sac lacrymal est dans un état spongieux, il est ulcéré à l'intérieur et ouvert à l'extérieur, offrant dans ses parois postérieures l'os *unguis* à nu, carié, mais non pas corrodé, ni troué, et le canal nasal tout-à-fait oblitéré.

Le premier état de cette maladie se reconnaît quand le sac lacrymal, qui présente alors une immense largeur, laisse échapper sur l'œil, par les points lacrymaux, et après une légère compression, une petite quantité de l'humeur purulente qu'il renferme, et que

de carie, soit aussi rare que l'annonce l'auteur; et nous croyons à son assertion; mais il n'en est pas de même dans les parties septentrionales de la France et dans les pays du nord que nous connaissons, comme les Pays-Bas, la Hollande, l'Allemagne, etc. Là nous avons vu de fréquens exemples de cette complication. (*Note des traducteurs.*)

la plus grande portion de cette humeur saturée de pus se décharge dans la narine correspondante; alors le sac s'affaisse et se flétrit. La matière qu'il a versée par la narine est d'une odeur infecte, ayant la même fétidité qui est propre à la suppuration des os affectés de carie.

Le second état a pour caractère distinctif que le stylet, lorsqu'il est introduit dans le sac lacrymal, ne saurait entrer dans le canal nasal, bien que retourné et dirigé dans tous les sens; alors il ne rencontre que fongosités, duretés et resserremens, et s'il touche l'os unguis, l'on reconnaît que cet os est entièrement dénudé.

La maladie, dans le premier état qui vient d'être exposé, peut être combattue par l'art, avec l'espoir d'une guérison complète, pourvu que la carie n'attaque que l'os unguis ou, avec lui, une petite partie de l'os ethmoïde. On ouvre, dans toute son étendue longitudinale, ce large sac lacrymal, sans avoir égard à l'état dans lequel se trouve le canal nasal; ensuite on déterge la cavité du sac par le moyen des escarrotiques et des astringens dont il a déjà été fait mention; la séparation des parties cariées de l'os et le resserrement des membranes du sac se succéderont graduellement, ainsi que l'expérience me l'a démontré.

Pendant ce traitement on n'omettra point l'application de l'onguent ophtalmique, et l'usage des collyres déjà indiqués à diverses reprises; on associera à tous ces moyens les médicamens internes propres à combattre les causes déterminantes de la sécrétion purulente des paupières. Après avoir obtenu ces avantages, et lorsque la cicatrice de la surface interne du sac, déjà presque réduit à sa capacité naturelle, aura été complète, on favorisera le rapprochement des bords de l'incision extérieure et leur adossement aux os. L'ouverture qui alors reste à la paroi postérieure de cette poche est très-grande à raison de la perte de l'os *unguis*, et de la destruction de la portion de la membrane pituitaire qui tapissait cet os; ainsi les larmes apportées par les points et les petits canaux lacrymaux, seront immédiatement versées dans le nez.

Cette méthode curative est applicable avec l'espoir d'un égal succès, à la seconde espèce de fistule lacrymale, et qui se caractérise par le dépouillement de l'os *unguis*. J'observe toutefois que dans cette espèce l'os *unguis* est seulement à découvert, mais exempt de carie et de perforation; et que la membrane pituitaire qui le recouvre par son côté nasal est encore intacte; et que ces circonstances ne permettent point de songer à rétablir l'action du canal nasal. Ainsi, dans le cas présent, il est d'absolue nécessité d'ouvrir une autre route aux larmes du sac dans le nez. On y parvient en perforant et en détruisant l'os *unguis* dénudé, ainsi qu'une petite portion correspondante de la membrane pituitaire.

L'expérience a démontré que la seule perforation de l'os *unguis*, au moyen du trois-quarts, et celle de la membrane pituitaire correspondante, sans détruire aucune portion de cette membrane aux endroits environnant le lieu de la perforation et de la destruction de l'os *unguis*, n'atteint point le but qu'on se propose. La raison est que ce point de perforation ne forme, par la succession du temps, qu'une voie trop étroite pour favoriser l'issue des larmes dans le nez; d'autant plus que cette ouverture se resserre incessamment jusqu'à ce qu'elle s'oblitère, et cela arrive dès que l'on retire la tente et que la nature est abandonnée à elle-même. Nous en avons un exemple manifeste dans la carie des os du palais, déterminée par une affection vénérienne. Ici, une portion osseuse ayant été séparée, il reste quelquefois dans la bouche une ouverture qui communique dans le nez, elle est assez grande pour permettre l'introduction du bout du doigt. Cependant si la perte d'une portion de la membrane du palais est légère, cette ouverture se resserre peu à peu et se ferme quelquefois tout-à-fait, ou du moins presque entièrement. Ainsi, si le phénomène peut avoir lieu dans cette maladie, il se conçoit bien plus facilement dans l'espèce de fistule lacrymale qui m'occupe; et l'on peut supposer que le resserrement de la membrane pituitaire sera d'autant plus facile, que la perforation par le trois-quarts ne lui cause aucune perte de substance. Quant aux petites canules qui ont été proposées pour entretenir ouverts les trous de la membrane pituitaire, et que l'on introduit dans le nez par le sac lacrymal, je crois qu'il faut les ranger parmi les moyens sur la fidélité desquels on ne doit pas compter. En effet, celles qui sont les mieux construites et qui sont placées avec le plus d'art pour remplir leur destination, se heurtent le plus souvent, et en peu de temps, contre les parois extérieures du sac lacrymal, et tombent dans le nez plus tôt qu'il ne conviendrait. Si cet inconvénient n'a pas lieu, un autre est infaillible : la canule s'emplit bientôt d'une substance terreuse qui la rend tout-à-fait inutile.

Ainsi, la perforation de l'os *unguis*, avec les circonstances relatives à la destruction d'une partie convenable de la membrane pituitaire, est donc le seul moyen dont l'efficacité soit reconnue jusqu'à présent, pour procurer et assurer une évacuation libre et permanente aux larmes du sac dans le nez. Aucune pratique à cet égard n'est meilleure que celle de l'application du feu. Les anciens abusaient, à la vérité, de ce moyen, mais il a été trop légèrement rejeté et décrédité par les modernes (1). Les anciens, dans toutes les périodes de cette maladie, et le plus souvent sans nécessité, cautérisaient avec le feu l'os *unguis*, ainsi qu'une portion de la membrane pituitaire : les modernes, au contraire, n'emploient point cette méthode curative si efficace, alors même qu'elle est manifestement indiquée, ainsi qu'elle l'est impérieusement dans les cas les plus graves, et tels qu'ils se présentent dans le dernier stade de cette maladie.

Pour procéder avec sûreté et précision à l'applica-

(1) Richter est du même avis. *Observ. de méd. et de chir.*, chap. x.

tion du feu sur l'os *unguis* et sur la portion correspondante de la membrane pituitaire, il faut inciser le sac lacrymal dans toute sa longueur, et en remplir la cavité avec de la charpie molle qu'on y maintient au moyen d'un bandage compressif. On lève l'appareil le second jour, en ayant soin d'essuyer parfaitement toute la cavité du sac et la surface dénudée de l'os *unguis*; l'on porte alors dans l'intérieur du sac une canule (1) qu'on appuie sur cet os, dans une direction un peu oblique de haut en bas. Si cette canule était dirigée en travers, elle se porterait contre le cornet supérieur; et si elle l'était perpendiculairement, elle appuierait sur l'os maxillaire. Les choses étant ainsi disposées, le chirurgien tient d'une main la canule et de l'autre le fer rouge (2); il porte la première sur l'os *unguis*, et y exerce une pression modérée, afin que l'extrémité du cautère qu'il introduit dans la cavité de la canule outre-passe l'os, et brûle la portion de la membrane pituitaire qui le recouvre du côté interne.

Et comme il est de la plus haute importance pour la réussite de cette opération, que la portion de la membrane pituitaire qui a été cautérisée forme une escarre, et soit tout-à-fait détruite autour de l'ouverture de l'os *unguis*, si le chirurgien a quelque lieu de soupçonner que l'extrémité du fer rouge soit trop tôt refroidie, il en appliquera promptement un second, qu'à

(1) Voyez planche 3, fig. 5.
(2) Voyez planche 8, fig. 6.

cet effet il aura eu la précaution de tenir prêt. Cela fait, il garnira de nouveau la cavité du sac de charpie imbibée d'un onguent émollient (1), et prescrira au malade des injections tièdes ou froides, selon qu'elles lui conviendront, d'une décoction de guimauve, qui seront portées dans la narine plusieurs fois dans la journée au moyen de l'inhalation. Quelques jours après, si le malade éprouve des douleurs, et si le nez et les paupières sont très-tuméfiés, il conviendra d'y appliquer un cataplasme de mie de pain et de lait, ou de mauve (2). Dès que la séparation commence à s'établir entre les parties cautérisées et celles qui sont saines, l'escarre de la membrane pituitaire sort par le nez avec des matières muqueuses; et les fragmens de l'os *unguis* sont expulsés avec du pus, par l'ouverture externe du sac et par le nez. C'est alors que le chirurgien introduira dans le nez par la nouvelle ouverture, à travers l'os *unguis*, une petite tente de gomme élastique, ou une bougie attachée à un fil

(1) L'auteur n'indique point l'espèce d'onguent : nous pensons que le cérat est celui qui convient dans le premier instant. (*Note des traducteurs.*)

(2) Le cataplasme le plus convenable en pareil cas, est celui qu'on prépare avec de la farine de semence de lin, à laquelle on ajoute une petite quantité de fleurs de sureau en poudre, le tout délayé dans de l'eau chaude. On y ajoute, selon l'occurrence, une certaine quantité d'alcohol camphré, ou d'eau végéto-minérale. M. le professeur Dubois emploie avec succès un cataplasme de pulpe de pommes de reinette. (*Note des traducteurs.*)

ciré, afin que l'instrument ne tombe pas dans la narine. On augmentera la grosseur de la bougie ou de la tente à mesure que le nouveau trou s'élargira, ce qui aura lieu progressivement par la chute des escarres partielles de la membrane pituitaire, où des diverses parcelles de l'os. Le chirurgien emploiera en même temps, outre l'onguent ophtalmique approprié au traitement du flux purulent des paupières, les escarrotiques, les détersifs et les astringens déja indiqués, afin de détruire les fongosités et les callosités de la membrane interne du sac lacrymal, et d'opérer le resserrement de cette cavité, qu'il faut toujours tâcher de ramener à sa capacité naturelle. Tandis que tout avance vers l'accomplissement de la cicatrice de toute la surface interne du sac, s'il se présentait quelque indice de fongosités dans les bords de l'ouverture nasale artificielle, il est instant de les détruire par des applications réitérées de pierre infernale. L'emploi de ce moyen doit être continué jusqu'à ce que les bords de cette ouverture artificielle soient aussi parfaitement cicatrisés que le reste de la cavité du sac lacrymal. C'est alors que le chirurgien pourra favoriser le rapprochement de l'ouverture externe du sac autour de l'épingle conductrice des larmes, que le malade portera pendant long-temps, afin d'assurer le succès de la guérison.

Résumons ce qui a été dit dans le cours de ce chapitre, et tirons-en les corollaires suivans :

1° Que la cause première, la principale source de

la maladie connue sous le nom de fistule lacrymale, résulte de l'augmentation et de la malignité des sécrétions des glandules de Méibomius et de la membrane interne des paupières ;

2° Que la sécrétion maligne dont il vient d'être parlé, doit être, pour l'utilité de la pratique, divisée en quatre périodes, dont chacune réclame un traitement particulier ;

3° Que pour obtenir une guérison parfaite et durable de cette maladie, en quelque période qu'elle soit parvenue, ou quelles que soient les complications qui s'y joignent, il est toujours nécessaire que la sécrétion morbeuse des paupières soit détruite, tant par l'emploi des topiques que par celui des remèdes internes dirigés contre les causes spéciales qui entretiennent le flux purulent des paupières ;

4° Que dans la première période de cette infirmité il suffit, pour guérir, outre les moyens internes dont l'objet a été suffisamment expliqué, de faire usage des injections d'eau tiède par les points lacrymaux, jusqu'à ce que le fluide passe librement dans le nez ;

5° Que dans la seconde période, où il existe une médiocre dilatation du sac lacrymal, la guérison s'obtient moyennant la simple piqûre de ce sac, et l'introduction dans le canal nasal d'une aiguille conductrice des larmes dans le nez, en n'omettant point les moyens propres à tarir l'écoulement purulent des paupières ;

6° Que la troisième période se composant de la grande dilatation et de l'atonie du sac lacrymal, de fongosités et d'ulcérations de sa membrane interne, il est indispensable d'inciser le sac dans toute son étendue longitudinale, afin de pouvoir remédier aux désordres qui aggravent la maladie; et qu'il convient, dans cette période, de procéder différemment que pour la guérison des ulcères fongueux et fistuleux en général;

7° Que la fistule lacrymale, avec carie de l'os *unguis*, accompagnée de la destruction de cette partie de la membrane pituitaire qui le recouvre du côté du nez, et compliquée par l'oblitération du conduit nasal, peut être guérie sans qu'il reste après elle de larmoiement, pourvu que la carie de l'os *unguis* ne s'étende pas trop aux cellules ethmoïdales adjacentes;

8° Que dans la quatrième période, la guérison peut s'obtenir au moyen de la perforation de l'os *unguis*, pourvu que cette opération soit faite par l'application du feu, et que la partie de la membrane pituitaire qui recouvre cet os du côté nasal soit détruite aussi par la cautérisation.

PREMIÈRE OBSERVATION.

Une fille noble de Pavie, âgée de dix-sept ans, ayant les fibres délicates et sensibles, éprouvait une grande difficulté d'ouvrir l'œil droit, à cause d'un gonflement peu naturel des paupières de ce côté; elle éprouvait en outre un larmoiement continuel accompagné, surtout le matin, d'une chassie qui souillait les parties extérieures de l'organe visuel. On lui conseilla de se laver fréquemment l'œil avec de l'infusion de sureau. Après quatre mois, la maladie augmenta considérablement; appelé en consultation, je m'aperçus qu'en comprimant le sac lacrymal, il sortait par les points lacrymaux une quantité très-considérable de matière puriforme. On voyait, lorsqu'on renversait les paupières du côté droit, et principalement la paupière inférieure, que leur surface interne était plus engorgée qu'à l'ordinaire, surtout vers ses bords, et qu'elle était transformée en une sorte de substance veloutée. Les glandules de Méibomius, plus volumineuses et plus relevées qu'à l'ordinaire, étaient comme enveloppées de petits vaisseaux variqueux : circonstances qui n'avaient pas lieu à l'œil du côté opposé. Cette demoiselle avait d'ailleurs, depuis plusieurs mois, l'aile droite du nez très-rouge et très-tuméfiée; la narine correspondante était croûteuse et sèche.

Après avoir expulsé du sac toute la matière puriforme qu'il contenait, je fis des injections d'eau par l'un des points lacrymaux; à la quatrième tentative, le liquide pénétra dans le nez et dans la gorge. Le sac lacrymal n'étant pas sensiblement dilaté, je mis tous mes soins à combattre la fluxion, à restreindre et à tarir la sécrétion vicieuse des paupières, et à fortifier les vaisseaux variqueux qui régnaient sur la surface de leur membrane interne.

Je conseillai à la malade de faire usage, chaque jour, d'une livre de petit-lait divisée en plusieurs doses, et dépuré, contenant en dissolution un demi-grain d'émétique et une drachme de crême de tartre. Ce remède ne fatiguait point son estomac, et lui procurait une et quelquefois deux évacuations alvines abondantes.

J'introduisis entre les paupières, du côté malade, une petite partie d'onguent ophtalmique de Janin, préparé exactement selon la formule de l'auteur. L'action stimulante de ce remède fut telle, qu'au bout d'un peu plus d'une heure les paupières de l'œil malade s'enflammèrent considérablement, malgré de fréquentes injections de lait portées dans l'œil. Pendant la durée de l'inflammation, qui fut de quatre ou cinq jours, le flux purulent des paupières cessa tout-à-fait, et malgré la pression, réitérée à divers intervalles sur le sac, il ne se fit aucune évacuation par les points lacrymaux.

Mais dès que l'inflammation fut terminée, le flux purulent des paupières se rétablit comme précédemment. Je revins à la pommade ophtalmique, dont je doublai la dose de saindoux, afin d'en diminuer l'action irritante, et j'en prescrivis l'emploi le matin et le soir; chaque fois la dose était à peu près du volume d'un grain et demi de froment. Je continuai à porter des injections dans les voies lacrymales; elles étaient composées d'eau de plantain animée d'un peu d'esprit-de-vin. La malade avait soin, dans le cours de la journée, de s'introduire dans l'œil, trois ou quatre fois, quelques gouttes de collyre vitriolique (1).

(1) Celui dont on a donné précédemment la composition, est ici très-convenable. (*Note des traducteurs.*)

Après trois semaines de ce traitement, le flux purulent des paupières avait considérablement diminué; il était presque réduit à une larme mêlée de mucosité. L'aile droite du nez n'était plus croûteuse, et paraissait dans son état naturel. Successivement, la membrane interne des paupières devint pâle; les glandes de Méibomius reprirent leur forme ordinaire, et les vaisseaux variqueux qui les enlaçaient se resserrèrent comme dans l'état sain. Je crus devoir suspendre alors l'usage du petit-lait émétisé.

Vers le quarantième jour, en pressant sur le sac, il ne sortait par les points lacrymaux que de simples larmes, et l'injection passait avec beaucoup de facilité des points dans le canal. Le cours des larmes rencontrait cependant encore quelque obstacle, et la malade, en s'exposant à l'air un peu frais ou en lisant à la lumière, était obligée de s'essuyer l'œil plusieurs fois. Comme ces inconvéniens ne dépendaient pas de l'atonie du sac, qui selon toute apparence n'était point affaibli; et comme aussi la malade se plaignait fréquemment que la membrane pituitaire de la narine droite était engorgée, je supposai que l'extrémité du canal nasal était encore dans un état de rétrécissement. D'après ces considérations, je conseillai à la jeune personne de respirer plusieurs fois chaque jour, par la narine droite, la vapeur d'un mélange convenable d'eau et de vinaigre, et de prendre quelques prises de tabac. Cet expédient réussit à merveille; en moins de dix jours les excrétions du nez furent rétablies, et le larmoiement disparut entièrement.

SECONDE OBSERVATION.

Marie Bordoni de Sainte-Christine, âgée de douze ans, avait été sujette dans son enfance à de fréquentes ophtalmies; elle éprouvait depuis huit mois un larmoiement incommode accompagné de matière d'une apparence purulente à l'œil droit. Ses parens la conduisirent à l'hôpital, moins pourtant à cause de cette affection, qu'à raison d'une petite tumeur dure, rouge et douloureuse, qui depuis six jours lui était survenue entre l'angle interne de l'œil et le nez.

Cet enfant avait le bord des paupières de l'œil droit très-enflé; la surface interne de ces organes était rouge et comme spongieuse; les glandes de Méibomius étaient très-engorgées.

Je fis appliquer, sur la petite tumeur, un cataplasme de pain et de lait, parce qu'il me sembla que la membrane du sac lacrymal était dans un état voisin de la suppuration : le contraire arriva cependant. L'inflammation se dissipa en peu de jours, et la petite tumeur s'affaissa; les points lacrymaux qui d'abord semblaient être cachés et retirés vers la caroncule, s'éloignèrent convenablement, et reprirent leur position naturelle. En comprimant alors le sac lacrymal, il en sortit par les points lacrymaux une abondante quantité de matière puriforme qui se répandit dans l'œil.

J'employai dès lors la pommade ophtalmique de Janin, le matin et le soir; la quantité était relative à un grain de froment. Le flux purulent devint plus abondant d'abord; mais dans le cours d'un mois, il diminua de telle sorte, qu'il ne sortait plus du sac qu'une mucosité très-fluide. Lorsque je m'aperçus que le bord des paupières, ainsi que leur surface interne, étaient revenus à l'état naturel, j'en vins aux injections par les points lacrymaux, d'une eau de plantain miellée, avec addition d'un peu de collyre vitriolique passé à travers du papier; le liquide injecté descendait dans le nez. La petite malade fut traitée pendant vingt autres jours, de la même manière, et sortit de l'hôpital, parfaitement guérie, et sans qu'il lui soit resté aucun vestige de larmoiement.

TROISIÈME OBSERVATION.

Un jeune paysan, âgé de dix ans, avait les deux yeux larmoyans et couverts de chassie : cette maladie était la suite d'une métastase varioleuse qui avait eu lieu deux ans auparavant. Les paupières étaient tuméfiées, dépouillées de leurs cils; leur surface interne était d'un rouge couleur de feu, et comme veloutée. Les glandules de Méibomius s'élevaient plus que dans l'état naturel; et le sac lacrymal, qui à l'extérieur ne paraissait ni plus volumineux, ni plus dilaté qu'à l'ordinaire, laissait échapper, dès qu'il était comprimé, une quantité considérable de matière granulée, jaune et puriforme. Cet enfant, comme on dit vulgairement, n'était pas sain.

Je débutai, dans le traitement, en faisant prendre au petit malade, chaque jour et par intervalle, dix onces de décoction de chiendent, contenant en dissolution une drachme de crême de tartre et un demi-grain de tartre émétique. Lorsque cette boisson le purgeait trop, il n'en prenait que la moitié de la dose pendant quelques jours. L'onguent ophtalmique de Janin fut appliqué deux fois par jour entre les paupières, et il produisit l'effet ordinaire, qui est d'augmenter la sécrétion purulente de ces organes. Au bout de quinze jours cette sécrétion continuant à se faire comme précédemment, je passai un séton à la nuque. La suppuration de cet exutoire fut prompte, et soulagea beaucoup les yeux. Depuis cette époque le flux purulent, d'ailleurs combattu par la pommade ophtalmique et par des purgations provoquées de temps à autre, au moyen de très-petites doses de tartre émétique, diminua graduellement. Les bords des paupières s'affaissèrent et reprirent leur flexibilité naturelle; leur surface interne devint plus pâle, et perdit cette apparence de velouté qu'elles avaient auparavant. L'usage du collyre vitriolique, répété plusieurs fois par jour, ne fut point omis: il en fut de même des injections faites par les points lacrymaux; j'employai à cet effet l'eau de plantain, animée avec un peu d'esprit-de-vin. Au commencement elles descendaient difficilement dans le nez; mais ensuite elles y parvinrent librement des deux côtés. Enfin, vers la fin du troisième mois, le malade sortit de l'hôpital, parfaitement guéri.

QUATRIÈME OBSERVATION.

Rose Fiorini, paysanne de Sartirana, âgée de quarante-huit ans, à la suite de plusieurs ophtalmies opiniâtres, fut affectée d'un larmoiement chassieux à l'œil gauche. Il y avait très-long-temps que cette femme conservait cette incommodité, lorsque je la vis pour la première fois; alors le bord des paupières de l'œil malade était rouge et tuméfié, et les glandules de Méibomius engorgées. Le sac lacrymal, malgré l'ancienneté de la maladie, n'était pas beaucoup plus distendu qu'à l'ordinaire. Le traitement fut commencé par l'application, le matin et le soir, de la pommade de Janin, et par les injections d'eau tiède, introduites à travers les points lacrymaux. L'état des paupières s'améliora dans le cours de trois semaines, et la sécrétion puriforme avait beaucoup diminué. Cependant l'eau jectée par les points lacrymaux ne passait que très-indifficilement dans le nez. Je jugeai donc nécessaire de soumettre la malade à l'opération.

Je lui fis une petite piqûre au sommet du sac lacrymal, par laquelle j'introduisis un petit stylet qui, dirigé le long du canal nasal, pénétra dans le nez. Je retirai ensuite cet instrument, et je le remplaçai par l'épingle conductrice des larmes. Cinq jours après l'opération je retirai cette épingle, et l'injection poussée dans le sac, descendit librement dans le nez et dans la la gorge. Je remis l'épingle. Déjà, depuis les premiers jours de l'opération, la malade m'avait averti que malgré la présence de l'épingle dans le canal nasal, elle n'était plus aussi incommodée qu'auparavant par le larmoiement. Vers le second mois, depuis le commencement du traitement, le gonflement et l'endurcissement du bord des paupières avaient tout-à-fait cédé à l'effet de la pommade ophtalmique, dont l'usage n'avait point été interrompu; l'excrétion des paupières était réduite à une petite quantité de matière visqueuse. Quinze jours après, la malade avait l'œil sec, et la narine correspondante humide, signes indubitables que les larmes, unies aux restes de la sécrétion des paupières, avaient un libre cours dans le nez, le long de l'épingle conductrice. Quelques jours après, cette femme sortit de l'hôpital, emportant la recommandation de continuer à porter l'épingle conductrice des larmes, au moins pendant l'espace d'une année, ayant la précaution de la nettoyer tous les trois jours. Cette ordonnance fut suivie et même excédée, car l'épingle fut conservée dans le canal pendant trois années, attendu qu'il n'en résultait aucune incommodité pour celle qui la portait. La guérison a été parfaite et permanente.

CINQUIÈME OBSERVATION.

Antoinette Mascheroni, de Saint-Ange, âgée de quarante ans, se présenta en cette école de chirurgie pour s'y faire guérir d'un larmoiement fort incommode, accompagné du flux purulent des paupières. Elle avait, depuis plusieurs années, l'œil droit atteint de ces infirmités à la suite d'une affection érysipélateuse grave, qui avait occupé toute la tête, et surtout la face. Le bord des paupières, du côté malade, était engorgé et rouge, et parsemé de vaisseaux variqueux : les glandes de Méibomius étaient plus grosses que dans l'état habituel. Je perçai immédiatement le sac lacrymal qui était proéminent, et je dilatai le canal nasal avec un stylet ordinaire, et j'y introduisis l'épingle conductrice des larmes. La pommade ophtalmique de Janin fut appliquée entre les paupières, régulièrement le matin et le soir. Peu de jours après, la diminution du larmoiement était manifeste. L'épingle était retirée et nettoyée tous les deux jours, et l'on profitait de cette circonstance pour injecter de l'eau tiède dans le sac : la liqueur passait librement dans le nez et dans la gorge. Vers le quarantième jour, l'excrétion chassieuse et le larmoiement n'existaient plus, et l'œil était constamment sec. Une semaine après, la femme dont il est ici question, quitta l'hôpital en conservant l'épingle, et ayant été avertie de la garder long-temps dans le canal nasal, et de la nettoyer deux fois par semaine. Elle l'a portée pendant dix mois, et depuis lors elle n'a éprouvé aucune incommodité dépendante de l'affection des voies lacrymales.

SIXIÈME OBSERVATION.

Marie Galotti, de Vella Reggio, paysanne âgée de treize ans, portait depuis long-temps un larmoiement chassieux à l'œil droit. Le mal fit de tels progrès, que dans l'espace de deux années le sac lacrymal s'était enflammé, et avait suppuré à trois reprises, en s'ouvrant à l'extérieur. L'eau injectée par les points lacrymaux ne put jamais passer dans le nez, malgré diverses tentatives. Je fis donc une piqûre au sommet du sac, et je dilatai le canal nasal au moyen d'un stylet; et comme je savais que cette voie était plus resserrée qu'à l'ordinaire, j'y portai un second stylet plus gros que le premier; je le remplaçai ensuite par une bougie de gomme élastique, que j'y laissai à demeure pendant quelques jours. Quoique l'enfant n'eût donné aucun signe de souffrance pendant l'opération, le lendemain, les paupières ainsi que la joue du côté malade, se gonflèrent. L'application d'un cataplasme de mie de pain et de lait, et un léger purgatif, rétablirent le calme, le cinquième jour. Le huitième, je retirai du conduit nasal la petite bougie de gomme élastique, et l'épingle conductrice des larmes la remplaça : celles-ci descendirent dans le nez avec la plus grande facilité. Dès ce moment la diminution du larmoiement fut manifeste, malgré la présence de l'épingle dans le canal nasal. L'application exacte, matin et soir, de l'onguent ophtalmique, corrigea la sécrétion morbeuse des paupières.

Cinq semaines après l'opération, l'enfant sortit de l'hôpital, munie de l'épingle conductrice. Un an après, elle reparut dans cette école de pratique chirurgicale, afin d'obtenir la permission de quitter l'instrument; elle lui fut accordée, attendu que l'état naturel et sain des parties, et la cessation du larmoiement annonçaient que les larmes avaient repris un libre cours dans le nez. Maintenant encore, cette fille, après six ans de guérison, jouit d'une santé parfaite.

SEPTIÈME OBSERVATION.

Joséphine Beretta, habitante de Goishago, âgée de quatorze ans, portait depuis trois ans, à l'œil gauche, un larmoiement et un écoulement puriforme des paupières. Il y avait un gonflement manifeste du sac lacrymal, ce qui me fit juger inutile toute tentative d'injection par les points lacrymaux. Je perçai le sac, et j'éprouvai de grandes difficultés à faire passer un petit stylet par le canal nasal dans la narine correspondante, à raison du resserrement peu naturel que je supposai exister plutôt dans le canal osseux que dans les parties membraneuses. Mais à force de patience, et en m'y prenant doucement, je parvins à introduire le stylet : cependant, dans la crainte de déterminer une irritation ultérieure, je rompis la portion de cet instrument qui était restée en dehors du sac. Toutefois les paupières s'enflammèrent, et il se forma, à la paupière inférieure, un petit abcès dont je fis l'ouverture, et tout rentra dans l'ordre habituel. Dix jours après l'opération, la partie du stylet qui occupait le canal nasal, devint mobile dans toutes les directions, et je pus le retirer avec facilité pour lui substituer l'épingle conductrice des larmes. Je commençai dès lors à introduire, le matin et le soir, l'onguent ophtalmique entre les paupières, dans l'objet de supprimer la sécrétion morbeuse de ces parties. J'obtins en cela un heureux succès, le larmoiement devint moins considérable de jour en jour, et l'on s'apercevait que les larmes suivaient la direction de l'épingle conductrice dans le nez. Deux mois après l'opération, l'enfant a quitté l'hôpital, emportant l'épingle qu'elle devait nettoyer tous les deux jours. Elle a porté cet instrument pendant deux ans sans en éprouver la moindre gêne, après quoi elle a été parfaitement guérie.

HUITIÈME OBSERVATION.

Thérèse Barbioni, de Pavie, âgée de cinquante ans, avait, depuis sa jeunesse, un larmoiement à l'œil droit. Cette incommodité s'aggravant avec l'âge, devint une vraie fistule lacrymale accompagnée d'un énorme développement et d'ulcération au sac. La simple piqûre de ce réservoir n'était pas suffisante pour y porter les remèdes convenables. Je l'incisai dans toute sa longueur, et je dilatai, après, le canal nasal, au moyen du stylet ordinaire; je le remplaçai par une petite bougie de cire liée à un fil, et cachée dans le fond du sac, dont la capacité fut remplie avec de la charpie molle. A chaque pansement la charpie était enduite d'un onguent composé avec du mercure précipité rouge (1), dont l'effet était de détruire les fongosités ulcérées de la membrane interne du sac. Cette partie fut ainsi graduellement disposée à la cicatrisation. Je n'omis point l'application, matin et soir, de la pommade ophtalmique entre les paupières, afin de supprimer la sécrétion vicieuse des paupières. Cinq semaines après l'opération, l'ulcère de la membrane interne du sac étant presque cicatrisé, et cet organe étant à peu près revenu à sa capacité naturelle, je retirai la bougie qui occupait le canal nasal pour lui substituer l'épingle conductrice des larmes : le larmoiement cessa aussitôt. La marche de la guérison fut si rapide, que la femme dont il est question sortit de l'hôpital trois semaines après, continuant à porter l'épingle, et avertie de ne point la quitter avant une année. Elle la garda pendant six ans, et ce ne fut qu'après des instances réitérées qu'elle s'est prêtée à ce qu'on la retirât. En l'ôtant, M. Molina, aide de cette école, éprouva une très-grande difficulté, parce que le bout de l'instrument pendant dans la narine, s'était recouvert d'une croûte terreuse. Il n'arriva rien de fâcheux de cette circonstance; et les larmes continuèrent après

(1) M. Scarpa ne dit point en quelle proportion le précipité entre dans la pommade : nous conseillons d'en mettre un ou deux gros, sur une once de cérat simple. (*Note des traducteurs.*)

la suppression de l'épingle de suivre la route qu'elle leur avait tracée dans le nez.

NEUVIÈME OBSERVATION.

Une paysanne, âgée de cinquante ans, vint dans cette école réclamer nos soins, au sujet d'une tumeur de la grosseur d'une petite noix, qu'elle portait depuis long-temps, entre l'angle interne de l'œil droit et le nez. En comprimant cette tumeur qui cédait aisément à l'effort du doigt, l'on faisait sortir par la narine correspondante, une grande quantité de matière verdâtre et d'une odeur fétide : une petite partie de cette même humeur sortait en même temps par les points lacrymaux et se répandait dans l'œil.

Cette femme m'apprit qu'elle était atteinte depuis quinze ans de la maladie dont elle souffrait, que les premiers symptômes avaient été un écoulement abondant de chassie; que la tumeur s'était plusieurs fois ouverte à l'extérieur, ce qui lui avait procuré du soulagement; et qu'enfin, depuis un an, à la suite d'un gonflement qui s'était étendu sur toute la face et qui avait occasioné de vives douleurs à la racine du nez, il était sorti une grande quantité de matière fétide par la narine droite. Elle ajouta que néanmoins la tumeur avait grossi incessamment. Les paupières du côté affecté chez ce sujet, étaient dures, rouges, fongueuses intérieurement; les glandules de Méibomius étaient engorgées.

J'enfonçai de suite la pointe du bistouri sous le ligament du muscle orbiculaire, et je dirigeai l'instrument contre l'os *unguis*, pour de là descendre, selon le pli de la paupière inférieure et ouvrir la tumeur dans toute son étendue. Pendant l'opération, il sortit une quantité considérable de pus. L'incision me fit découvrir que l'os *unguis* manquait et je reconnus qu'il y avait des portions de l'ethmoïde à découvert. A la place de l'os *unguis*, je reconnus l'existence d'une ouverture du diamètre d'une grosse plume à écrire, qui conduisait à la narine droite. La membrane pituitaire était corrodée près de cette ouverture. Je mis tous mes soins à faire la recherche du canal nasal; mais ce fut en vain. Je me bornai donc, pour commencer le traitement, à remplir la cavité de la tumeur avec de la charpie molle; les paupières furent couvertes d'un cataplasme de pain et de lait, dans l'objet d'amollir leurs bords endurcis.

Le jour suivant, je trouvai, à la levée de l'appareil, la surface interne de la cavité du sac convertie en un ulcère fongueux. Je remplis exactement toute cette cavité de charpie molle, imbibée d'un liniment fait avec du précipité rouge et un mucilage de gomme arabique; et afin que le caustique ne s'insinuât point dans la narine correspondante, je bouchai d'abord l'ouverture qui résultait de l'absence de l'os *unguis*, en la remplissant avec un petit sindon attaché à un fil ciré, comme on fait après la trépanation du crâne. A chaque renouvellement de l'appareil, il sortait du vaste sac lacrymal, outre beaucoup de pus, des morceaux de substance couenneuse semblable à du lard; et quelquefois de petits éclats d'os cariés. Aux endroits où les fongosités étaient le plus tuméfiées, j'employais tantôt le précipité rouge en poudre, tantôt l'alun, ou bien la pierre infernale.

Ce traitement fut continué pendant trente jours, avec beaucoup de succès, car au bout de ce terme, l'ulcère était beau et granulé; il paraissait, ainsi que le sac lacrymal, tendre à se resserrer dans toute sa circonférence. Je continuai les pansemens de cet ulcère avec la charpie sèche, et je touchai quelquefois avec la pierre infernale les bords de la large ouverture qui, à travers le sac, conduisait dans la narine. Vers le soixantième jour, l'ulcération de la paroi interne du sac lacrymal était tout-à-fait cicatrisée, et cet organe lui-même presque réduit à sa capacité naturelle. Les paupières étaient en bon état, ce que je devais à l'usage non interrompu, deux fois par jour, de la pommade ophtalmique de Janin, et à celui du collyre vitriolique injecté dans l'œil, trois ou quatre fois chaque jour. Ce fut alors que je permis aux lèvres de la plaie externe du sac, déjà presque cicatrisées, de se réunir. Les larmes passaient immédiatement dans la narine, en suivant la large voie qui existait à la partie postérieure du sac, à raison de l'absence de l'os *unguis* et de la portion correspondante de la membrane pituitaire. La femme qui fait le sujet de cette observation, sortit de l'hôpital parfaitement guérie.

ADDITION

DES TRADUCTEURS.

M. SCARPA a exposé sa doctrine relative au flux purulent des paupières, avec tant de méthode; les observations, les raisonnemens et les préceptes qu'il a rassemblés, sont enchaînés avec tant de régularité, que nous n'avons pas cru devoir interrompre sa marche, et distraire l'attention du lecteur en multipliant outre mesure, les notes particulières. Il nous a semblé plus convenable et plus rationnel, de placer ici toutes les remarques que nous a suggérées le chapitre que l'on vient de lire; et nous procéderons ainsi désormais, dans le cours de cette traduction.

Notre auteur suppose que l'irritation des bords libres des paupières, de la portion de la conjonctive qui tapisse leur face postérieure, et des follicules muqueux appelés *glandes de Méibomius*, est la cause unique et constante de l'engorgement du canal nasal et de la dilatation du sac lacrymal. Suivant lui, cette dernière partie n'est jamais affectée que secondairement, et à la suite de la stimulation que le produit de la sécrétion vicieuse des follicules des paupières exerce sur sa membrane interne, laquelle détermine la phlogose ulcéreuse qui convertit la tumeur lacrymale en une véritable fistule.

Il nous paraît incontestable, il est vrai, que l'affection des bords libres des paupières et l'altération de la sécrétion des follicules qui les garnissent sont dans beaucoup de cas, la cause déterminante de la tumeur et de la fistule lacrymales. Mais il nous semble aussi que ces dernières maladies sont souvent produites par un autre mécanisme. Rien ne démontre en effet que le sac lacrymal et le canal nasal ne puissent être le siége primitif d'une phlegmasie latente, qui épaissirait leur membrane interne et qui effacerait plus ou moins complétement leur cavité. L'observation démontre que les irritations scrofuleuses et syphilitiques, que celles qui sont la suite de la variole, de la rougeole, etc., affectent quelquefois ces parties d'une manière spéciale, aussi-bien qu'elles sont susceptibles de porter primitivement leur action sur les bords libres des paupières.

Des anatomistes ont trouvé les follicules muqueux de la membrane interne du sac lacrymal tuméfiés et remplis d'une humeur jaunâtre et visqueuse, semblable à celle que la pression faisait regorger par les points lacrymaux, alors que les follicules de Méibomius étaient à peine irrités et ne sécrétaient aucun liquide purulent. Il n'est pas rare enfin de voir les inflammations souvent répétées de la membrane muqueuse des fosses nasales se propager de bas en haut dans le conduit des larmes, obstruer son orifice inférieur et provoquer des fistules lacrymales entièrement indépendantes des lésions des paupières.

Nous ajouterons à ces inductions déduites de la connaissance que nous avons de la nature de la maladie, que tous les chirurgiens qui ont écrit sur les affections des voies lacrymales, ont décrit des tumeurs et des fistules de ces parties qui n'étaient pas provoquées par le flux purulent des paupières, et qui ont été guéries sans que l'on ait placé aucun médicament sur les bords libres de ces organes. Nos grands hôpitaux présentent fréquemment des cas de ce genre, et nous-mêmes nous en avons observé un assez grand nombre.

Anel, J.-L. Petit, et récemment encore M. Demours, ont rencontré des tumeurs lacrymales chez des sujets dont les points lacrymaux étaient oblitérés et qui étaient affectés d'un larmoiement continuel et incurable. Il est bien évident qu'alors la maladie était indépendante de toute affection étrangère à celle de la membrane muqueuse du conduit des larmes.

Nous ferons à peine mention des exostoses de l'os maxillaire, des polypes du nez, ou des sinus accessoires aux fosses nasales, et des autres obstacles qui peuvent s'opposer mécaniquement au libre écoulement des larmes ; la manière d'agir de ces causes est si facile à comprendre, qu'il serait inutile d'entreprendre de démontrer plus au long qu'elles peuvent déterminer des tumeurs et des fistules lacrymales sans que les bords libres des paupières soient affectés.

Tout porte à croire, enfin, que chez beaucoup de sujets qui ont paru d'abord atteints d'une irritation des follicules muqueux de Méibomius, la membrane interne du sac lacrymal et du conduit nasal a été frappée en même temps, et que la tumeur et la fistule lacrymales dépendaient autant de la lésion de cette dernière partie que de celle des premières. Cette assertion ne paraîtra pas dénuée de fondement si l'on se rappelle combien il est rare de voir une vive inflammation se borner à une partie circonscrite et très-peu étendue d'un appareil tapissé pour la même membrane muqueuse, surtout si des fluides s'écoulent continuellement de la portion irritée dans celle qui ne l'est pas encore.

On a proposé de distinguer quatre espèces de tumeurs lacrymales, suivant qu'elles sont provoquées par la sécrétion vicieuse des follicules muqueux des paupières; par l'atonie du sac lacrymal; par l'accumulation de la mucosité que fournit la membrane interne de cet organe, dans les cas où les points lacrymaux et le canal nasal sont oblitérés; enfin, par l'obstruction du canal nasal. Mais ces divisions, qui paraissent simples et naturelles au premier abord, ne sont de presque aucune utilité près des malades, parce que, le plus souvent, les fistules lacrymales dépendent, ou de la réunion de plusieurs causes, ou bien qu'il est impossible de déterminer à laquelle elles doivent leur apparition. Il est très-rare que l'on puisse accuser l'atonie du sac lacrymal de sa dilatation et de sa perforation; les membranes muqueuses sont bien plus susceptibles de surexcitation que de débilité, et si le sac lacrymal se prête si souvent à l'accumulation des larmes, cela dépend de ce que le liquide qu'il sécrète, ou celui que lui fournissent les follicules des paupières étant trop épais, ne s'écoule que difficilement dans le nez, ce qui fait qu'alors il ne peut vaincre la résistance qu'il éprouve à se débarrasser complétement : si l'on rétablit la régularité de la sécrétion altérée, la maladie sera bien plus facilement guérie que si l'on s'efforce de donner du ton à des parties qui ne sont pas affaiblies, ou de suppléer, par une compression étrangère, et dont l'expérience a démontré l'inutilité, à la force dont ces mêmes parties ne sont pas dépourvues.

Il résulte de ces considérations que la doctrine de M. Scarpa est susceptible d'être modifiée, et que si le chirurgien doit souvent fixer toute son attention sur les maladies des paupières, il est aussi des cas non moins nombreux où les moyens thérapeutiques doivent être spécialement dirigés contre la phlogose chronique du sac lacrymal et du canal nasal.

Des liqueurs émollientes, injectées fréquemment par les points lacrymaux, suivant la méthode d'Anel, ou par l'orifice inférieur du conduit des larmes, suivant celle de Laforest, conviennent pendant les premiers temps de la maladie, lorsque le sujet est fort et sanguin, et que l'irritation des parties est très-vive. Ces injections seront insensiblement rendues stimulantes et résolutives par l'addition de l'alcool, du sulfate de zinc, d'une très-petite quantité de collyre de Lanfranc, ou toute autre substance analogue. Monro se servait avec succès de l'eau de chaux dans laquelle il ajoutait du miel, et, vers la fin du traitement, de l'alcool, du vin ou quelque eau minérale ferrugineuse. Louis a proposé les fumigations émollientes et résolutives; elles ont été employées avec succès par Monlac; mais on les a abandonnées pour leur substituer des moyens plus efficaces. Les injections devront être continuées long-temps encore après que la liberté du passage des larmes sera rétablie, afin de dissiper jusqu'aux dernières traces de l'inflammation.

Bien entendu que chez les sujets où les injections ne pourront pas passer d'abord des points lacrymaux dans le nez, il faudra faire parcourir toutes les voies lacrymales par un stylet de Méjan qui lèvera les obstacles et ouvrira aux liquides un passage, d'abord étroit, mais qui s'élargira graduellement, à mesure que l'on multipliera les injections.

Ce traitement, secondé par un régime convenable et par des médications internes appropriées à l'état général du sujet, a souvent réussi lorsque la maladie ne consistait encore que dans un larmoiement, accompagné d'une légère dilatation du sac lacrymal. On l'a quelquefois employé avec succès dans les cas où cette dilatation était plus considérable, et même lorsque la fistule était ouverte à l'extérieur. M. Demours entre autres a rapporté, dans son bel ouvrage, un grand nombre de faits qui constatent les heureux résultats de cette pratique, jusque dans les périodes les plus avancées de la maladie.

Bien qu'il soit avantageux de distinguer quatre époques dans le cours de la fistule lacrymale produite par le flux purulent des paupières, afin de rappeler à l'esprit les phénomènes les plus saillans de la maladie, cette division, considérée sous le rapport de la pratique, est moins importante que ne le pense M. Scarpa. L'expérience démontre qu'il n'est pas indispensable d'opposer à chacune des périodes que ce chirurgien célèbre a reconnues, des moyens thérapeutiques différens. On peut, quoique rarement, se dispenser d'opérer quand le sac lacrymal est très-dilaté et que même il est ulcéré, tandis que, dans d'autres cas, où le désordre est moins considérable, l'opération ne peut être différée. Enfin, le même procédé convient dans toutes les époques de la maladie.

Anel, Laforest, Wolhouse, Méjan, Pallucy, J.-L. Petit, Monro, Heister, Cheselden, Hunter, Poutau, Lecat, Louis, Cabanis, Jurine, Desault, Girardt, Manoury, et une foule d'autres chirurgiens plus anciens, ou plus modernes, ont varié presqu'à l'infini les procédés qui conviennent pour l'opération de la fistule lacrymale. Ils en ont calculé tous les détails : ils ont prévu et levé jusqu'aux moindres difficultés qui pourraient arrêter la marche du praticien. Il ne peut entrer dans notre plan de reproduire l'histoire de leurs travaux ; mais le procédé de M. Scarpa, n'étant pas généralement adopté en France, il est indispensable, afin de rendre cet ouvrage complet, de décrire ceux qui lui sont le plus souvent préférés. La méthode du professeur de Pavie est toutefois simple, facile à exécuter, souvent suivie de succès ; elle est la même que celle dont M. Demours fait usage à Paris depuis longtemps, excepté que la sonde dont se sert notre compatriote n'a pas de tête arrondie et aplatie, et que son extrémité supérieure est seulement recourbée à angle aigu, afin de fixer l'instrument.

M. Scarpa établit en principe que quand le sac lacrymal est dilaté, lors même que la tumeur n'aurait acquis qu'un médiocre volume, l'opération est le seul moyen à l'aide duquel on puisse guérir la maladie. Nous considérons cette doctrine comme erronée : l'observation a fréquemment démontré que, dans ces cas, les injections suffisent presque toujours pour dissiper un désordre aussi peu considérable. Il faudrait donc ne recourir à l'incision du sac que quand on aurait reconnu, après les avoir assez long-temps employés, l'inefficacité des moyens plus doux.

Aussitôt que la maladie est parvenue à sa quatrième période, M. Scarpa préfère à la dilatation du canal nasal l'établissement d'un passage artificiel à travers l'os *unguis*. Cette pratique est défectueuse, car il est presque toujours facile de détruire les caries et les dénudations des os qui avoisinent le sac lacrymal, à l'aide de pansemens méthodiques et d'un traitement général approprié à l'état du sujet. La maladie est alors aussi simple, et ne réclame pas d'autre méthode curative, que si la complication dont il s'agit n'avait jamais existé. Or, si le rétablissement et l'élargissement du canal naturel est la méthode la plus convenable pendant les premières périodes de la maladie, pourquoi ne devrait-elle pas être employée de préférence à toutes les autres, quand les désordres qui caractérisent la quatrième période étant détruits, la lésion a été ramenée à sa première simplicité? Il n'est pas permis de douter qu'il ne soit en général plus avantageux de dilater le canal naturel que d'en établir un nouveau : les larmes ont plus de tendance à descendre dans le conduit nasal, qu'à se porter brusquement dans le nez à travers l'os *unguis*, dont l'ouverture est toujours plus ou moins élevée au-dessus du fond du sac. La fistule interne que l'on établit suivant la méthode adoptée par M. Scarpa, s'oblitère plus facilement que le canal naturel; de là les récidives plus fréquentes de la maladie. Enfin, si des embarras se manifestent après que le passage ordinaire a été élargi, il est facile d'en rétablir toute la liberté au moyen de la sonde introduite par les points lacrymaux ou par l'orifice inférieur du canal nasal, et par le secours d'injections qui parcourent toutes ces parties; tandis que la plaie extérieure étant fermée, il est presque impossible d'agir sur l'ouverture de l'os *unguis* qui est situé trop haut, et que l'on ne peut atteindre avec aucun instrument.

Il est donc indispensable d'apporter à la doctrine de M. Scarpa cette modification qui nous semble importante, que la dénudation et la carie de l'os *unguis* ne suffisent pas pour autoriser le chirurgien à diriger les larmes par un conduit artificiel; mais qu'il est convenable, au contraire, de rétablir, à l'aide de la sonde et des injections, le conduit naturel, et qu'il est rationnel de panser méthodiquement les parties, et de ne laisser cicatriser la plaie extérieure que quand les exfoliations sont terminées, et que le sac a repris son organisation première. Les seuls cas où il soit indiqué de perforer la paroi externe des fosses nasales, sont ceux où d'invincibles obstacles s'opposent à la dilatation du canal nasal; telles sont les circonstances où des exostoses ont oblitéré ce conduit, et où les membranes qui le tapissent ayant été très-long-temps en contact les unes avec les autres, ont contracté des adhérences solides, etc. On devrait également entretenir l'ouverture de l'os *unguis*, et abandonner le conduit naturel si des ulcérations avaient détruit cet os ainsi que les membranes qui revêtent ses deux faces, c'est-à-dire, si l'on trouvait le passage artificiel déjà établi par la maladie.

Le procédé de M. Scarpa pour la perforation de l'os *unguis*, doit être préféré à ceux de Hunter et de Pott, parce qu'il est plus constamment suivi d'une perte de substance qui assure la permanence de la guérison. Le cautère, qui a paru effrayant à plusieurs chirurgiens, peut être porté au fond de la plaie avec autant de sûreté et de précision que tout autre instrument; et quand il est dirigé par des mains habiles, il ne produit presque jamais d'accidens graves. Mais ces avantages ne peuvent racheter la longueur du traitement qui doit suivre l'opération, et les chances que court la personne affectée de voir la maladie se reproduire.

La canule de Wolhouse a été rejetée avec raison, malgré les éloges de B. Bell; elle se déplaçait très-facilement, et lorsqu'elle était tombée dans la gorge, ou que poussée contre la cicatrice de la peau elle en avait opéré la destruction, l'ouverture qui l'avait reçue se fermait presque toujours très-promptement. Les chirurgiens ont cru éviter cet inconvénient en fracturant l'os *unguis*, en obtenant par l'opération une perte de substance plus ou moins étendue, et en perforant les membranes qui recouvrent les deux faces de cet os. Mais ni la cautérisation, ni l'emporte-pièce, ni les caustiques, ne sauraient prévenir constamment l'oblitération plus ou moins rapide de l'ouverture artificielle que l'on a pratiquée. Elle se ferme par l'effet du gonflement de ses bords, et par suite de ce mouvement de coarctation en vertu duquel les lèvres des plaies se rapprochent de la circonférence au centre, et se réunissent enfin. Or la membrane muqueuse des fosses nasales ainsi que celles de la paroi postérieure du sac lacrymal sont trop lâches, trop mobiles, trop spongieuses pour que les pertes de substance qu'on y a faites ne soient pas promptement réparées, et pour que leurs plaies, quelque étendues qu'elles soient, ne se cicatrisent en peu de temps par le rapprochement de leurs bords. L'os *unguis* demeure étranger à cette oblitération; son ouverture ne se ferme que très-lentement; souvent même elle persiste, et comme après les plaies de tête avec perte de substance au crâne, ou à la suite de l'opération du trépan, il reste une surface plus ou moins large, dans laquelle les membranes interne et externe sont adossées, et existent seules, la substance osseuse ne s'étant pas régénérée.

De tous les procédés à l'aide desquels on rétablit le cours naturel des larmes, celui de Desault est le plus généralement adopté; il est le résultat de la combinaison des procédés de Méjan et de J.-L. Petit. Comme le premier de ces praticiens, Desault employait un fil qui, placé dans le canal nasal, servait à faire monter dans ce conduit des mèches de charpie enduites de diverses substances médicamenteuses, à l'aide desquelles il le dilatait en même temps qu'il dissipait la phlogose de ses parois. Mais au lieu de passer le fil par le point lacrymal supérieur, Desault l'introduisait directement dans le conduit des larmes, au moyen d'une incision pratiquée à la paroi externe du sac lacrymal.

Pour exécuter cette opération, le malade doit être assis et maintenu comme l'a indiqué M. Scarpa dans le chapitre qu'on vient de lire. Un bistouri droit, à lame forte et aiguë; un stylet de Méjan; une canule assez mince pour être facilement reçue dans le canal nasal, mais assez large pour que le stylet y entre sans efforts; un fil de Bretagne, solide et non ciré; de la charpie, quelques petites compresses, un bandeau, des éponges, de l'eau froide et de l'eau tiède, tels sont les objets qui composent l'appareil.

Le chirurgien placé vis-à-vis du malade, et tenant le bistouri de la main droite, s'il opère sur le côté gauche, et de la main gauche s'il opère du côté droit; le chirurgien, disons-nous, dirige les paupières en dehors avec celle de ses mains qui est libre, afin de rendre saillant le tendon du muscle orbiculaire. Il s'assure ensuite avec le doigt indicateur de la véritable situation du rebord qui borne antérieurement la partie supérieure du conduit nasal. Il n'est pas rare de trouver cette portion de l'os maxillaire tantôt plus saillante, tantôt plus enfoncée, et pouvant ainsi tromper l'opérateur. La pointe du bistouri, tenu comme une plume à écrire, et le dos tourné vers le nez, est enfin présentée aux parties; elle doit être enfoncée presque perpendiculairement à la surface de la peau, jusqu'à ce que le défaut de résistance indique que l'on est parvenu dans la cavité du sac lacrymal. Le chirurgien relève alors le manche du bistouri, le rapproche du sourcil, en même temps qu'il en fait descendre la pointe dans le canal nasal. Ce mouvement suffit pour agrandir la plaie extérieure. Il est utile de rapprocher, autant que possible, cette incision du rebord de l'os maxillaire, afin d'éviter avec certitude les fibres aponévrotiques qui s'échappent du tendon du muscle orbiculaire, et de prévenir l'éraillement de la paupière inférieure.

La sonde d'argent est conduite alors sur la face antérieure du bistouri, légèrement retiré et appuyé en arrière, jusque dans le canal nasal. Lorsqu'elle y est parvenue, le bistouri, devenu inutile, est enlevé, et à l'aide de pressions modérées et de mouvemens de rotation imprimés à la sonde, on en fait parvenir l'extrémité dans le nez. Quelques gouttes de sang et un chatouillement plus ou moins vif, indiquent qu'elle y a pénétré. Son extrémité supérieure est ensuite introduite dans la canule, que l'on enfonce sur elle jusqu'à ce que cette dernière occupe sa place. Devenue à son tour inutile, la sonde est ensuite retirée; on la remplace par le fil dont on introduit une grande quantité dans le nez, et dont le malade fait sortir l'extrémité en se mouchant ou en éternuant. La canule doit être alors enlevée. Et si le malade a beaucoup souffert, si les parties ont été irritées par des manœuvres multipliées, il faut suspendre l'opération, fixer les deux extrémités du fil aux parties voisines, et panser le malade. On combattra l'inflammation à l'aide de la diète, des boissons délayantes, des applications émollientes et même des saignées locales ou générales lorsque les accidens sont très-violens.

Lorsque l'irritation aura été dissipée, on reprendra l'opération dans l'état où elle a été interrompue. Une mèche, petite d'abord, et enduite de cérat, sera fixée à l'extrémité inférieure du fil, et tirée en haut jusque dans le canal nasal. Un autre fil, attaché à sa partie inférieure, servira à la retirer le lendemain et sera coupé au niveau de l'orifice antérieur des fosses nasales, tandis que l'autre sera fixé sous les cheveux ou au bonnet du malade; une mouche de taffetas gommé suffit pour couvrir la plaie. A mesure que l'irritation se dissipe et que le canal s'élargit, on augmente le volume des mèches et on les couvre de substances plus irritantes, telles que l'oxide rouge de mercure, le sulfate d'alumine calciné, etc., mêlées à du cérat simple.

Ce traitement doit être continué pendant très-long-temps; et ce n'est que quand la mèche la plus grosse entre et sort avec facilité, et qu'on la retire sans qu'elle soit couverte de matière purulente, qu'on peut la supprimer, ôter le fil et laisser cicatriser la plaie extérieure. Des injections continuées par le point lacrymal inférieur, sont souvent nécessaires pour achever et pour affermir la guérison; on devra y recourir toutes les fois que le plus léger embarras indiquera quelque engouement dans le canal nasal.

Tel est le procédé de Desault. Il est presque inutile de dire que lorsque la fistule est établie et que son ouverture est assez considérable, on en profite pour passer le fil et placer les mèches sans qu'il soit nécessaire de pratiquer d'incision. D'autres fois Desault dilatait graduellement ce canal avec des bougies de corde à boyau comme le faisait J.-L. Petit, ce qui est assez analogue à ce que pratique M. Scarpa.

On éprouvait souvent des difficultés assez grandes à extraire par la narine l'extrémité inférieure du fil; Girault obvia en partie à cet inconvénient, en recourbant la canule en avant et en coupant obliquement son extrémité inférieure de manière à ce qu'elle fût dirigée vers l'orifice antérieur des fosses nasales. Bichat se servait d'un fil de plomb très-mince, dont les replis s'accumulaient dans la narine et dont il retirait l'extrémité avec une airigne. On a proposé aussi d'employer le ressort flexible de Jurine qui se recourbait en avant à mesure qu'il sortait de la canule. Mais tous ces procédés sont assez inutiles : la canule elle-même peut être supprimée sans inconvénient. Rien ne s'oppose, en effet, à ce que l'on substitue à la sonde d'argent un stylet flexible, de même métal et percé à son extrémité d'une ouverture qui recevrait le fil. Les plaques de Cabanis de Genève, le ressort de Jurine, et tous les instrumens analogues, quoique très-ingénieux, doivent être rejetés. Il est toujours facile de recevoir l'extrémité inférieure du stylet sur la rainure d'une sonde cannelée ordinaire, introduite dans le nez, sous le cornet inférieur. Le chirurgien combine l'action de ces deux instrumens de telle sorte que le dernier présente à l'autre un plan incliné dirigé en devant et en haut et sur lequel on le fait avancer. L'extrémité du stylet se courbe alors sur la sonde, et le bouton qui la termine vient sortir par la narine, à mesure que la main droite appuie sur l'extrémité opposée. La sonde cannelée doit être alors retirée; le stylet, saisi par son extrémité inférieure, est attiré en bas et on l'extrait par le nez en laissant dans le canal nasal le fil qu'il a entraîné après lui.

Ce procédé est beaucoup plus simple que celui de Desault; il est plus facile et moins embarrassant à exécuter, et il n'exige du chirurgien qu'une médiocre habitude et une certaine finesse de tact, afin de reconnaître les rapports du stylet et de la sonde cannelée, et de placer promptement l'un sur l'autre.

Dans les cas où les points lacrymaux étant oblitérés, l'opération ainsi pratiquée serait inutile, plusieurs chirurgiens, et entre autres Chopart et Desault, ont proposé de mettre en usage le procédé de Pouteau. C'est donc à tort que M. Léveillé a présenté cette idée comme étant de lui, dans ses notes sur la première traduction du livre de M. Scarpa. Pour exécuter l'opération de Pouteau, le malade sera situé et maintenu convenablement. Un aide relevera la paupière supérieure, en même temps qu'il la tirera en dehors, tandis que l'opérateur, renversant l'inférieure, enfoncera la pointe d'un bistouri droit et aigu, dans le sillon que l'on remarque au-devant de la caroncule lacrymale. L'instrument divise alors la conjonctive, quelques vaisseaux artériels et veineux peu considérables, la partie externe du sac lacrymal, et il s'arrête sur le rebord osseux qui borne la partie supérieure du canal nasal. Le chirurgien introduit sur la lame du bistouri une sonde de gomme élastique, ou une tige de plomb maintenue par un fil. Il préviendra l'inflammation par des fomentations émollientes, par la diète, etc. Les pansemens subséquens consistent à augmenter graduellement le volume de la bougie, et à tâcher de provoquer la formation d'une cicatrice solide autour de l'ouverture du sac.

Mais il est rare, quelque procédé que l'on emploie, quelque persévérance que l'on apporte dans l'usage des moyens dilatans, que l'on parvienne à remplir cette indication : la plaie, enfoncée, et pour ainsi dire ensevelie dans les replis de la conjonctive, se réunit presque toujours en peu de temps. Et lors même qu'elle reste béante, les larmes ont encore plus de tendance à se répandre sur la joue qu'à prendre leur cours par la route artificielle qu'on leur a ouverte.

Nous ne possédons pas, relativement à la fistule lacrymale, de tableau comparatif, d'après lequel on puisse apprécier à sa juste valeur chacune des méthodes ou chacun des procédés opératoires qu'on lui a opposés. C'est ici, surtout, que l'on peut remarquer combien a été vicieuse la manière de raisonner de nos prédécesseurs. Chaque écrivain ne nous a transmis que les observations favorables au procédé particulier qu'il avait adopté; les auteurs font à peine mention des non-succès qu'ils ont nécessairement dû observer; et lorsque l'on parcourt leurs ouvrages, on est étonné de voir que toutes les manières d'opérer ont été aussi fréquemment les unes que les autres suivies de la guérison des malades. Le jeune chirurgien est au dépourvu de bases certaines d'après lesquelles il puisse faire un choix, et ses notions n'étant pas fixées, le hasard, plutôt que l'expérience acquise par les opérateurs qui l'ont devancé, décide de sa pratique.

Il serait donc à désirer que l'on établît, d'après des observations recueillies, combien sur un nombre déterminé de malades, on obtient de guérisons suivant chaque méthode et même suivant chaque procédé. Il est incontestable que la manière d'agir qui serait couronnée par le plus grand nombre de succès mériterait la préférence.

Or, nous le répétons, nous manquons d'un pareil travail. Il faut donc recourir au témoignage toujours vague des auteurs qui se sont bornés à indiquer plutôt qu'à faire exactement connaître les résultats de leur pratique. Chacun d'eux, en vantant sa méthode, nous a avertis des défauts que présentaient les procédés de ses rivaux. Si l'on rapproche tous ces témoignages, on verra que toutes les méthodes, que tous les procédés usités jusqu'à présent, soit pour rétablir le cours naturel des larmes, soit pour leur ouvrir une route artificielle, sont le plus souvent inefficaces; c'est-à-dire, que sur un certain nombre de malades il en est plus qui ne guérissent pas ou qui n'obtiennent qu'une guérison peu durable, qu'il n'en est dont la cure soit radicale. M. Demours, dont la candeur et la bonne foi sont au-dessus de toute atteinte, et qui possède peut-être la masse de faits la plus considérable qu'un praticien puisse recueillir sur ce sujet, dit avoir tenté toutes les manières d'opérer, et s'être convaincu, d'après des calculs exacts, que le procédé qu'il a décrit, et qui est le même que celui de M. Scarpa pour le rétablissement du canal nasal, est le plus efficace. Mais il ajoute aussi que l'on guérit autant, et peut-être plus de malades en ne le pratiquant pas qu'en y ayant recours. Il prétend que dix-neuf fois sur vingt, les simples injections d'eau pure faites par le point lacrymal ou par l'ouverture du sac, s'il est ouvert, donnent un résultat plus avantageux que l'opération. Il compte, dit-il, par centaines les cas où les seuls efforts de la nature ont rétabli le cours des larmes chez les scrofuleux, souvent même sans qu'ils soient aidés par les injections (1).

Nous pensons qu'on ne s'éloignerait pas beaucoup de la vérité en établissant que sur vingt malades qui subissent l'opération de la fistule lacrymale suivant les procédés de J.-L. Petit, de Desault ou de M. Scarpa, à peine cinq à six, ou environ un quart, guérit-il radicalement et sans accidens. Et pour obtenir ce résultat, il faut panser le malade pendant cinq à six mois, ou même lui faire conserver pendant un an une tige métallique dans le canal nasal. Chez tous les autres, la maladie n'est que palliée, elle reparaît un, deux, trois ou six mois après une apparente guérison.

Ces conclusions sont plutôt le produit des impressions que nous ont laissées nos recherches, et de ce que

(1) *Traité des maladies des yeux*, tome I, page 159, 167 et suiv.

nous avons observé dans la pratique de nos confrères et dans la nôtre, que des corollaires déduits, par un calcul qui aurait eu pour base un très-grand nombre de faits.

Il nous reste à parler d'une méthode qui nous semble plus efficace que toutes celles dont il vient d'être fait mention.

Foubert avait proposé de placer une canule d'or ou d'argent dans le canal nasal, afin d'en maintenir les parois écartées, et de fournir aux larmes un passage que rien ne pût oblitérer. Mais la canule de Foubert était trop mince et trop courte; elle remontait facilement dans le sac lacrymal pendant que le malade faisait des efforts pour se moucher; elle irritait cette partie, et s'échappait au dehors après avoir rompu la cicatrice du sac. Dans la plupart des cas, devenue libre par l'affaissement des parois du canal nasal, elle tombait dans le nez, et le malade était exposé au renouvellement de la fistule, comme à la suite des autres méthodes.

Wolhouse pratiquait une ouverture à l'os *unguis*, et la maintenait ouverte au moyen d'une canule qui était plus mobile encore, et par conséquent moins utile que celle de Foubert.

Faisons observer ici que, si l'on croyait utile de placer dans la paroi naso-lacrymale une canule propre à la maintenir ouverte, il faudrait donner à cet instrument la forme d'un double bouton dont la partie moyenne, très-étroite et cylindrique, serait embrasée par les parties, et qui serait fixée au moyen des deux plaques étendues en dedans et en dehors sur les membranes du nez et du sac lacrymal (1). Cette canule, semblable à celle dont se sert M. Dupuytren pour empêcher la cicatrisation de la plaie, à la suite de l'opération de la grenouillette, aurait sans doute autant d'efficacité dans ce cas que dans celui pour lequel elle a été inventée.

Le procédé de Foubert était presque complétement oublié, quand Pellier, oculiste assez célèbre de la fin du siècle dernier, le remit en usage. Les instrumens dont il se servait étaient les suivans : 1° une canule d'or, d'argent ou de plomb, longue de dix-sept à vingt millimètres, plus épaisse à sa partie supérieure qu'à la partie inférieure, formant en haut un bourrelet solide, assez large et renversé vers l'instrument. Cette canule présentait au milieu de sa longueur un autre bourrelet, taillé en biseau du côté de sa pointe, et coupé perpendiculairement du côté de sa tête, de manière à permettre son entrée facile dans le canal nasal, et à s'opposer à son ascension; 2° un conducteur, ou tige solide, un peu plus long que la canule, terminé à sa pointe par un trois-quarts aigu, propre à frayer un chemin facile à cette même canule : cette tige, terminée, en haut, par un bourrelet, et courbée ensuite à angle droit, était montée sur un manche taillé à facettes; 3° un autre instrument, appelé *pressoir à anneau*,

(1) Voyez planche 4, fig. 7.

destiné à être appliqué sur la canule et à la maintenir dans le canal nasal, pendant qu'on retirait le conducteur de ce canal. La forme du pressoir est un anneau propre à recevoir le conducteur, monté sur une tige coudée et fixée sur un manche propre à s'adapter avec exactitude au-dessous de ce dernier instrument (1).

Le malade étant placé comme il a été dit, l'incision du sac étant faite, Pellier saisissait les manches réunis du conducteur et du pressoir, et introduisait la pointe du premier dans la plaie et dans le canal nasal. La canule se trouvait portée du même coup dans ce conduit : lorsqu'elle y était enfoncée, le chirurgien retirait le conducteur, en s'opposant, avec le pressoir, à ce que la canule le suivît. Il fallait la porter assez profondément pour que son bourrelet supérieur fût complétement caché au fond du sac, et que la cicatrice pût s'opérer sur elle.

B. Bell prodigua à ce procédé les plus grands éloges; il le regardait comme un des plus efficaces de tous ceux que l'on pouvait employer. Mais ce praticien manquait d'une expérience assez étendue afin de le bien apprécier, et son autorité ne fut pas assez imposante pour le faire adopter. Aussi ce procédé était-il complétement oublié des praticiens, quand M. Dupuytren en imagina un semblable, qu'il adopta presque exclusivement dans sa pratique, et qu'il perfectionna à tel point qu'il est devenu sien.

(1) Voyez la planche 4, fig. 1, 2, 3, 4.

Les instrumens dont cet illustre chirurgien fait usage, sont 1° une canule longue de vingt à vingt-cinq millimètres, conique, plus large en haut qu'en bas, garnie à son extrémité supérieure d'un bourrelet médiocrement épais; elle est courbée suivant sa longueur, afin de s'adapter à la forme du canal nasal, et taillée en biseau à son extrémité inférieure, de manière à ce que son orifice soit dirigé dans le sens de la concavité de l'instrument; 2° un mandrin de fer, composé d'une tige arrondie, assez considérable pour entrer dans la canule et la supporter, mais de telle sorte cependant qu'elle l'abandonne au moindre frottement. La pointe de ce mandrin doit être tellement adaptée à la canule, que celle-ci ne fasse pas de saillie inégale sur lui. Son autre extrémité, garnie d'un bourrelet qui soutient la canule et presse sur elle, est ensuite coudée à angle droit, et terminée par un manche de fer aplati de telle sorte, qu'en le tenant entre les doigts la pointe, et la canule qu'elle supporte, soient tournées en bas, et la concavité de celle-ci dirigée en avant (1).

M. Dupuytren ouvre le sac lacrymal d'un seul coup; la pointe du bistouri étant engagée dans le canal nasal, il soulève légèrement cet instrument, l'appuie en avant sur le rebord antérieur de l'os maxillaire, glisse derrière lui la canule montée sur le mandrin, et l'enfonce dans le conduit des larmes. Elle doit y être placée de manière à en occuper toute l'é-

(1) Voyez planche 4, fig. 5, 6.

tendue, et il faut que son bourrelet supérieur soit complétement caché au fond du sac lacrymal.

L'opérateur retire alors le mandrin. Le malade n'éprouve que très-peu de douleur; quelques gouttes de sang s'écoulent par la narine correspondante. Si l'on ferme le nez et la bouche du sujet, et qu'on lui fasse faire une forte expiration, de l'air, mêlé à du sang, jaillit par la plaie. Ce phénomène annonce que l'instrument est convenablement placé, et qu'une libre communication est établie entre le sac lacrymal et les fosses nasales.

Le procédé de M. Dupuytren est exempt de tous les inconvéniens que l'on a reprochés à l'emploi des canules; il présente des avantages supérieurs aux méthodes de J.-L. Petit, de Desault et de tous les praticiens qui ont imité ces grands hommes.

La canule de M. Dupuytren est assez longue en effet, et assez volumineuse pour occuper le canal nasal tout entier, et pour y être maintenue avec une force telle, que son déplacement soit presque impossible. Les malades ne sont donc point exposés à la voir remonter vers le sac lacrymal, ou descendre dans le nez; déplacemens qui sont fréquemment la cause d'accidens graves, et qui exposent les sujets au renouvellement de la tumeur et de la fistule lacrymale.

Suivant les procédés ordinaires, des pansemens difficiles, souvent douloureux, toujours incommodes, doivent être continués pendant très-long-temps. Trois ou six mois sont les termes avant lesquels on ne peut les abandonner; et il faut encore, le plus ordinairement, prolonger l'usage des injections pendant autant de temps après la cicatrisation de l'ulcère, afin d'assurer la guérison. Suivant le procédé de M. Dupuytren, au contraire, la cicatrisation de la plaie est complète le troisième ou le quatrième jour, quand le sac a été ouvert avec le bistouri, et dans un temps un peu moins court dans le cas où l'ouverture fistuleuse a servi à l'introduction de la canule.

A peine opérés, les malades peuvent retourner à leurs occupations. La plupart d'entre eux ignorent même qu'ils portent un corps étranger dans les voies lacrymales, tant ils en sont peu incommodés. Presque tous témoignent le plus grand étonnement lorsque après une incision qui dure à peine une seconde, et l'introduction de la canule qui est aussi rapidement terminée, on leur annonce qu'ils sont guéris pour toujours et sans qu'il soit besoin d'autre pansement que de renouveler la mouche de taffetas gommé qui couvre leur plaie. Rien n'est plus facile et plus rapidement exécuté qu'une pareille opération. Et si les procédés opératoires sont d'autant meilleurs qu'ils sont plus simples, celui que nous venons de décrire nous semble le plus parfait que l'on puisse imaginer.

L'expérience démontre enfin, positivement, la réalité des avantages que le raisonnement fait reconnaître dans le procédé de M. Dupuytren. En effet, un très-grand nombre de sujets de tout âge et de tout sexe ont été opérés de cette manière par cet habile chirurgien, depuis plus de quinze ans, et le plus constant succès a couronné sa pratique. Les calculs qu'il a pu faire, relativement au nombre des sujets guéris sur ceux qui n'ont pas été aussi heureux, sont que sur vingt malades, seize au moins guérissent complétement et radicalement sans que la canule se déplace. Chez deux des autres environ, l'instrument tombe dans les fosses nasales ou remonte dans le sac lacrymal, de manière à ce qu'on soit obligé de l'extraire. Et comme cet accident peut ne se manifester qu'après un temps très-long, la guérison ne continue pas moins, dans plusieurs cas, d'être assurée, et le canal nasal reprend ses fonctions. Enfin, les deux autres malades éprouvent de l'irritation, de la douleur, des accidens inflammatoires qui exigent que l'on fasse l'extraction de la canule. Cette extraction rétablit le calme, et le malade peut être soumis, quelque temps après, à une opération ultérieure. Il en est de même du cas où la canule s'est déplacée trop tôt, et où il faut en introduire une nouvelle qui s'adapte mieux aux parties.

Ces résultats, loin de paraître exagérés, seront jugés, au contraire, moins favorables encore que ne l'indiquent les faits, si l'on considère qu'un très-grand nombre de malades opérés suivant ce procédé sortent quelques jours après des hôpitaux, et ne se représentent plus au chirurgien qui les a guéris. Ces malades ne sont plus même reçus à l'Hôtel-Dieu de Paris : ils s'y présentent le matin, se font opérer, retournent à leurs occupations et ne reparaissent plus. Quelle méthode, quel procédé pourrait être suivi de plus de succès?

Les premières canules que fit construire M. Dupuytren, et dont l'exécution était dirigée par M. le docteur Sanson, étaient coupées obliquement à leur partie supérieure de telle sorte qu'étant tenue, la concavité de leur courbure dirigée vers le chirurgien, la partie de leur rebord qui devait correspondre à l'os *unguis* s'élevait, ne présentait pas de bourrelet, et s'appuyait sur la partie interne du sac lacrymal qu'elle embrassait exactement. Cette disposition a été abandonnée sans que nous en puissions pénétrer la cause. Il est vrai qu'il fallait alors une canule différente pour chaque côté; mais ce léger inconvénient était bien compensé, suivant nous, par la solidité plus grande avec laquelle la canule était fixée, et par l'exactitude avec laquelle elle s'adaptait à la figure des parties.

CHAPITRE II.

De l'orgelet.

L'ORGELET n'est, à proprement parler, qu'un petit furoncle, qui s'élève sur le bord des paupières et très-souvent vers le grand angle de l'œil.

Cette petite tumeur est, comme le furoncle, d'un rouge obscur, très-enflammée et beaucoup plus douloureuse qu'elle ne paraît devoir l'être, eu égard à son étendue. Cette circonstance dépend, en partie, de l'intensité de l'inflammation dont elle est le produit, et en partie de la sensibilité exquise et de la tension de la peau qui revêt le bord des paupières. C'est pourquoi l'orgelet excite très-souvent la fièvre et l'insomnie chez les personnes délicates et sensibles. Cette tumeur suppure avec peine et d'une manière imparfaite, et lorsqu'elle a suppuré, elle s'ouvre difficilement.

Ce mode particulier d'inflammation que l'on pourrait désigner sous le nom de *furonculaire*, diffère sous divers rapports de l'inflammation phlegmoneuse ordinaire; car la première commence par la peau, pénètre graduellement dans le tissu cellulaire placé au-dessous d'elle, et frappe pour ainsi dire de mort des parties plus ou moins étendues de ce tissu. Au contraire, l'inflammation phlegmoneuse commence par le tissu cellulaire, dont elle n'attaque point la vitalité, et se propage extérieurement à la peau. L'inflammation furonculaire s'arrête après avoir envahi peu de parties et forme une tumeur petite, circonscrite, dure, très-douloureuse, et qui bien que plus élevée que la peau, ne contient pas de lymphe coagulable extravasée, attendu qu'elle est toute remplie de cellulosités désorganisées et prêtes à se gangrener. Tandis qu'au contraire, l'inflammation phlegmoneuse est disposée à se propager à l'extérieur, par le tissu cellulaire, entre les mailles duquel s'épanche régulièrement une quantité considérable de lymphe concrescible qui détermine son engorgement. C'est par la raison que le furoncle est rempli de cellulosités désorganisées et prêtes à se gangrener, que la suppuration ne s'y établit point, ou ne s'y opère qu'incomplétement et jamais dans le centre de cette petite tumeur, mais seulement sur ses bords et avec les parties saines. Au lieu que dans le phlegmon, il se forme une suppuration vraie et complète, précisément dans le centre du tissu cellulaire enflammé, qui, dès qu'il est débarrassé du pus, revient spontanément sur lui-même, et reprend son action et son habitude naturelle. Dans le second période du furoncle, au contraire, la peau qui le recouvre s'altère, s'ouvre en plusieurs endroits, et laisse couler une goutte de sérosité; et enfin, il en sort une espèce de corps étranger, qui n'est autre que cette portion de tissu cellulaire désorganisé, formant auparavant le corps et la base de la petite tumeur. Après quoi, le vide qui reste, ne tarde pas à se remplir et à se cicatriser. Tous ces phénomènes propres et particuliers à l'inflammation furonculaire, sont communs à l'orgelet, dont, par conséquent la nature ne diffère pas de celle du furoncle.

Ainsi, le traitement de l'orgelet, lorsque la petite tumeur occupe le tissu cellulaire subjacent, forme, de même que le traitement du furoncle une exception à la règle générale, qui prescrit l'emploi des résolutifs, comme le moyen le plus rationnel pour combattre les tumeurs inflammatoires. Effectivement, toutes les fois que l'inflammation furonculaire est assez profonde pour causer la désorganisation d'une petite partie du tissu cellulaire, la résolution de la petite tumeur ne saurait en aucune façon s'effectuer; ou bien si elle avait lieu, ce ne serait tout au plus qu'imparfaitement, et en ce cas, il y aurait de l'inconvénient; car il resterait toujours une partie plus ou moins grande de tissu cellulaire qui aurait perdu sa vitalité; laquelle partie, tôt ou tard, donnerait lieu à un nouvel orgelet qui se reproduirait au même endroit où avait existé le premier, et il dégénèrerait bientôt en un corps dur et indolent, qui déformerait le bord de la paupière.

Lorsque l'orgelet ne fait que commencer, sa résolution peut s'obtenir, avec cette condition que la peau seule est enflammée, et que le tissu cellulaire dont il vient d'être fait mention, n'a point encore été attaqué, comme cela se voit à la première apparition de cette maladie. Dans ce cas, il faut employer les répercussifs, surtout le froid porté à diverses reprises sur l'endroit du bord de la paupière où la rougeur commence à se manifester; on se sert à cet effet, d'un morceau de métal d'une forme convenable, comme l'extrémité d'une clef, une pièce d'argent ou autre chose semblable, et particulièrement de la glace. Mais si l'orgelet est déjà parvenu au tissu cellulaire subjacent, et en a désorganisé une petite portion, les topiques répercussifs deviennent inutiles et même dangereux. Le malade doit avoir incessamment recours aux remèdes locaux, émolliens et anodins.

Dans le second stade de la maladie, on doit couvrir la paupière et l'orgelet d'un cataplasme tiède, fait avec de la mie de pain bouillie dans du lait nouvellement trait, auquel on ajoute un peu de safran ou bien des pulpes de pommes cuites : il faut renouveler ce cataplasme, toutes les deux heures, et même plus souvent lorsque la saison est froide.

Dès qu'on remarquera un point blanc sur la partie la plus élevée de l'orgelet, le chirurgien ne se hâtera point de percer la tumeur, dans l'objet de donner issue à cette petite quantité de pus séreux qui se trouve entre la peau et la portion de tissu cellulaire subjacente, désorganisée. Il faut qu'il attende que la peau s'amincisse autour de ce point blanchâtre; qu'elle se gerce et s'ouvre assez pour permettre une sortie facile, non-seulement à cette petite partie de pus séreux, mais encore à toute la portion du tissu cellulaire gangrené qui forme la principale partie de la petite tumeur. Si cette partie tarde trop à se présenter au dehors par l'ouverture dont il vient d'être parlé, le chirurgien comprimera doucement la paupière dans le voisinage de la base de la petite tumeur, puis il exprimera celle-ci fortement, et tous les symptômes de la maladie disparaîtront. Le vide qui résultera de la sortie du tissu cellulaire putréfié, et qui formait le centre de la petite tumeur, sera tout-à-fait rempli et cicatrisé après vingt-quatre heures.

Quelquefois, mais rarement, il arrive que le procédé que la nature emploie pour séparer la petite portion du tissu cellulaire corrodée des parties saines, n'opère qu'imparfaitement; c'est-à-dire, qu'il reste encore au fond de la petite fossette une partie cellulaire de couleur jaune et désorganisée, qui semble y avoir pris racine, et qui empêche la guérison complète du petit tubercule (1). Dans cette circonstance où l'application ultérieure du cataplasme émollient est nulle ou de peu d'efficacité, le chirurgien portera le bout d'un pinceau, imbibé d'acide sulfurique, dans la cavité, et touchera la base du tubercule une ou plusieurs fois, jusqu'à ce que ce qui reste de tissu cellulaire privé de vie se sépare tout-à-fait et soit expulsé. Après la guérison de l'orgelet, si la paupière où il a pris naissance conservait encore du gonfle-

(1) L'orgelet.

ment, on remédiera bientôt à cet inconvénient au moyen de l'application de l'eau végéto-minérale, animée avec un peu d'esprit de vin.

Il y a des personnes qui sont souvent incommodées de cette maladie; c'est ordinairement celles qui font un fréquent usage de mets âcres et irritans, et qui abusent des liqueurs spiritueuses. Il est donc utile que celles-là s'assujettissent à un régime plus convenable; elles prendront, de temps en temps, une décoction d'une livre de chiendent, ou du petit-lait dépuré, contenant en dissolution un grain de tartre émétique, et cela principalement lorsqu'elles éprouveront des signes de crudité dans l'estomac. A titre de préservatif, elles s'injecteront dans les yeux, une fois par jour, un peu de collyre vitriolique, et s'en laveront les paupières.

ADDITION

DES TRADUCTEURS.

L'ORGELET n'est autre chose qu'un furoncle très-peu étendu et développé sur le bord libre des paupières. L'inflammation ne débute pas alors par la peau; elle prend d'abord naissance, comme dans tous les furoncles, par une portion de ce tissu cellulaire renfermé dans les cloisons fibro-celluleuses qui unissent la face postérieure du derme aux parties sous-jacentes. Ce tissu, tuméfié par l'irritation, fait effort pour se développer, et ne le pouvant pas, à raison de la résistance que lui opposent les parois de la cellule qui le contient, il est frappé de gangrène, et doit être expulsé. Lorsque l'inflammation paraît à l'extérieur, la mort, par étranglement de la portion celluleuse, est déjà opérée. Cette inflammation éliminatoire doit parcourir toutes ses périodes, afin d'ouvrir une voie au bourbillon par lequel elle est provoquée et entretenue. C'est pour cette raison qu'aucun médicament ne la peut faire avorter, et que si elle semble quelquefois céder, ce n'est que pour un temps très-court, après lequel elle reprend sa marche.

Telle est la théorie que nous pensons devoir proposer auprès de celle de M. Scarpa. Il en résulte que quand la tumeur qui constitue l'orgelet est très-volumineuse, qu'elle excite de la douleur et de la fièvre, il faut sans hésiter y pratiquer une petite incision qui en divise presque toute l'épaisseur. Ce débridement a pour effet immédiat de faire cesser la tension et l'irritation des parties qui avoisinent le bourbillon. En pressant légèrement sur la tumeur, on en fait sortir le tissu cellulaire gangrené, et la cicatrisation de la petite plaie est opérée en vingt-quatre ou quarante-huit heures.

Dans les cas ordinaires, on peut adopter sans inconvénient le traitement recommandé par M. Scarpa, ainsi que par tous ses prédécesseurs. Le traitement intérieur de l'orgelet mérite une attention spéciale. Cette tumeur est presque constamment liée, comme tous les furoncles, à l'irritation des premières voies; mais cette irritation n'exige pas toujours l'emploi des vomitifs ou des purgatifs, ainsi qu'on l'établit généralement; elle cède bien plus facilement et plus complétement à quelques jours de diète, à des boissons acidulées, à des bains. Et si le malade a la langue rouge à ses bords et à sa pointe; si la peau est chaude, surtout à la région épigastrique, vingt sangsues appliquées à cette région, sont très-propres à remplir l'indication curative de l'orgelet. L'émétique et les purgatifs ne devront être employés que dans les cas où il n'existe absolument aucun signe d'irritation gastrique, ce qui est très-rare. Le praticien pourra toutefois y recourir lorsque les moyens indiqués précédemment auront fait disparaître la phlogose intérieure, ou bien s'il reste dans le canal intestinal un embarras muqueux qu'il croie convenable de dissiper à l'aide des médicamens évacuans. Mais l'emploi des boissons délayantes, la diète et les saignées capillaires, dispensent presque toujours de faire usage d'autres remèdes.

CHAPITRE III.

Des tumeurs cystiques des paupières.

Il se forme très-fréquemment des tumeurs cystiques aux paupières. On prétend qu'elles se développent plus fréquemment à ces organes qu'aux autres parties du corps, par la raison que les paupières se trouvent plus abondamment pourvues de glandules sébacées, telles que celles de Méibomius. Leur augmentation contre nature fait présumer que c'est à elles qu'il faut rapporter l'origine de ces petites tumeurs folliculaires.

J'abandonne volontiers cette discussion comme n'étant d'aucun avantage pour la science, et je me borne à faire observer que les glandes de Méibomius occupent le bord des paupières, tandis que les petites tumeurs cystiques ne paraissent pas davantage en cet endroit que sur les points des paupières où ces glandes n'existent point; et qu'il est bien reconnu que les tumeurs cystiques tirent leur origine autant de ces glandules que des vésicules du tissu cellulaire.

Les tumeurs cystiques des paupières ne sont originairement pas plus volumineuses qu'un grain de millet ou de lentille; mais en peu de temps elles égalent la grosseur d'une fève et quelquefois d'une noix. Elles n'excitent ordinairement point de douleur; cependant, parvenues à un volume considérable, elles incommodent en empêchant le libre mouvement des paupières qu'elles tiennent abaissées, ou bien en comprimant le globe de l'œil.

Mes nombreuses observations sur le siége de ces tumeurs, m'ont fourni la preuve que le plus souvent elles sont moins recouvertes par la membrane interne que par les tégumeps et par les fibres musculaires des paupières. En sorte que du côté interne de ces organes elles se trouvent pour la plupart placées si superficiellement, qu'en les renversant, les tumeurs se voient, pour ainsi dire, à nu, et qu'on aperçoit la transparence de leur follicule jaunâtre, à travers la faible membrane qui les recouvre.

J'ai fait d'inutiles tentatives afin d'obtenir la résolution des tumeurs cystiques à leur première apparition. J'ai vainement essayé le remède si fort recommandé par Morgagni (1), et qui consiste dans l'eau régale; j'ai employé aussi l'infusion de fleurs de sureau, avec une légère dose d'esprit de sel ammoniac, de telle sorte que cette liqueur n'excite point d'ardeur ou de gêne à la peau de la paupière. Je n'ai pas obtenu plus de succès des topiques gommeux résolutifs, des frictions mercurielles locales. Tout a été insuffisant, et je suis convaincu que le seul moyen vraiment curatif dans

(1) *Epist. anat.* 13, 2.

cette maladie, surtout lorsqu'elle subsiste depuis plusieurs années, est l'extirpation de la tumeur.

Et comme ces tubercules folliculaires sont le plus souvent superficiels à la face interne des paupières, plutôt qu'à leur côté externe, qu'en outre ils adhèrent étroitement à la membrane interne de cet organe; il résulte de cette situation et de ces circonstances, que si l'on voulait inciser la peau pour en faire l'extraction, on courrait le risque de diviser la paupière de part en part. Ainsi autorisé par l'observation et par l'expérience, je suis d'avis que, dans le plus grand nombre des cas, la meilleure méthode de guérir cette petite tumeur, consiste à l'extraire, au moyen de l'incision, de la face interne de la paupière, malgré tout ce qui a été dit, même récemment, contre cette méthode, par des hommes qui jouissent d'une réputation grande et justement acquise en chirurgie. En effet, en extrayant le petit corps folliculaire par le côté interne des paupières, l'incision, qui au besoin se referme si promptement, est tout-à-fait superficielle; le follicule se sépare facilement des parties qui l'avoisinent; le traitement consécutif produit une guérison rapide; et il ne reste sur les tégumens des paupières nul vestige, ni de la maladie ni de l'opération.

Cette méthode curative n'admet qu'une seule exception remarquable : elle a lieu lorsque la petite tumeur cystique se trouve placée sur l'une ou l'autre paupière, dans une position telle, que celles-ci ne puissent être renversées de manière à mettre à découvert la base de la tumeur, et à favoriser son excision dans toute son étendue. C'est ce qui arrive lorsque la petite tumeur est située immédiatement à la commissure externe des paupières, ou que placée à la commissure interne de ces mêmes parties, elle s'étend sous le bord de l'orbite, ainsi qu'il m'est arrivé plus d'une fois de le remarquer.

Je rapporterai, à ce propos, l'histoire d'une tumeur cystique située profondément dans l'orbite, et qui fut traitée par les chirurgiens Bromfield et Ingram. Après avoir occasioné pendant plusieurs années des douleurs au fond de l'orbite, causé la diminution de la vue, et enfin déterminé une cécité parfaite, cette tumeur parvint à renverser la paupière inférieure et à pousser le globe de l'œil hors de la cavité orbitaire. Les chirurgiens qu'on vient de citer, en portant le doigt autour de ce globe, reconnurent à sa partie inférieure et en dehors, une tumeur qu'ils jugèrent être le produit d'un liquide contenu dans un kiste : ils se décidèrent à l'ouvrir. A cet effet, Bromfield prescrivit d'élever la paupière inférieure autant qu'il serait possible, et qu'on la tînt bien fermée en cette position. Alors il pénétra, avec un petit bistouri, à travers les tégumens situés au bord inférieur de l'orbite jusqu'à la conjonctive, agrandissant l'incision, afin de pouvoir introduire le doigt au delà du globe de l'œil, et jusqu'au kiste. Son doigt guidant l'instrument, le chirurgien ouvrit cette poche, d'où il sortit une liqueur limpide, dont la quantité pouvait remplir un petit verre à vin. Après s'être arrêté pendant un moment, Bromfield retira, à l'aide de deux petits crochets (airignes), le kiste qu'il excisa; puis la plaie fut remplie de charpie molle. Dans le cours des premières vingt-quatre heures, un gonflement énorme se manifesta à la tête et au cou. L'usage des antiphlogistiques à l'intérieur, et des émolliens extérieurement sur le mal local, dissipa cet accident. La paupière inférieure reprit par degrés successifs sa position naturelle, et le globe de l'œil rentra dans son orbite. Bromfield ajoute que cinq mois après, ayant eu l'occasion de revoir le sujet dont il est question ici, il s'assura qu'il distinguait de l'œil qui avait été si grièvement affecté, la lumière des ténèbres. (*Medical. observ. and inquiries*, v. 4, page 75.)

On trouve une observation analogue à la précédente, dans le *Traité des maladies des yeux* de Saint-Yves, chap. XXI, ayant pour titre : *Opération d'une tumeur particulière dans la cavité de l'œil.*

Mais ces tumeurs cystiques, dont je parlerai plus au long ailleurs, doivent plutôt être considérées comme attaquant le voisinage des paupières que les paupières elles-mêmes. Et quand même on voudrait les classer parmi les secondes, ces cas particuliers ne diminuent point la juste application et l'utilité de la méthode curative que je viens d'établir.

Supposons donc que la tumeur cystique occupe la paupière supérieure; après avoir fait asseoir le malade dont la tête sera bien appuyée, un aide, placé derrière lui ou latéralement, lui renverse la paupière supérieure de manière à ce qu'il pose *l'index* d'une main sur la petite tumeur, afin de la tenir solidement, et aussi pour que la base ou la racine du follicule forme le plus de saillie possible au côté interne de la paupière. Ensuite, avec la main droite armée d'une lancette ou du petit bistouri à tranchant convexe, il incisera légèrement, sur la petite tumeur, la membrane interne de la paupière, dans la direction d'un angle à l'autre de l'œil. Alors avec la pointe de son instrument insinué obliquement entre le follicule et la membrane interne de la paupière, il détachera la petite tumeur de toutes ses adhérences. Cela fait, le bout du doigt indicateur de la main gauche, déjà placé dès le commencement derrière la petite tumeur, sera employé à presser sur ce tubercule, afin que l'humeur cystique sorte complétement par l'incision faite à la membrane interne de la paupière qui la recouvrait, et qui s'élevait en grande partie au-dessus d'elle. Alors, substituant au bistouri les ciseaux à cuiller (1), le chirurgien comprendra toute la base du follicule, et d'un seul coup, le détachera tout-à-fait du reste de ses attaches; il remettra aussitôt la paupière à sa place.

En employant cette méthode d'extirper les tumeurs cystiques des paupières, il n'est pas nécessaire d'ap-

(1) Ces ciseaux sont les ciseaux courbes dans le sens des faces de leurs lames. (*Note des traducteurs.*)

porter du scrupule dans la séparation des parties déliées du kiste, lorsque celui-ci s'ouvre ou se rompt pendant l'opération. Car lorsque le follicule est enlevé dans sa presque totalité, et que la paupière, surtout lorsqu'il s'agit de l'inférieure, est remise en sa position naturelle, les larmes remplissent le vide laissé par la tumeur, et empêchent que les lèvres de l'incision ne se rapprochent. Au moyen de la suppuration qui s'établit, et sans avoir besoin de recourir à d'autres moyens, les petites parcelles du follicule qui ont pu rester en arrière et qui sont encore inhérentes au fond de l'ulcère, sont successivement expulsées avec la matière de la suppuration. (1) De toute manière, si le mode d'opérer de la nature paraissait trop lent, ou que les tégumens tardassent à se désenfler et à se resserrer, à cause de la trop grande dilatation soufferte pendant la maladie, on accélère la guérison, en renversant la paupière, afin de toucher avec la pierre infernale le fond de la cavité laissée par le follicule, ayant soin de laver de suite l'œil avec du lait fraîchement trait. Le plus souvent cependant, il n'est pas nécessaire d'avoir recours à ces

(1) On veut parler ici des petites et presque imperceptibles parties du kyste; car la capsule étant détachée de ses adhérences, et le chirurgien, avec l'extrémité de ses doigts, la pressant postérieurement de manière à la faire saillir sur la surface interne de la paupière, excise si complétement la base du kyste, qu'il n'en peut rester aucune partie considérable.

expédient; car, pour l'ordinaire, le quatrième jour après l'opération, tout vestige de la tumeur a disparu, et en renversant la paupière opérée, on trouve la place de l'incision couverte d'une suppuration muqueuse, très-près du fond de la petite cavité, à la surface interne de la paupière; le tout se trouve au bout de huit jours parfaitement cicatrisé.

Je trouve étrange que quelques-uns des écrivains les plus renommés pour la chirurgie moderne, se montrent si contraires à cette méthode d'extirper les tumeurs cystiques des paupières, lorsqu'ils enseignent tous que de semblables tumeurs folliculaires, quand elles s'élèvent sur la joue doivent être extirpées et enlevées par la partie interne de la bouche, tant pour éviter la blessure à l'extérieur du conduit de Sténon, que parce que d'après leurs observations, l'on guérit plus promptement ces petites tumeurs quand elles ont été ouvertes dans la bouche, que lorsqu'elles ont été excisées en dehors. Le même avantage d'une guérison prompte, résulte de l'extirpation des tumeurs cystiques de la paupière en incisant la surface interne de cet organe. C'est ce qui autorise péremptoirement cette pratique, dont l'exécution est d'ailleurs très-facile.

J'ajouterai, en finissant ce chapitre, quelque chose au sujet d'une espèce particulière de tumeur cystique des paupières, qui sous certains rapports diffère d'une manière notable de celle dont j'ai parlé jusqu'ici et qui se rencontre parfois dans la pratique. C'est un tubercule dur, qui pour l'ordinaire, ne cause point de souffrance. Il est à peu près de la grosseur d'un grain de millet; il s'élève précisément sur le point du bord des paupières situé entre les cils; et il est d'une couleur blanchâtre, semblable à celle du blanc d'œuf cuit. Ce petit tubercule, quand il est ancien, contient une substance analogue à l'albumine concrète, et qui n'est couverte que d'une pellicule transparente très-mince et unie étroitement à la matière dense contenue dans le tubercule. Marc-Aurèle Severin (1) est celui qui a le mieux décrit cette maladie. Il dit: *Tuberculi cujusdam exigui in clivo palpebræ ciliari nascentis, et se cum pilis oblique proferentis; quod magnitudine, duritieque milii sementulam refert, si tantummodo flavum hujus colorem in exquisitum alborem intelligas mutatum. Corticulam duriorem, ac ferme corneolam huic tuberculo adverti, usque adeo ut medicamentis acerrimis, id est liquidis causticis, tantatum, nullam vel tactus, vel coloris mutationem senserit. Continet molleculam chartæ bombicinæ madidæ similem portionculam.*

En considérant le siége de cette espèce de tumeur qui se trouve placé précisément sur le bord de la paupière; ayant aussi égard à la grande finesse de la peau qui la recouvre, à la petitesse du tubercule

(1) *De novis observ. absec.* § *De mililiosso exterioris palpebræ tuberculo.*

et à la consistance de la matière qu'il contient, il convient de l'enlever du côté externe de la paupière, ce qui est facile en le saisissant adroitement par sa base avec les ciseaux à cuiller; ou bien en pénétrant jusqu'à sa racine avec la pointe d'une lancette, de telle sorte que la totalité du tubercule vienne au dehors en rasant la marge de la paupière. Le sang étant essuyé, on couvre la plaie faite par l'incision avec un peu de taffetas d'Angleterre. Le lendemain on touche la petite plaie avec la pierre infernale; et l'on abandonne le soin de la guérison à la nature. A la chute de l'escarre, la cicatrice est formée.

PREMIÈRE OBSERVATION.

Une petite fille noble, de Pavie, âgée de cinq ans, portait depuis un an et demi, sur la paupière supérieure droite, une tumeur cystique de la grosseur d'un petit pois. Afin d'en faire l'extraction, je plaçai la petite malade sur une table de hauteur convenable et je la couchai sur le dos. Sa tête était appuyée sur un oreiller; ses bras et ses jambes étant fermement maintenues par deux personnes.

J'ordonnai à un aide, placé derrière la tête de l'enfant, de lui renverser la paupière supérieure droite, et de porter le bout du doigt indicateur de sa main gauche contre les tégumens qui recouvraient la petite tumeur; en même temps un doigt de sa main droite enveloppé d'un linge très-fin fut porté sur le bord renversé de cette même paupière.

Je me plaçai latéralement, et ma main étant suspendue, j'incisai longitudinalement la membrane interne de la paupière, qui couvrait la base de la petite tumeur qu'on distinguait à sa couleur jaunâtre. Il sortit aussitôt, par cette ouverture, qui avait un peu plus de deux lignes, presque tout le petit follicule, je le saisis avec des pinces; l'ayant soulevé, je le détachai exactement en tous sens. La paupière supérieure fut remise en sa position naturelle: j'y appliquai une compresse humectée d'eau végéto-minérale; elle fut assujettie par une bande.

L'enfant qui, pendant l'opération, était entré dans une sorte de fureur, s'apaisa et s'endormit presque aussitôt après. Durant les trois jours suivans, la paupière supérieure se gonfla et s'enflamma un peu. J'y fis appliquer un sachet d'herbes émollientes bouillies dans du lait. La petite malade resta levée comme à l'ordinaire; elle fut de bonne humeur. Le septième jour la paupière affectée n'était plus enflée; et en la renversant doucement, je trouvai la petite plaie tout-à-fait fermée et cicatrisée. On ne voyait plus à l'extérieur aucun signe de maladie.

SECONDE OBSERVATION.

M. Louis Gozzani, de Novare, étudiant en médecine dans cette université, désirant être délivré de l'incommodité et de la difformité occasionée par une tumeur cystique presque de la grosseur d'une fève, et qui occupait sa paupière supérieure gauche, se soumit à l'opération, en présence de plusieurs de ses compagnons d'étude.

Après l'avoir fait asseoir, je renversai la paupière supérieure sur l'extrémité du doigt indicateur de ma main gauche et je la retins en cette position, avec le pouce de la même main, appliqué sur le bord de cette paupière; j'armai alors ma main droite d'une lancette, je fis avec cet instrument une incision sur la membrane interne de la paupière, dans toute l'étendue qui couvrait la tumeur folliculaire, jaunâtre, de sa base à son sommet. Je portai ensuite la pointe de la lancette entre le follicule et la membrane interne de la paupière, et je détachai entièrement la petite tumeur. Enfin, avec le bout du doigt indicateur de la main gauche, je pressai fortement le tubercule, et le fis sortir presque en entier, par l'incision pratiquée à la conjonctive, puis comprenant la base de la tumeur, entre les lames de ciseaux à cuiller, je la détachai d'un seul coup, et je remis la paupière à sa place naturelle.

Le malade dit que la douleur résultante de l'incision avait été de courte durée, et qu'elle n'était pas plus vive que celle que produit le coup de lancette pendant la saignée.

Durant les deux jours suivans, la paupière opérée se gonfla et s'enflamma légèrement; j'y appliquai un sachet d'herbes émollientes. Le sujet fut tout-à-fait guéri le cinquième jour; et sans qu'on pût distinguer laquelle des deux paupières supérieures avait été occupée par la tumeur cystique. Le septième jour après l'opération, il retourna à l'école comme auparavant.

TROISIÈME OBSERVATION.

Une pauvre femme, âgée de quarante ans, se présenta à l'école pratique, pour me consulter sur une tumeur cystique grosse comme le bout du doigt, qu'elle portait depuis plusieurs années sur la paupière supérieure de l'œil gauche, vers l'angle externe, et qui, depuis quelques semaines, lui faisait éprouver une sensation de pesanteur et s'opposait à ce qu'elle ouvrît l'œil complétement. Je proposai à cette femme de lui faire l'opération, à quoi elle se décida, refusant toutefois de rester à l'hôpital, après, pour y être traitée, ayant des motifs particuliers de se soigner chez elle. Elle promettait d'ailleurs d'exécuter ponctuellement ce qui lui serait prescrit.

Je fis asseoir la malade, et après avoir renversé la paupière avec le pouce et le doigt indicateur de ma main gauche, j'appliquai fortement le bout de ce doigt sur la tumeur, afin qu'elle ressortît le plus possible vers la conjonctive. Alors, ayant armé ma main droite d'un bistouri à tranchant convexe, je coupai légèrement cette membrane sur la base de la tumeur; le follicule en sortit aussitôt; j'eus soin de le détacher des parties voisines en portant circulairement la pointe du bistouri, que j'insinuai obliquement entre le même follicule et la membrane intérieure de la paupière. Ensuite, avec les ciseaux à cuiller, j'embrassai la tumeur le plus près que je pus de la substance de la paupière, et je l'enlevai d'un seul coup. Cela fait, je remis cet organe à sa place, et après l'avoir recouvert d'un plumasseau de charpie sèche, assujetti par une bande, la malade s'en retourna chez elle.

J'attendis vainement pendant une semaine, espérant que cette femme me ferait donner de ses nouvelles; je me déterminai à la faire appeler, elle se présenta à moi parfaitement guérie. Je lui demandai quelles incommodités elle avait éprouvées après l'opération; sa réponse fut qu'elle n'en avait eues aucune, à l'exception d'une petite intumescence, et d'une légère inflammation dans la paupière pendant les trois premiers jours qui suivirent l'opération; sans qu'elle eût pour cela été empêchée de vaquer à ses affaires domestiques.

QUATRIÈME OBSERVATION.

Au moment où j'incisais la membrane interne de la paupière inférieure d'un garçon de dix ans, afin d'extirper une tumeur cystique un peu plus volumineuse qu'un petit pois, j'ouvris du même coup le follicule, et tout ce qu'il contenait sortit à la fois; c'est-à-dire une petite quantité d'une substance laiteuse concrète. Je saisis çà et là ses débris avec des pinces; j'avais d'abord détruit le mieux que j'avais pu les adhérences qui l'attachaient aux parties voisines; mais ses membranes se déchirèrent, et je ne pus les détacher avec exactitude ni les enlever avec les ciseaux à cuiller près de la substance de la paupière, afin qu'il ne restât aucune des petites particules de ce follicule adhérentes au fond et aux côtés de la cavité qu'il occupait. Cependant après avoir excisé avec les ciseaux, une petite portion des bords de l'ouverture que j'avais faite à la membrane interne, je remis la paupière à sa place.

Dans les deux premiers jours, la paupière se tuméfia et s'enflamma un peu, comme cela arrive ordinairement. Vers la fin du quatrième, après avoir doucement renversé l'organe, je trouvai que le fond de la plaie était enduit d'une substance purulente glutineuse. Au septième, la petite cavité était toute superficielle, froncée, et prête à se cicatriser. Le neuvième, le malade se trouva parfaitement guéri, sans qu'il lui soit resté extérieurement la moindre difformité à la paupière : je pourrais rapporter un très-grand nombre de cas semblables à celui-ci.

CINQUIÈME OBSERVATION.

Un garçon cordonnier était depuis plusieurs années affecté d'une tumeur cystique située presque au milieu de la paupière inférieure de l'œil gauche, et dont le volume augmenta par degrés, jusqu'au point d'égaler une noix muscade. Cette paupière commençait à se renverser et à déterminer le larmoiement.

J'extirpai la tumeur à travers une incision de la conjonctive, en procédant comme je l'ai précédemment exposé; mais comme le kiste était rempli d'une substance laiteuse, moitié concrète et moitié fluide, l'ayant piqué au moment où j'allais l'exciser, toute la matière qu'il contenait s'épancha immédiatement, et je ne pus le détacher des parties voisines avec exactitude. Cependant j'emportai tout ce que je pus saisir, et je remis la paupière à sa place, attendant que la nature fît le reste du traitement au moyen de la suppuration. En effet, dans les deux jours suivans, la paupière se gonfla et s'enflamma, et j'y appliquai un cataplasme fait avec du pain et du lait. Le cinquième jour il se manifesta une suppuration muqueuse; ensuite le fond de la cavité commença à devenir rouge, à se resserrer et à se rapprocher de la surface interne de la conjonctive. Quelques jours après, l'ulcère devint stationnaire, et il restait encore un peu d'élévation à la paupière inférieure, à l'endroit qu'occupait la tumeur. Je renversai la paupière, et je touchai la partie ulcérée avec le nitrate d'argent, qui ne produisit qu'une ardeur passagère dans l'œil du malade, car j'eus la précaution de verser entre l'œil et les paupières, quelques gouttes de lait, et de continuer cette ablution pendant une demi-heure. Le jour suivant l'organe se tuméfia de nouveau, s'enflamma, et la suppuration muqueuse s'établit en plus grande quantité qu'auparavant. Pendant les huit jours suivans, le vide qu'avait laissé la tumeur cystique se resserra ; il finit par disparaître tout-à-fait, tant extérieurement qu'à l'intérieur, et le malade sortit de l'hôpital, parfaitement guéri, sans conserver la moindre trace de la maladie qui le défigurait auparavant.

CHAPITRE IV.

Du renversement des cils vers la conjonctive.

CETTE maladie, qu'on appelle *trichiasis*, se présente sous deux formes distinctes. L'une offre le renversement en arrière des cils, sans que le cartilage tarse ait nullement quitté sa position, et ait dévié de sa direction naturelle. L'autre consiste dans une inclinaison vicieuse du tarse, et par conséquent des cils contre le globe de l'œil.

La maladie qui appartient à la première espèce, est très-rare; il ne m'est arrivé de l'opérer qu'une seule fois; et même dans l'exemple que j'ai remarqué, il n'y avait que quelques cils qui eussent changé de direction. Celle qui appartient à la seconde espèce, ou à la deuxième forme de *trichiasis*, c'est-à-dire, celle qui consiste dans une inclinaison vicieuse et en dedans du cartilage tarse et des cils, se rencontre le plus ordinairement dans la pratique. Cette maladie est tantôt complète, ou intéresse toute la longueur du tarse; tantôt elle est incomplète, et n'occupe les bords des paupières que dans une certaine étendue, et très-souvent vers les environs de l'angle extérieur de l'œil; tantôt elle se montre à une paupière, tantôt à toutes les deux, et quelquefois elle affecte les deux yeux.

A ces deux formes de *trichiasis*, les écrivains en chirurgie en ajoutent une troisième qu'ils appellent *districhiasis*, et qu'ils supposent produite par un double rang de cils insolites. Cependant cette troisième espèce de trichiase n'existe pas réellement, et je suis d'avis que l'origine de cette subdivision doit être attribuée au défaut d'observation sur ce que Winslow (1) et Albinus (2) ont fait remarquer depuis long-temps à l'égard de la disposition naturelle des cils, c'est-à-dire, que leurs racines, quoiqu'elles semblent disposées sur une seule ligne, forment pourtant deux ou trois ordres de poils, et même quatre dans la paupière supérieure, qui sont inégalement situés et pêle-mêle, comme on le dit communément. Cependant, toutes les fois qu'à cause d'une maladie, un certain nombre de cils s'éloignent les uns des autres, et s'éparpillent dans une direction contraire, ils semblent formés d'après un ordre inusité; tandis qu'en effet il n'y a pas eu de changement pour ce qui regarde le nombre, l'origine et l'emplacement naturel des poils.

Ce n'est pas une chose aisée que de déterminer avec précision les causes qui font quelquefois dévier un petit nombre de cils de leur direction naturelle, pendant que le cartilage tarse reste à sa place. On attribue généralement la cause de cette déviation aux cicatrices qui se sont formées sur le tarse, à la suite de petits

(1) Voyez *Exposition anatom. Traité de la tête*, § 278.

(2) Voyez *Acad. annot.*, lib. III, cap. VII.

ulcères qui existaient préalablement sur ce cartilage lui-même : c'est de cette cause que résulte, dit-on, la chute des cils, et c'est elle qui s'oppose à ce que ceux qui repoussent, reprennent leur direction naturelle. Il faut pourtant observer que cette cause n'est pas la seule; car chez le malade que j'ai observé, il n'y avait que deux ou trois poils qui s'étaient retournés contre le globe de l'œil, quoiqu'il n'y eût eu nulle part ni ulcération, ni cicatrice du cartilage tarse.

Quant à moi, je suis disposé à croire que les petits ulcères et les cicatrices qui se forment quelquefois sur la marge intérieure du tarse, bien loin de produire la première espèce de *trichiasis*, donnent lieu au contraire à la seconde forme de cette maladie, c'est-à-dire, au renversement en dedans des bords des paupières, et conséquemment à celui des cils contre le globe de l'œil. Comme ces petits ulcères sont d'une nature rongeante, lorsqu'ils sont négligés, ils altèrent une partie de la substance de la membrane interne des paupières qui environne les cartilages tarses; d'où il résulte des cicatrices et des resserremens qui contournent le tarse en dedans, qui attirent, qui roulent dans le même sens les cils qui y sont implantés. Et comme ces petits ulcères dont il est question, n'occupent pas toujours toute la longueur de la marge interne du bord des paupières, mais qu'ils se forment souvent à quelques lignes dans son milieu ou dans son extrémité, vers l'angle externe des paupières; il n'arrive pas toujours qu'après leur cicatrisation tous les poils se ploient en dedans, mais seulement un certain nombre de ceux qui correspondent à l'étendue des petits ulcères qui règnent d'abord le long du bord interne du tarse. En effet, dans tous les cas de *trichiasis* imparfait causé par des cicatrices dans la face intérieure du tarse, on trouve, pour peu qu'on y fasse attention, que le cartilage et les poils demeurent partout dans leur position naturelle, excepté contre le lieu où se trouvaient d'abord les petits ulcères de la marge intérieure de la paupière; et celle-ci étant renversée, on voit que sa membrane interne, dans le voisinage de la portion du tarse correspondante au siége du *trichiasis*, est pâle, rugueuse, calleuse, et que du froncement de cette membrane résulte la rétraction en dedans de son bord cartilagineux, et l'inclinaison vicieuse des cils contre la bulbe de l'œil.

Outre toutes ces causes, d'autres encore sont propres à produire d'aussi fâcheux effets. Telles sont l'ophtalmie chronique qui s'exaspère insensiblement, surtout lorsqu'elle dépend d'une cause scrofuleuse ou syphilitique. Cette affection entretient pendant longtemps les tégumens des paupières dans un état de distension et d'œdématie, suivie de leur relâchement; ce qui fait que le bord cartilagineux des paupières manquant enfin d'un appui solide et convenable, s'incline vers le globe de l'œil, se contourne intérieurement, et attire à lui les cils dans la même direction vicieuse. Cette maladie, indépendamment du relâchement des tégumens, est souvent produite par le ramollissement morbide du cartilage tarse, lequel est occasioné par l'écoulement abondant et puriforme des follicules méïbomiennes continué pendant long-temps : c'est ce qui fait, dans ce cas, que le cartilage tarse, soit dans sa totalité, soit en partie, est devenu incapable de se soutenir élevé, et de conserver la courbe nécessaire pour coïncider exactement avec le tarse de l'autre paupière. Il arrive, par la réunion des mêmes causes, que le même cartilage, dans toute sa longueur, ou dans une de ses parties, se dévie en dedans, et entraîne avec lui, contre le globe de l'œil, les cils qui lui correspondent. Il n'est pas rare que ces causes se trouvent combinées ensemble; souvent, elles sont aussi réunies aux cicatrices de la membrane qui revêt le bord interne du tarse. Il y a des écrivains qui prétendent (1) que le *trichiasis* provient quelquefois d'une constriction spasmodique du muscle orbiculaire des paupières; mais j'avoue qu'il ne m'est jamais arrivé d'observer un phénomène semblable, et j'ai peine à croire que le spasme de ce muscle, quelque violent qu'on veuille le supposer, puisse jamais produire la courbure en dedans du tarse et des cils; et quand même cela pourrait être, je ne crois pas que ce spasme doive être considéré comme une cause permanente de la maladie.

Quelque peu versé qu'on soit en chirurgie, on

(1) Voyez Bell. *System. of surgery*, vol. III, pag. 276.

peut aisément se faire une juste idée des incommodités diverses que doivent produire les cils, lorsqu'ils sont incessamment en contact avec la cornée transparente et avec la conjonctive. Souvent il arrive que la maladie est aggravée par l'accroissement des cils fléchis en dedans, et qui atteignent un volume et une longueur bien plus considérables que ceux qui sont restés dans la bonne direction. Et alors même que cette maladie n'affecte qu'un seul œil, l'autre souffre par une sorte de sympathie, et semble n'oser, pour ainsi dire, faire le moindre mouvement, afin de ne pas augmenter les douleurs de celui qui subit les piqûres et le frottement des poils déviés. On peut dire, en général, que chez les personnes affectées de cette maladie, les deux yeux sont très-irritables et inhabiles à supporter la lumière. Dans les cas de *trichiasis* incomplet, il reste encore aux malades la faculté d'ouvrir un peu les paupières pour exercer la vision qui a lieu très-souvent alors du côté de l'angle interne de l'œil: c'est ce qui fait que les malades inclinent d'une manière désagréable la tête et le cou. Après quelque temps, cette inclinaison produit chez les enfans une attitude vicieuse du cou et des épaules, qu'on parvient difficilement à corriger, même après la guérison du *trichiasis*. D'ailleurs, les enfans ne pouvant pas supporter la stimulation qu'exercent les cils lorsqu'ils se sont fléchis en dedans, ils ne cessent de se frotter les paupières, ce qui contribue beaucoup à aggraver les fâcheuses suites de la maladie, qui sont surtout l'ophtalmie chronique variqueuse, les nébulosités de la cornée, et l'exulcération de la même membrane.

Le traitement de la seconde espèce de cette affection, c'est-à-dire celle qu'on rencontre, comme nous venons de le dire, souvent dans la pratique, et qui consiste dans une inclinaison vicieuse du tarse, et par conséquent des cils vis-à-vis du globe de l'œil; soit qu'elle ait été développée à l'occasion des cicatrices et du froncement de la membrane intérieure de la paupière près du tarse; soit qu'elle ait été la suite de petits ulcères qui ont rongé le bord interne des paupières; soit qu'elle provienne du relâchement des tégumens des paupières; soit qu'elle dépende du ramollissement du cartilage tarse; soit enfin qu'elle ait été due à toutes ces causes réunies; ce traitement dis-je, consiste dans le renversement artificiel du tarse, que l'on reconduit d'une manière habile à sa position et à sa direction naturelle, de même que les cils qui touchaient et qui aiguillonnaient le globe de l'œil. La section d'une certaine portion de la peau près de l'ourlet de la paupière, satisfait complétement à cette indication. Cette section devra être d'une largeur et d'une longueur telles, qu'après la cicatrice, le tarse et le bord des paupières se trouvent tournés en dehors, et suffisamment éloignés du globe de l'œil, et qu'ils trouvent dans la cicatrice des tégumens un point d'appui assez ferme pour être retenus à leur place, et dans leur direction naturelle. Je ne crois pas qu'aujourd'hui, il y ait, après un aussi grand nombre de tentatives inutiles, un seul chirurgien qui conserve quelque confiance pour le traitement radical de cette maladie, dans la seule opération d'arracher les poils qui ont pris un mauvais pli, ou dans le procédé de les retourner en dehors, et de les y retenir, par le moyen de l'emplâtre glutineux ; ou encore dans l'action de les arracher et d'en toucher les racines avec des caustiques, ou avec un fer rougi au feu ; bien moins encore dans le procédé qui consiste à exciser le bord des paupières avec ses poils, ou à inciser par l'intérieur de la paupière le muscle orbiculaire, supposant que le *trichiasis* est produit quelquefois par un spasme de ce muscle. Tous ces moyens qu'avait introduits la théorie, ont été rejetés par la pratique, soit comme étant insuffisans, soit aussi parce qu'ils sont dangereux, et propres plutôt à exaspérer qu'à guérir cette maladie, et susceptibles de déterminer aux paupières des affections qui ne sont pas moins graves que le *trichiasis* lui-même (1).

(1) Je suis convaincu que ceux qui se sont bornés à proposer l'usage du fer rouge, lorsque cette maladie n'a été produite que par l'inclinaison vers l'œil de deux ou trois poils, n'en ont jamais fait l'expérience ; car outre l'extrême difficulté qu'on trouve, après l'extraction du poil, à rencontrer avec l'aiguille rougie, précisément le petit trou d'où on a extrait le poil, il y en a encore une plus grande, c'est celle de savoir où se trouve la racine du poil qu'on a extrait ; car elle peut se trouver à une grande distance du lieu où le chirurgien se propose de faire passer l'aiguille rougie.

Le moyen le plus efficace de tous ceux qui ont été mis jusqu'à ce jour en pratique, pour obtenir la guérison complète de cette maladie, en y comprenant celui qui a été loué par Kœkler (1), et qui était en vogue au temps de Rhazes, est celui dont je viens de parler, c'est-à-dire, l'ablation d'une certaine portion de tégumens de la paupière affectée de *trichiasis*. Cette opération, lorsqu'elle est réduite à la simplicité que je vais exposer, exclut non-seulement l'appareil des instrumens qui étaient en usage autrefois, mais aussi la suture vraie. Elle est d'une exécution facile pour le chirurgien, peu incommode pour le malade, et constamment suivie d'une prompte et heureuse réussite.

On fait asseoir le sujet, si c'est une personne adulte, ou on l'étend sur une table d'une hauteur convenable, si c'est un enfant, ayant soin toujours que la tête soit relevée, et soutenue par un aide qu'on placera derrière lui. Dans cette position, le chirurgien avec la pointe d'un stylet fera sortir les poils qui irritent l'œil; ensuite avec une pincette de la forme de celles dont on fait usage pour disséquer, ou bien avec les extrémités du pouce et du doigt indicateur, ce qui est également favorable, et dans bien des cas plus avantageux que l'emploi des pinces, le chirurgien dis-je, fera un pli aux tégumens de la paupière affectée, ayant bien soin que

(1) *Versuch einer nebenheilart der trichiasis*, *Leipzig*, 1796.

la portion qu'il aura saisie, réponde exactement à la moitié de toute l'étendue occupée par le *trichiasis*; car comme on vient de le dire, tantôt le tarse est courbé en dedans dans toute sa longueur, tantôt il ne l'est que dans la moitié, tantôt dans un tiers seulement. Ensuite le chirurgien, avec sa main gauche, relevera plus ou moins le pli des tégumens, à raison de leur degré de relâchement ou de la courbure du tarse en dedans ; et cela pour une bonne raison, car plus on aura compris de tégumens dans le pli, plus aussi sera considérable la portion qui sera excisée, et plus aussi la section aura lieu près du tarse. C'est un très-bon expédient que d'appuyer le pouce et l'indicateur sur la paupière, pour faire cette opération. L'index, qui est dirigé vers le tarse en glissant doucement sur la portion interne du pouce, laquelle demeure fixe, fait passer précisément du côté du tarse autant de peau qu'il en faut pour que le cartilage se renverse convenablement en dehors, et attire dans la même direction les poils des cils. Lorsque le sujet est un adulte, le chirurgien, après avoir élevé le pli de la peau jusqu'à un certain point lui prescrira d'ouvrir l'œil, et si dans cette position le tarse et les cils reprennent leur place et leur direction naturelles, le relèvement des tégumens sera suffisant. Lorsque le malade est un enfant, il faut agir par approximation, parce que rarement ces sujets se prêtent à ce que le chirurgien fasse l'épreuve que je conseille. Les pinces de Bartisch, de Vorduin, ainsi que celles qui ont été perfectionnées par Rau, et qui étaient autrefois en usage, avaient l'inconvénient d'élever également les tégumens de la paupière d'une de ses extrémités à l'autre; et par-là, elles étaient cause qu'on excisait une trop grande quantité de peau dans les angles de la paupière affectée de *trichiasis*, et pas assez dans son milieu. — Au contraire, en saisissant les tégumens avec les pinces à disséquer et en élevant par leur moyen la peau, précisément dans le centre de toute l'étendue du *trichiasis;* ou en se servant du pouce et de l'indicateur, comme on vient de le dire, il s'ensuit nécessairement que la section des tégumens faite avec ces précautions, aura une forme ovale, et que le point de la plus grande division de la peau, tombera parfaitement au milieu ou près du centre de la paupière, et que la plus petite section aura lieu vers ses angles ou ses commissures. Ce résultat contribue beaucoup à ce que la cicatrice qui suit se conforme au repli naturel de la paupière, et empêche qu'il ne se produise à ses angles un accident contraire à celui qu'on cherche à détruire, c'est-à-dire, le renversement en dehors de la commissure de la même paupière

Outre la considération relative au siége et à la forme des tégumens qu'il faut exciser, il convient que le chirurgien observe attentivement, comme on vient de le dire, que la section de la peau tombe très-près du tarse renversé en dedans; car sans cette précaution il s'exposerait au chagrin de voir, après la guérison de la plaie artificielle, la paupière se raccourcir en partant des cils jusqu'au lieu de la section de la peau, mais non pas en proportion égale à l'espace qui est entre l'ourlet et la cicatrice des tégumens de la paupière opérée, et par conséquent le tarse demeurant plié en dedans comme il l'était, ou non suffisamment renversé en dehors pour que les poils cessent d'être en contact avec l'œil, inconvénient qui exposerait le malade à subir une seconde excision des tégumens de la paupière au-dessous de la première.

Les choses étant ainsi disposées, le chirurgien, en soutenant avec les pincettes, ou bien mieux, ainsi que je l'ai déjà dit, moyennant le pouce et l'indicateur de la main gauche, le repli des tégumens de la paupière affectée, ayant la main droite armée de ciseaux à bec de grue (1) bien affilés, embrassera doucement les bords des tégumens de la paupière, et après s'être assuré que l'un des tranchans de ses ciseaux appuie près du bord externe du tarse, il excisera d'un seul coup le pli dont on vient de parler. Si la maladie s'était étendue aux deux paupières, il répétera aussitôt la même opération de l'autre côté, en apportant le soin d'agir avec la circonspection que l'extension de la maladie et le degré de renversement intérieur du tarse de chaque paupière pourraient exiger. Ensuite, faisant abstraction de fil et d'aiguille pour réunir la plaie faite aux tégumens des paupières, comme le font

(1) Voyez planche 3, fig. 2.

la plupart des chirurgiens, il suffira qu'il abaisse le sourcil, si l'opération a été exécutée sur la paupière supérieure, ou qu'il appuie sur l'arc inférieur de l'orbite, en pressant de bas en haut, si la section a été exécutée sur la paupière inférieure, afin que les lèvres de la plaie ne s'éloignent pas entre elles; ensuite le chirurgien mettra ces lèvres en parfait contact l'une avec l'autre, par le moyen de quelques bandelettes agglutinatives qui s'étendront depuis l'arc supérieur de l'orbite jusqu'aux apophyses zigomatiques, et il maintiendra encore avec plus de sûreté les plaies dans cette position, moyennant deux petites compresses appliquées l'une sur le sourcil, l'autre sur la région de la pommette, le tout maintenu par un bandage unissant, auquel on donnera la même direction qu'au bandage connu sous le nom de monocle.

Ce qui a pu engager les chirurgiens, dans de semblables circonstances, à pratiquer la suture vraie, c'est ce qui survient après la rescision des bandes de la peau, de la paupière supérieure, par exemple; c'est que les tégumens se retirent aussi-bien en haut vers le sourcil, qu'en bas vers le tarse, de manière qu'en cet état la paupière se trouve à nu, et dénuée tout-à-fait de peau. Mais tout ce désordre n'existe qu'en apparence; car le sourcil étant déprimé par le moyen des petites compresses et de la bande unissante, la paupière se recouvre bientôt de tégumens comme auparavant, et les lèvres de l'ouverture vont promptement se joindre, sans qu'on ait besoin pour cela de les coudre.

Gendron (1) est du petit nombre de ceux qui, en de semblables circonstances, préfèrent les bandelettes agglutinatives à la suture au moyen de l'aiguille et du fil, pour avoir très-souvent observé que la suture vraie est suivie d'une forte tension, et de l'inflammation qui déchire ce qui a été cousu. La pratique m'a confirmé la justesse de son opinion : j'y trouve simplicité et promptitude dans l'opération, au grand avantage des malades.

En levant le premier appareil, ce qui doit être fait le troisième ou le quatrième jour après l'opération, le chirurgien s'apercevra que le malade ouvre l'œil avec facilité, et que le tarse et les cils, inclinés intérieurement, ont repris leur position et leur direction naturelles. Ce changement permet de supprimer l'application des bandelettes agglutinatives. Dans le *trichiasis* partiel ou incomplet, c'est-à-dire, dans celui qui occupait seulement la moitié ou le tiers de l'étendue du tarse, et chez des personnes qui avaient la peau des paupières très-extensible, j'ai eu plusieurs fois la satisfaction de trouver la plaie parfaitement guérie en ôtant le premier appareil.

Cependant, lorsque la réunion ne se sera opérée qu'en partie, et que le reste de la rescision prendra la voie de la suppuration et de la granulation, alors le chirurgien couvrira la plaie d'une petite bande de toile enduite d'onguent de céruse; et lorsque la petite

(1) *Traité des maladies des yeux*, tome I, page 245.

plaie deviendra fongueuse, il la touchera de temps à autre avec le nitrate d'argent, jusqu'à sa parfaite cicatrisation. Ordinairement la maladie ne se prolonge pas au delà du quatrième jour après l'opération.

Quant à la première forme de cette maladie, qui heureusement est fort rare, c'est-à-dire, celle où les cils se dirigent sur le globe de l'œil, sans que le tarse ait dévié de sa position naturelle, le traitement en est fort difficile, s'il y en a pourtant un; car il est démontré qu'en arrachant les cils, en cautérisant les bulbes de leurs racines, on emploie des moyens douloureux et insuffisans pour produire une guérison complète de cette maladie; et que même le renversement en dehors du tarse contre sa position naturelle, fait courir au malade le risque d'un larmoiement continuel accompagné d'une intumescence chronique de la membrane interne de la paupière. L'art est encore imparfait sur ce point, qui mérite d'être le sujet d'une attention bien sérieuse, et qui mérite d'occuper davantage les praticiens qu'il ne l'a fait jusqu'à ce jour.

Le cas de trichiasis de la première espèce, qui a été observé par moi, comme je le dis au commencement de cet article, n'offrait uniquement que deux ou trois cils dirigés contre le globe de l'œil. Cependant, après avoir un peu reployé en dehors le tarse, vis-à-vis le siége de la maladie, je reconnus que je ne serais jamais venu à bout de redresser ces deux ou trois poils qui avaient pris une fausse direction, mais que j'aurais pu les écarter de la cornée, assez pour m'opposer à ce qu'ils s'appuyassent sur elle, sans que d'ailleurs le tarse fût à cet effet tourné en dehors, à tel point que par cette disposition il laissât couler les larmes sur la joue. Chez le sujet dont je parle (1), la peau voisine du tarse étant fort tendue, je déviai de la règle précédente en faisant avec le dos de la lancette une incision près du tarse, mais extérieurement, de la longueur de trois lignes, et j'emportai un petit morceau de peau d'une égale longueur et de la largeur d'un peu plus d'une ligne. La cicatrice s'étant faite, le succès de l'opération a été heureux, autant que le comportait la nature de la maladie, mais non pas au point qu'on puisse en conclure que la méthode curative qui a été employée, soit parfaite et exempte d'inconvéniens dans des cas plus graves.

Après la guérison du trichiasis, il reste toujours quelque autre chose à faire, afin de corriger le vice qui l'a produit, et pour remédier aux atteintes qu'a reçues le globe de l'œil à raison du frottement et de la piqûre des poils renversés. Les indications sont ordinairement de fortifier les bords de la conjonctive, de faire cesser le larmoiement des glandules de Méibomius, de rétablir la transparence de la cornée devenue nébuleuse. On parlera en détail de ces choses aux chapitres où il sera traité de l'ophtalmie et de l'obscurcissement de la cornée transparente.

(1) Observation 19.

Le célèbre Albinus est, à ma connaissance, le seul (1) qui ait observé le *trichiasis* de la caroncule lacrymale, dont il a consigné l'histoire que je crois devoir rapporter ici pour le plus grand avantage de la jeunesse studieuse. *In subtilibus illis pilis, quos* MORGANUS *in caruncula lacrymali animadvertit, trichiasis speciem vidi. Unus eorum increverat præter naturam, crassior longiorque atque ita se incurvans, ut globum oculi extrema parte attingeret. Consecuta est oculi inflammatio dira, cruciatu tetro, et, quod causa non intelligebatur, pertinax. Adhibita fuerant quæcumque suggerere ars potuerat, et empiria : collyria, epispastica, purgantia, sanguinis missiones, fonticuli, diæta. Quum nihil proficeretur, forte itum ad me. In causam, si invenire possem, inquirens, ecce pilus. Quo evulso, subsedit malum.* Cependant l'auteur laisse à désirer un éclaircissement important sur cette matière, c'est-à-dire si le poil arraché de la caroncule lacrymale repoussa ou non, après quelque temps; et s'il repoussa, quelle direction il prit.

PREMIÈRE OBSERVATION.

Marie Thérèse Ballerini de Trumello, paysanne, âgée de trente-cinq ans, après cinq ans d'une ophtalmie obstinée aux deux yeux perdit presque tout-à-fait la vue. Elle ne pouvait relever la paupière supérieure

(1) *Acad. annot.*, lib. III, cap. VIII.

ni de l'un, ni de l'autre œil, à cause qu'elles étaient excessivement relâchées et ridées; et on voyait le tarse avec les cils des deux paupières, retournés en dedans, et blessant incessamment le globe de l'œil. La malade recevait un peu de lumière par l'angle interne de l'œil gauche, parce que dans cette partie, le tarse était moins qu'en toute autre, déprimé et roulé en dedans. La cornée de l'œil droit paraissait frappée d'une profonde opacité; celle de l'œil gauche était seulement nébuleuse. Un chirurgien de la campagne lui avait, à plusieurs reprises, inutilement arraché, l'un après l'autre, les poils des paupières qui s'étaient repliés en dedans.

Cette paysanne s'étant présentée à l'école de pratique, je la fis asseoir, et dans cette position je formai avec le bout des doigts un pli aux tégumens de la paupière supérieure gauche, près de son rebord, en observant attentivement que ce pli fût plus relevé vers l'angle externe que vers l'interne de la même paupière; et après m'être assuré que le pli était suffisant pour faire retourner en dehors le tarse et les cils, je le coupai d'un seul coup de ciseau à bec de grue. Je rapprochai aussitôt les lèvres de la plaie, et je les maintins en contact par le moyen de bandelettes de taffetas gommé, mais surtout avec la petite compresse appliquée sur le sourcil, et soutenue avec le bandage unissant, placée dans la direction du monocle. Je répétai immédiatement la même opération sur la paupière supérieure droite.

Trois jours après l'opération, en levant l'appareil, cette femme put ouvrir les yeux; et je trouvai que le tarse et les cils de l'une et de l'autre paupière supérieure avaient repris leur position naturelle.

Il restait à l'endroit de la section de chaque paupière une petite plaie, dont la plus grande largeur n'outre-passait pas deux lignes. La cicatrice s'opéra dans l'espace de douze jours, moyennant l'application d'un petit emplâtre d'onguent de céruse, et après l'avoir touché quelquefois avec le nitrate d'argent. J'eus ensuite recours à l'emploi continué pendant un mois, du collyre vitriolique et de l'onguent ophtalmique de Janin; et les effets de l'ophtalmie chronique se dissipèrent aussi-bien que les nébulosités qui obscurcissaient l'œil gauche; quant au droit, le leucoma dont il était affecté était inguérissable.

SECONDE OBSERVATION.

Monsieur le comte N... de Pavie, tourmenté dès l'enfance de fluxions aux yeux, était parvenu à l'âge de dix ans, et ne pouvait plus lever la paupière supérieure de l'œil gauche; il soulevait à peine celle de l'œil droit, c'est-à-dire, de deux ou trois lignes seulement du côté de l'angle externe; et par cette raison il était forcé, pour voir les objets, de contourner le cou et de regarder de travers avec l'œil droit. Le tarse et les cils de la paupière supérieure de l'œil gauche étaient roulés et dirigés en dedans; les parties s'appuyaient presqu'en totalité sur le globe de l'œil, et particulièrement sur la cornée où elles exerçaient un vif frottement. Le bord cartilagineux et les cils de la paupière supérieure droite, près de l'angle externe, restaient dans leur position, tandis que les poils de la partie interne aiguillonnaient la cornée. Du côté gauche, cette membrane était très-sombre, et couverte çà et là de petites taches épaisses : celle du côté droit n'était que nébuleuse.

A différentes époques, et à cinq reprises différentes, on extirpa les cils à cet enfant, et on en toucha les racines avec le nitrate d'argent; mais comme ces poils repoussaient toujours plus roides, plus serrés et plus piquans qu'auparavant, on proposa d'arracher avec les cils les bords mêmes des paupières affectées : telles étaient les circonstances de cette maladie, lorsque j'en entrepris le traitement.

L'enfant étant d'un caractère très-indocile, et surtout parce qu'il avait été tant de fois inutilement tourmenté, je jugeai à propos de me rendre maître de ses mouvemens, en l'étendant sur un petit lit où il pouvait être facilement retenu par des aides intelligens.

Je soulevai, par le moyen des petites pinces, la peau de la paupière supérieure droite, près du tarse, en ayant soin que le centre ou le point le plus relevé du pli de la peau, fût vers l'angle interne, pour les motifs que j'ai déjà déduits; et alors, avec les ciseaux à bec de grue, j'en fis la rescision d'un seul coup; je répétai ensuite la même opération sur la paupière supérieure gauche, en observant que là le point le plus élevé du pli se trouvât précisément au milieu de la paupière. La rétraction des tégumens, et la dénudation des deux paupières supérieures, étaient effrayantes pour ceux qui étaient étrangers à l'art. Mais après avoir déprimé des deux côtés le sourcil, après avoir appliqué les emplâtres de cérat glutineux, et surtout les compresses sur le sourcil, et sur l'apophyse zigomatique, fixées par le bandage unissant de chaque côté, les paupières se recouvrirent de leurs tégumens, et les lèvres des deux plaies se rapprochèrent jusqu'à parfait contact. L'enfant prit trois onces d'émulsion, contenant neuf gouttes de *laudanum :* il s'endormit peu de temps après, et dès lors il devint très-docile pendant tout le reste du traitement.

Le cinquième jour on leva le premier appareil : l'enfant ouvrit assez bien les deux yeux. Le tarse et les cils des deux paupières supérieures étaient déjà tournés en dehors, et éloignés du globe de l'œil autant qu'il fallait pour ne plus le blesser. Toutefois ces parties n'avaient pas encore repris leur situation naturelle; ce qui provenait de ce que les petites plaies avaient suppuré plus qu'à l'ordinaire, et qu'elles avaient une tendance à la fongosité qui s'opposait au rapprochement parfait des bords rescisés de la peau. Ces fongosités ayant été réprimées par le moyen de l'application réitérée du nitrate d'argent, et des emplâtres d'onguent de céruse, les petites ulcérations se cicatrisèrent dans l'espace de deux semaines, et à mesure qu'elles se resserraient, le tarse et les cils de l'une et de l'autre paupière supérieure s'éloignaient de plus en plus du globe de l'œil, et reprirent enfin leur position naturelle.

Par le moyen de l'onguent ophtalmique de Janin, employé pendant quarante jours entre les paupières et le globe de l'œil, matin et soir, et du collyre vitriolique injecté plusieurs fois dans le cours de la journée, les vaisseaux variqueux de la conjonctive reprirent leur énergie. La petite nébulosité de la cornée de l'œil droit se dissipa entièrement; celle de l'œil gauche disparut en partie, car il y existait plusieurs petites taches opaques que l'on ne pouvait pas détruire.

TROISIÈME OBSERVATION.

J'entrepris le traitement d'une vieille paysanne, que depuis plusieurs années ses parens croyaient tout-à-fait aveugle, à cause d'un relâchement extraordinaire de la paupière supérieure de l'un et de l'autre côté, produit par de fréquentes ophtalmies et par le renversement intérieur des bords des paupières : j'écartai celles-ci avec force, et je vis que le tarse et les cils de la paupière supérieure droite et gauche appuyaient sur le globe de l'œil, et que la cornée des deux côtés avait perdu en grande partie sa transparence naturelle. En faisant cet examen, je m'aperçus qu'il existait en outre, du côté gauche, un renversement intérieur d'une petite partie du tarse, et même des poils de la paupière inférieure.

Le relâchement des tégumens des deux paupières supérieures était si considérable chez cette femme, que je me servis, au lieu de petites pinces pour les soulever, du bout du pouce et de l'indicateur de la main gauche, avec lesquels j'élevai un pli de la peau assez considérable, près du bord de la paupière supérieure droite; je le coupai avec les ciseaux, en emportant une portion de tégumens, de figure ovale, et dont le diamètre transversal correspondait précisément au milieu de la paupière, et le longitudinal à ses deux angles. Je répétai la section de la même manière sur la paupière supérieure gauche; ensuite, j'appliquai à l'une et à l'autre l'appareil ordinaire, consistant en quelques bandelettes agglutinatives, et des compresses sur le sourcil et sur l'apophyse zigomatique, soutenues par le bandage unissant.

Trois jours après je levai, pour la première fois, l'appareil, et je trouvai que tout était dans l'ordre convenable, puisque cette femme ouvrait d'elle-même les yeux avec assez de promptitude, et que le tarse et les cils de la paupière supérieure avaient repris leur place, et que la ligne, encore ulcérée dans le lieu de la rescision, tendait à se cicatriser promptement. Cependant j'observai que la malade, au moment d'ouvrir et de fermer l'œil gauche, éprouvait un larmoiement de cet œil, et paraissait y ressentir encore quelque douleur, chose qui n'arrivait pas à l'œil droit. Je ne tardai pas à m'apercevoir que près de l'angle externe de la paupière inférieure gauche, il se trouvait un petit nombre de poils, qui, ainsi que le tarse, se recourbaient encore d'environ deux lignes en dedans, et blessaient l'œil. En effet, en renversant tout-à-fait cette partie de la paupière inférieure, on reconnaissait qu'il existait contre la portion du tarse renversé en dedans, des taches pâles et dures qui indiquaient le siége de petits ulcères rongeans dont la cicatrice avait attiré, en dedans, la petite portion du tarse, ainsi que les cils correspondans dont j'ai parlé.

Je n'hésitai pas à fendre, avec le dos d'une lancette, la peau de la paupière inférieure, en faisant une incision de presque quatre lignes, le long du tarse replié en dedans; ayant ensuite introduit par cette ouverture la pointe d'une pince déliée, je soulevai et coupai une petite portion de peau de forme et de grandeur proportionnée à la dépression et au renversement intérieur du tarse et des poils, et j'appliquai sur cette petite plaie, avec perte de substance, une bande enduite d'onguent diachilon simple. La division suppura, et il fallut la toucher plusieurs fois avec le nitrate d'argent. Aussitôt qu'elle fut cicatrisée, cette portion du bord de la paupière inférieure gauche, contourné et renversé en dedans, a repris sa position naturelle.

L'âge avancé de la malade, car elle avait près de soixante ans, et la ténacité de l'humeur épaissie dans la texture des deux cornées, firent que malgré l'usage continué pendant un mois de l'onguent ophtalmique et du collyre vitriolique, on ne put rétablir qu'une partie de la transparence de cette membrane. Cependant la malade distinguait, vers la fin du traitement, les contours des corps ainsi que les couleurs; et elle sortit de l'hôpital, contente, parce qu'elle se sentait soulagée de la sensation pénible que produit le trichiasis.

QUATRIÈME OBSERVATION.

La fille de M. J.-M. de Rovescala, enfant de neuf ans, d'une constitution physique scrofuleuse, et qui avait contracté la gale tandis qu'elle était encore à la mamelle, fut affectée, à l'âge de sept ans, d'une ophtalmie des paupières qui envahit les deux yeux, mais qui fut plus intense à l'œil droit, avec exulcération du bord intérieur du tarse, ainsi que de quelques points des confins de la sclérotique avec la cornée. Pendant l'espace de deux ans, cette ophtalmie chronique, principalement celle de l'œil droit, ayant résisté à l'usage d'un grand nombre de remèdes intérieurs et extérieurs qu'on avait prescrits à la malade, cette enfant perdit peu à peu la faculté d'ouvrir l'œil droit, à l'exception d'une petite partie du côté de l'angle interne. Le cartilage tarse des deux côtés était dur, croûteux et couvert de chassie; mais celui de l'œil droit était en outre renversé en dedans, ainsi que les cils, tant de la paupière supérieure que de l'inférieure, quoique dans une moindre étendue, à cette dernière et aux environs de l'angle externe. Le frottement que les cils produisaient sur l'œil droit était si désagréable, que l'enfant ne cessait d'y porter la main.

Je fis placer la petite fille sur une table, dans une position horizontale, ayant la tête un peu relevée, et je la fis tenir par des aides intelligens, principalement par M. Gianni, habile chirurgien de cet hôpital; je soulevai en forme de pli les tégumens de la paupière supérieure droite au moyen du bout des doigts, et de manière que la plus grande élévation du pli se trouvât plutôt vers l'angle externe de l'œil que vers l'interne; et d'un seul coup de ciseaux bien affilés, j'emportai une portion convenable de peau de la paupière supérieure, de figure ovale, le long de la portion du tarse renversée intérieurement, et tout près du cartilage. Je répétai la même section sur les tégumens de la paupière inférieure droite, à la proximité du tarse, mais pour une moindre étendue que sur la paupière supérieure; car, comme je l'ai fait remarquer, le renversement intérieur du tarse et des poils, dans celle-ci n'avait pas autant d'étendue que dans la paupière supérieure.

Après avoir essuyé le sang, je fis l'application de l'appareil ordinaire, c'est-à-dire, des bandelettes agglutinatives qui s'étendaient de l'une à l'autre arcade orbitaire, d'une petite compresse sur le sourcil, d'une autre sur l'apophyse zigomatique, et sur toutes les deux du bandage unissant dans la direction du monocle.

Quoique après l'opération il n'eût pas été possible de retenir cette enfant dans son lit, comme je le désirais, afin qu'elle restât en repos, lui ayant prescrit à cet effet quelques gouttes de laudanum, cependant il ne survint aucun accident fâcheux. Le troisième jour, en levant l'appareil pour la première fois, je trouvai, au grand étonnement des assistans, que l'enfant ouvrait bien, et avec promptitude, l'œil droit, et que le tarse et les poils de cet œil avaient non-seulement repris leur position et leur direction naturelles, mais que les plaies mêmes des paupières supérieures et inférieures étaient parfaitement en contact et très-bien rapprochées. Ce fut aussi une chose toute particulière de voir l'énorme longueur à laquelle étaient parvenus les poils qui s'appuyaient d'abord sur le globe de l'œil, en les comparant avec ceux qui, en dépit de la maladie, avaient conservé du côté de l'angle interne leur place et leur direction naturelle.

Pour achever la cure, il ne fallut autre chose que couvrir les deux cicatrices des paupières d'un morceau de toile chargé d'onguent de céruse, et s'appliquer à fortifier les vaisseaux variqueux de la conjonctive, ainsi qu'à faire disparaître la nébulosité de la cornée de l'œil droit; ce que j'obtins, autant que je pouvais l'espérer (car l'obscurcissement de la cornée était très-invétéré, dense et profond), dans le cours de quarante jours, au moyen de l'introduction de la teinture thébaïque de la pharmacopée de Londres, et de l'onguent ophtalmique, en y mêlant à différentes reprises dans la journée, du collyre vitriolique.

CINQUIÈME OBSERVATION.

Un paysan de Mantalto, nommé Laurent Crivelli, âgé de vingt-six ans, d'une constitution vigoureuse, et qui n'avait jamais éprouvé de fluxions aux yeux, s'éveilla un matin, au commencement du mois de mai de l'an 1798, avec une démangeaison tellement insupportable à l'œil droit, qu'il ne lui était pas possible de rester un moment sans se le frotter. Cette incommodité, accompagnée d'ardeur et de rougeur, à tout son œil droit, fit dans les jours qui suivirent de tels progrès, que craignant de perdre l'usage de la vue de cet œil, le malade vint à l'hôpital de cette ville.

On apercevait manifestement vers le milieu de la paupière inférieure de l'œil droit, dans une étendue de deux lignes, un rebroussement des poils dans différentes directions. Trois de ces poils sortaient de la face interne du tarse, et se dirigeaient obliquement vers le globe de l'œil, en s'appuyant en partie sur le disque inférieur de sa cornée, en partie sur la conjonctive voisine où ils paraissaient comme attachés : cette partie était teinte d'une tache sanglante. Tout ceci était arrivé, sans que le tarse eût, ni en cet endroit, ni dans le reste de son étendue, dévié de sa place, ni de sa direction naturelles.

Suffisamment convaincu que l'arrachement des cils est inutile dans cette maladie, et persuadé de la nullité des moyens proposés jusqu'à présent pour les maintenir renversés en dehors par l'emploi des emplâtres agglutinatifs, des petites ligatures et autres moyens semblables; et observant en même temps dans le cas présent, qu'un médiocre pli du tarse en dehors, dans le court espace occupé par le trichiase, faisait éloigner les poils du globe de l'œil, sans produire une difformité remarquable; je pris, dans cette occasion, l'unique de cette nature que j'eusse observée, le parti d'exciser une petite portion des tégumens de la paupière inférieure, tout près de l'inclinaison morbifique des poils.

Ayant fait asseoir le malade sur un siége, la tête penchée en arrière, un aide tenant la paupière inférieure droite fortement fixée sur les commissures, je pratiquai avec le dos d'une lancette une incision de la longueur de quatre lignes aux tégumens, tout près des bords de la paupière et en rasant le tarse; ensuite, avec les pinces à disséquer, je soulevai la peau incisée, et j'en emportai une petite portion de figure ovale de la longueur de quatre lignes, et d'environ deux lignes et demie dans sa plus grande largeur. Je terminai l'opération en appliquant sur la plaie, avec perte de substance, un morceau de toile couvert d'onguent digestif simple, une compresse sur l'apophyse zigomatique, et un bandage unissant sous forme de monocle.

Deux jours après, en venant lever l'appareil, je

trouvai que les lèvres de la plaie étaient fort rapprochées, et que les bords des paupières étaient attirés en dehors, dans la même proportion, ainsi que les trois poils correspondans qui avaient un pli vicieux; ce qui fit que le malade se trouva considérablement soulagé de son incommodité. Il n'y avait qu'un seul poil, le plus long des trois qui appuyait encore légèrement sur la cornée; je dis légèrement, parce que le malade ne s'en plaignait point. La tache qui régnait à la conjonctive s'était presque tout-à-fait dissipée. Le jour même, et dans les trois suivans, je touchai avec le nitrate d'argent, la petite plaie, afin de détruire une quantité un peu plus grande de la substance de la paupière, d'obtenir le renversement plus considérable en dehors du bord du tarse avoisinant cette portion du trichiase. Cinq jours après, la petite plaie fut tout-à-fait cicatrisée. Le seul poil long qui restait encore vicieusement incliné, ne touchait plus la cornée, mais il était plutôt couché, selon la longueur du bord interne de la paupière inférieure, sans causer d'inquiétude au malade, ni de larmoiement; c'est pour cette raison que je crus avoir assez satisfait à l'indication que je m'étais proposé de remplir, et que je permis à cet homme de s'en retourner chez lui.

ADDITION

DES TRADUCTEURS.

Le *trichiasis* de la paupière inférieure est beaucoup plus fréquent que celui de la paupière supérieure; mais ce dernier occasione des incommodités plus graves que l'autre. La doctrine que M. Scarpa a exposée dans le chapitre précédent a été adoptée par la plupart des chirurgiens de l'Europe; elle nous semble cependant trop exclusive, et nous croyons devoir présenter quelques remarques concernant les maladies auxquelles elle se rattache.

Le trichiase, lors même qu'il dépend du renversement du cartilage tarse vers le globe de l'œil, n'exige pas toujours l'opération que conseille M. Scarpa. Il est assez ordinaire de voir les parties reprendre leur situation naturelle à l'aide du procédé suivant : L'opérateur tire la paupière en dehors avec le doigt indicateur et celui du milieu de la main gauche, et la renverse le plus possible sur les tégumens, tandis qu'avec la main droite il place verticalement sur la peau, en commençant près de la naissance des cils, deux ou trois bandelettes de taffetas agglutinatif, longues d'un pouce et demi, et larges d'un demi-pouce. Cet appareil doit rester en place pendant quatre à cinq jours. Le succès dépend de la bonté de l'emplâtre dont on fait usage, et de l'exactitude avec laquelle les bords des paupières sont renversés à l'extérieur. Ce procédé, fort simple, moins douloureux que l'excision, peut toujours être essayé dans les cas de trichiase : il réussit fréquemment, surtout lorsque la paupière n'a supporté aucune perte de substance, et lorsque la maladie dépend de l'œdème de son tissu et du relâchement de la peau qui la recouvre.

M. Demours a guéri un assez grand nombre de malades par ce moyen, alors même que le trichiase existait depuis plusieurs années. Il a quelquefois suffi, dans les cas dont il est question, que les sujets tinssent leurs paupières renversées en dehors pendant trois à quatre jours, sans permettre à ces organes de reprendre leur situation première.

Lorsque ce renversement prolongé ne réussit pas, ou quand la paupière a supporté une perte de substance considérable, et que l'excision est nécessaire, le chirurgien peut l'opérer par le procédé suivant: La peau sera pincée et soulevée avec le doigt indicateur et le pouce de la main gauche; la base du pli devra être comprise et fixée entre les deux branches d'un fil de fer plié en deux, et tordu à ses extrémités. On divise ensuite la partie qui excède, soit avec des ciseaux, soit avec un bistouri dont la lame est guidée par le fil de fer. Mais cette manière d'opérer, qui a pour objet de rendre la section plus régulière et moins douloureuse, est plus compliquée que celle de M. Scarpa, sans avoir sur elle d'avantage bien manifeste.

Notre auteur établit que le *distichiase* n'exista jamais, parce que les cils ne naissant pas sur la même ligne, il est impossible qu'ils soient placés sur un double rang, dont l'un serait dirigé à l'extérieur, et l'autre vers la conjonctive. M. Demours atteste, au contraire, avoir observé plus de vingt fois cette maladie. Son opinion est qu'elle consiste souvent en une véritable rangée surabondante de cils; peut-être aussi, dit ce médecin, les cils les plus internes sont-ils seuls déviés, et se dirigent-ils du côté de l'œil. Mais alors ils forment, le long de la partie postérieure du bord des paupières, une rangée distincte et bien séparée de la ligne naturelle que ces poils doivent former.

Ni le renversement des paupières en dehors, ni l'excision d'une partie des tégumens qui entrent dans la composition de ces organes, ne réussiraient dans ce cas. Il serait absolument nécessaire de recourir à l'arrachement des cils et à la cautérisation de la portion du bord des paupières d'où ils s'élevaient. La guérison est alors d'autant plus difficile à obtenir, que les poils dont la direction est vicieuse sont plus forts et plus nombreux. Il n'est pas rare que le traitement se prolonge pendant dix-huit mois à deux ans; mais avec de la patience de la part du malade, et de l'opiniâtreté de celle du chirurgien, on obtient presque constamment un heureux résultat d'efforts bien dirigés.

L'arrachement des cils déviés, à l'aide de pinces semblables à celles dont on se sert pour disséquer, et la cautérisation de leur bulbe est encore le seul moyen que l'on doive employer lorsqu'un seul ou plusieurs poils irrégulièrement disséminés sur le bord des paupières, irritent les membranes de l'œil. Les auteurs, et surtout M. Scarpa, ont accordé trop peu de valeur à ce procédé; il est inexact de prétendre qu'il ne réussit presque jamais; nous l'avons vu, au contraire, très-souvent suivi de succès; il suffit presque toujours de deux ou trois opérations au plus pour guérir radicalement le malade. Après un premier arrachement et une cautérisation faite avec le nitrate d'argent fondu, le poil repousse presque toujours, mais plus grêle, moins long et moins solide qu'il ne l'était primitivement. Aussitôt que ce nouveau cil reparaît et irrite la conjonctive, il convient de le saisir, de l'arracher encore et de cautériser sa base. Il est assez rare qu'il se reproduise alors, et quand il le fait, une nouvelle opération le détruit presque constamment jusque dans sa racine. On sait que les hommes qui s'arrachent les poils de la barbe à mesure qu'ils commencent à paraître, finissent par n'en plus avoir. Si l'arrachement réussit aussi rarement, c'est qu'il est mal exécuté, c'est-à-dire, que l'on casse le poil au lieu de l'arracher, et que l'on n'en cautérise pas exactement le bulbe : il repousse alors plus fort et plus long; mais cet effet n'a pas lieu lorsqu'on procède d'une manière plus méthodique.

Nous pourrions citer un assez grand nombre d'exemples de succès obtenus par cette méthode. M. Demours rapporte, entre autres, l'observation d'une personne qui depuis plus d'un an ne pouvait lire pendant cinq minutes de suite sans une extrême fatigue. Il reconnut un cil qui se dirigeait vers la conjonctive, et l'arracha. Il toucha ensuite huit à dix fois, dans l'espace d'un mois, le point d'où il avait été extrait avec le nitrate d'argent, et depuis cette époque le cil fut complétement détruit. L'un des auteurs de cette traduction a éprouvé lui-même cet accident, et il fut guéri de la même manière, et aussi radicalement, par son ami M. le docteur Forlenze.

Il est enfin une sorte de trichiase qui exige impérieusement l'arrachement du poil qui en est la cause, c'est celle dans laquelle ce poil naît de la caroncule lacrymale. Les cas de cette espèce, pour être moins fréquens que ceux où la maladie dépend du renversement des cils, ne laissent cependant pas que de se rencontrer. Il est impossible alors d'agir sur la base du poil, afin de l'éloigner du globe de l'œil; il faut donc nécessairement l'arracher et cautériser le lieu d'où il prenait naissance. Ces poils sont ordinairement faibles et grêles; mais ils occasionent une irritation considérable : ils renaissent presque toujours après un premier et un second arrachement, mais on les voit rarement résister plus long-temps aux efforts de l'art. Un des auteurs de cette traduction a eu l'occasion d'observer le trichiase de la caroncule lacrymale, et il l'a complétement guéri en assez peu de temps par le simple arrachement, plusieurs fois renouvelé. Si le poil était très-solide, et qu'il repullulât opiniatrément, il serait, ce nous semble, convenable, après l'avoir arraché, de plonger la pointe d'une aiguille rougie à la flamme d'une bougie, dans l'ouverture d'où il serait sorti. Cet instrument se refroidit très-rapidement, à raison de son peu de volume; mais il n'est pas indispensable, pour qu'il produise son effet, qu'il soit encore extrêmement chaud. Si enfin ce moyen lui-même échouait, le chirurgien ne devrait pas abandonner le malade; l'extirpation de la caroncule lacrymale lui offrirait une dernière ressource aussi simple qu'efficace. Il serait facile de saisir avec des pinces à disséquer, ou d'accrocher avec une airigne, le point de l'organe d'où le poil prend naissance, et d'enlever cette portion d'un seul coup de bistouri, ou avec des ciseaux courbes sur le plat. L'hémorragie qui résulterait d'une semblable opération, s'arrêterait spontanément ou à l'aide de lotions d'eau froide; et dans les cas où elle serait abondante et rebelle, la cautérisation y mettrait un terme assuré.

Il résulte de ces considérations que le procédé adopté par M. Scarpa, bien qu'il soit en général le plus efficace, peut cependant être remplacé dans quelques cas par des moyens plus doux; que dans d'autres circonstances il est absolument impraticable, ou resterait sans effet, et qu'il faut alors recourir à l'arrachement des poils déviés et à la cautérisation de leur racine.

CHAPITRE V.

Du relâchement de la paupière supérieure.

L'OPÉRATION que nous venons de décrire dans le chapitre précédent est la même que l'on pratique pour traiter le relâchement de la paupière supérieure, lorsqu'il est simple ou non compliqué par un entortillement vicieux en dedans des poils de la même paupière, dirigés contre le globe de l'œil. Cette maladie ne porte d'autre dommage à l'organe de la vue, qu'en ce que ceux qui en sont affectés ne peuvent regarder ni voir sans être obligés de relever la paupière supérieure à l'aide de leurs doigts.

Le prolongement excessif de la paupière supérieure est quelquefois, quoique rarement, un vice qu'on porte en naissant; ordinairement il résulte de la stagnation des humeurs, à la suite d'ophtalmies chroniques obstinées, chez des sujets dont la fibre est molle et la constitution malsaine, ou bien après des applications émollientes et relâchantes, trop long-temps continuées. Souvent cette maladie est produite par l'atonie du muscle élévateur propre de la paupière supérieure; elle est tantôt simple, tantôt compliquée de la paralysie du nerf optique; c'est ce qui a lieu fréquemment à la suite de coups qui ont été portés sur le globe de l'œil, tandis que les paupières étaient fermées; soit qu'il y ait eu ou non dilacération de la paupière supérieure, ou une large ecchymose à la conjonctive. Quelquefois la cause de ce relâchement dépend du spasme du muscle orbiculaire des paupières; mais on ne l'observe alors qu'à de courts intervalles (1).

La longueur excédente et congéniale de la paupière supérieure, et son relâchement à la suite d'un afflux humoral chronique, de l'abus des applications émollitives trop long-temps continuées, ou résultant de ce que l'œil a été trop long-temps fermé et comprimé

(1) La dilatation de la paupière supérieure, causée par la paralysie du muscle élévateur, s'associe quelquefois à la paralysie de tous ou de la plupart des muscles moteurs du globe de l'œil; ce qui fait que cet organe devient entièrement, ou presque tout-à-fait immobile, sans cependant que le nerf optique paraisse participer à la maladie à un égal degré. En effet, à la grande surprise des spectateurs, le malade, malgré l'immobilité de son œil, voit distinctement les objets qui sont présentés à ses regards; mais si on lui prescrit d'élever la paupière supérieure, ou de mouvoir le globe de l'œil vers un point déterminé, il exécutera ces mouvemens avec l'œil sain, persuadé que tous les deux ont agi à la fois. La pupille de l'œil malade est constamment dilatée, bien qu'elle soit exposée à l'action de la plus vive lumière. J'ai observé un grand nombre de cas de cette nature, et j'ai remarqué que dans tous, les fonctions cérébrales étaient manifestement languissantes, et que tous les sujets affectés n'ont pas tardé d'être frappés d'une apoplexie mortelle. Chez un de mes malades, l'apoplexie fut précédée d'un strabisme spontané, dans lequel les objets se doublaient.

par des bandages, constituent une maladie qui est facilement caractérisée par la réunion des circonstances qui l'ont précédée. Il sera facile de constater ensuite si le relâchement est le résultat de la paralysie totale du muscle élévateur de la paupière, en faisant avec l'extrémité des doigts, ou avec les pinces, un pli transversal aux tégumens de la paupière, près de l'arc supérieur de l'orbite; car si le muscle élévateur n'a pas perdu son activité dès qu'il aura été, pour ainsi dire, soulagé du poids qu'exerçaient sur lui les tégumens, au moyen de ce pli transversal, le malade soulèvera la paupière supérieure, et ouvrira l'œil convenablement, autrement il demeurera encore fermé. D'ailleurs cet état d'abaissement de la paupière, avec impuissance de l'élever, qui revient à de courts intervalles, se manifeste spontanément et disparaît aussitôt, ne dépend que d'un spasme passager du muscle orbiculaire des paupières; ce n'est pas proprement une maladie, mais seulement un symptôme d'un état spasmodique général, comme l'hypocondrie, l'hystérie, la chlorose, les affections de l'estomac, surtout lorsqu'il contient des vers, des matières saburrales, etc. Ces causes sont faciles à reconnaître.

Les écrivains en chirurgie rangent dans le nombre des causes de cette maladie les blessures transversales de la paupière ou du sourcil correspondant; et à ce sujet ils ne s'expliquent pas avec assez de clarté; car s'ils entendent parler de celles des blessures transversales de la paupière supérieure ou du sourcil, qui détruisent ou meurtrissent fortement le muscle élévateur, ou qui offensent grièvement le nerf sus-orbitaire, le relâchement de la paupière supérieure peut certainement en être la conséquence. Cependant lorsqu'il existe des contusions, le relâchement n'est pas le seul accident qui soit à craindre, et très-souvent il en survient un autre encore plus grand, la perte totale de la vue. Si les auteurs entendent parler de toute autre plaie transversale de la paupière supérieure ou du sourcil, il est certain que si celle-ci n'est pas accompagnée de perte de substance, et qu'elle se guérisse d'abord, elle ne peut jamais produire le relâchement de la paupière; et si au contraire elle est acccompagnée de perte de substance des tégumens et de leurs parties inférieures, accompagnée de suppuration, la cicatrice, aussitôt qu'elle sera opérée, loin de produire le relâchement de la paupière, déterminera un accident opposé, c'est-à-dire, le raccourcissement de cet organe.

Lorsque le relâchement de la paupière est purement local, et que les individus qui en sont affectés ne sont ni d'un âge décrépit, ni affligés d'hémiplégie, ou de torsion des muscles de la face; mais qu'il résulte d'un afflux humoral vers une partie déjà molle et flasque, il y a tout lieu d'espérer quelque avantage des remèdes locaux et corroborans. Les plus utiles sont l'eau froide à laquelle on a mêlé une petite quantité d'esprit-de-vin camphré, les frictions faites à la paupière relâchée, avec la liqueur anodine et la teinture de cantharides, et l'application du liniment de savon et de camphre.

Le relâchement qui est le symptôme de l'hypocondrie, de l'hystérie et des stimulans morbeux existans dans l'estomac, se guérit avec les remèdes internes antispasmodiques, anti-asthéniques, avec l'émétique et avec les anthelmintiques.

Le relâchement congénial de la paupière supérieure, celui qui tient à une cause humorale invétérée (1), celui qui se complique de l'atonie du muscle élévateur (pourvu que dans ce dernier cas l'organe immédiat de la vue soit encore sain), ne peuvent se guérir autrement qu'au moyen de l'opération. Il est vrai que dans le cas d'atonie et de faiblesse du muscle élévateur, on ne parviendra jamais à ce que l'œil puisse parfaitement s'ouvrir du côté malade, même après l'opération, comme fait celui qui est sain; mais toutefois le malade pourra voir les objets sans avoir besoin de faire usage de ses doigts pour relever la paupière supérieure.

La méthode curative de cette maladie est la même que celle que nous venons d'exposer en traitant du trichiase, c'est-à-dire, en retranchant, par le moyen des ciseaux, la portion excédante des tégumens de la paupière supérieure, qu'on soulèvera avec l'extrémité du pouce et de l'indicateur, ayant pourtant bien soin de n'en pas emporter ni plus ni moins qu'il n'est néces-

(1) Voyez l'observation qui suit.

saire, afin que la paupière supérieure puisse se prêter à l'action du muscle élévateur qui doit être secondé par elle afin de découvrir convenablement le globe de l'œil.

Dans le cas le plus commun de trichiasis, celui qui résulte du relâchement des paupières, et à la fois d'un pli vicieux en dedans du tarse et des cils, il est de la plus grande importance, comme nous l'avons déjà fait remarquer pour l'heureux succès de l'opération, de faire le pli des tégumens le plus près qu'il sera possible du tarse, renversé en dedans, afin d'attirer en dehors, et successivement, le bord de la paupière; mais dans le cas dont il s'agit ici, c'est-à-dire, celui de simple relâchement de la paupière supérieure, sans aucune inclinaison vicieuse du bord de la paupière et des poils, comme il n'y a pas d'autre indication à remplir que celle d'opérer le raccourcissement des tégumens de la paupière malade, il est nécessaire, avant de faire le pli et la rescision près du tarse, de rapprocher la peau et de la mettre en rapport avec l'axe supérieur de l'orbite, et dans sa direction.

On peut aisément reconnaître l'excédant des tégumens de la paupière supérieure relâchée, en faisant la comparaison de celle-ci avec la paupière saine; pour cela, on fait fixer attentivement les regards du malade sur un objet placé sur une ligne horizontale et à la hauteur de sa vue. Alors, dans cette position, l'œil sain se tenant ouvert et immobile, on peut apprécier exactement la différence d'élévation qui existe entre la paupière supérieure relâchée et celle qui a lieu du côté sain, et en conséquence de l'excédant de longueur de la paupière malade. Le chirurgien fera un pli transversal aux tégumens, au haut de la paupière relâchée, tout près et dans le sens de l'arc supérieur de l'orbite; il fixera ce pli au moyen des pinces ou du pouce et de l'indicateur, et prescrira au malade d'ouvrir les yeux; s'il peut exercer ce mouvement aussibien du côté malade que du côté sain, ce sera, comme on vient de le dire, une preuve certaine de l'intégrité et de l'aptitude du muscle élévateur à se contracter, et à exercer sa force sur la paupière relâchée; et si alors les deux paupières supérieures s'élèvent en même temps et à la même hauteur, cette uniformité sera la preuve manifeste que l'on a compris une juste quantité de tégumens dans le pli transversal qu'on doit resciser. Dans le cas contraire, il faudra augmenter ou diminuer la peau comprise dans le pli, selon que le besoin l'exigera. Cela fait, le chirurgien rescisera d'un seul coup, par le moyen des ciseaux, le pli des tégumens, de manière que ce pli étant plus relevé au sommet de la paupière supérieure qu'à ses extrémités, il en résulte une plaie dont la figure ressemble à celle d'une feuille de myrte. Ensuite l'opérateur mettra en contact les lèvres de la plaie, et les maintiendra réunies au moyen de l'application des bandelettes agglutinatives, et surtout de deux compresses appliquées l'une sur le sourcil, et l'autre sur le bord inférieur de l'orbite. Cet appareil sera soutenu par le bandage unissant qui suivra la direction du monocle. On obtient la guérison de cette maladie en peu de jours, par ce procédé, pourvu que comme dans le trichiase, les compresses soient exactement appliquées, et que le bandage unissant soit convenablement serré.

Je ne crois pas qu'il soit nécessaire de rapporter, comme preuve de ce que je viens d'affirmer, plus d'une observation, quoiqu'il me soit possible d'en produire un grand nombre; d'ailleurs je pense que celles que j'ai ajoutées au chapitre précédent, consacré au trichiase, seront suffisantes. Cependant il sera utile aux jeunes chirurgiens de lire, sur ce sujet, l'observation publiée par Morand dans le second volume de ses opuscules de chirurgie.

PREMIÈRE OBSERVATION.

M. le major F..., au service de sa majesté impériale, âgé de quarante ans, d'une constitution robuste, ayant été exposé aux vicissitudes inévitables de la vie militaire, fut pris d'une vive ophtalmie aux deux yeux, accompagnée d'une douleur violente à la tête et aux membres.

Il fut saigné et purgé à plusieurs reprises, et on lui fit faire usage des sudorifiques à l'intérieur, et des applications émollientes locales. Après quelques semaines, la rougeur de l'œil droit se dissipa, mais celle de l'œil gauche persista. Le malade continua à faire usage des applications émollientes et relâchantes. Pendant quelque temps, l'action de ces remèdes produisit, non-seulement l'engorgement de la conjonctive qui était remplie d'une sérosité rougeâtre, mais encore la tuméfaction de la paupière supérieure, qui devint œdémateuse et tomba sur le globe de l'œil, en sorte que le malade ne pouvant plus relever cette paupière, fut privé de l'usage de la vue. Cet officier essaya, pendant un an et demi, tant en Allemagne qu'en France, différens remèdes tant internes qu'externes, et même les mercuriaux, sans en éprouver aucun soulagement remarquable; et pour comble de malheur il fut obligé, pendant tout ce temps, de porter sur l'œil malade une compresse et une bande, ce qui contribua à faire allonger et à déprimer davantage la paupière supérieure, et à rendre de plus en plus difficile son élévation volontaire.

Ce fut au mois de septembre 1814, que ce brave militaire vint me trouver à ma campagne, pour me demander des conseils sur sa maladie. Je lui trouvai le globe de l'œil sain et mobile en tous les sens, et la vision parfaite. Je fis, au moyen du pouce et de l'indicateur, un pli aux tégumens de la paupière supérieure, et aussitôt le malade ouvrit l'œil avec facilité. La hauteur de ce pli était la juste mesure de la quantité de tégumens de la paupière supérieure qu'il fallait resciser pour obtenir la guérison. L'opération fut exécutée de la manière et dans la proportion que je viens d'indiquer en détail dans le chapitre précédent; et en peu de temps le major fut délivré de sa longue et pénible infirmité. Les bords variqueux de la conjonctive disparurent en même temps, aussi-bien que l'engorgement des glandules de Méibomius. Il en fut de même de celui du tarse, qu'entretenait l'irritation qui résulte du prolongement en avant de la paupière supérieure.

CHAPITRE VI.

De l'éraillement et du renversement des paupières.

Comme le relâchement excessif des tégumens des paupières, ainsi que le raccourcissement morbifique de leur membrane interne vers le bord libre, résultant des ulcères rongeans et des cicatrices qui s'ensuivent, déterminent l'inclinaison vicieuse du cartilage tarse et des cils vers le globe l'œil; de même, quelquefois, le trop grand relâchement, l'intumescence de cette membrane, sa crispation trop considérable, le raccourcissement des tégumens des paupières ou de ceux des parties avoisinantes, produisent un accident opposé à celui qui résulte du trichiase : c'est l'éraillement ou le renversement des paupières, qui a reçu le nom d'*ectropion*.

Il résulte conséquemment, d'après les causes qui la déterminent, deux espèces distinctes de cette maladie. La première dépend de l'engorgement contre nature de la membrane interne des paupières, qui non-seulement écarte le bord libre de celles-ci du globe de l'œil, mais qui le presse si fortement qu'il le renverse. La seconde espèce est le produit du raccourcissement de la peau qui couvre les paupières, ou de celui des tégumens voisins; ce raccourcissement écarte d'abord l'ourlet du bulbe de l'œil, et successivement le renverse en dehors avec toute la paupière affectée.

L'intumescence morbifique de la membrane interne des paupières, qui détermine la première espèce d'éraillement, abstraction faite de ce qui arrive dans l'état sénile, résulte le plus souvent d'une disposition congéniale au relâchement de cette même membrane conjonctive, développée ultérieurement par des ophtalmies chroniques opiniâtres, de nature scrofuleuse chez les sujets malsains et dont la fibre est lâche; ou par une métastase varioleuse sur les yeux, coïncidant avec le relâchement des vaisseaux de la conjonctive; ou bien enfin à la suite des croûtes laiteuses, des éruptions dartreuses, ou d'autres maladies croûteuses cutanées imprudemment répercutées.

Tant que le mal n'occupe que la paupière inférieure, ce qui a lieu le plus ordinairement, on voit la membrane interne de cette même paupière s'élever en forme de bourrelet sémi-lunaire, d'un aspect rouge pâle, et semblable à celui des chairs fongueuses des plaies; elle s'interpose entre le globe de l'œil et la paupière inférieure qu'elle renverse en partie. Quand ensuite le gonflement s'étend à la membrane interne des deux paupières, il présente la figure d'un anneau, dans le milieu duquel est logé le globe de l'œil, lequel y est enfoncé, de sorte que la circonférence du gonflement presse et renverse en dehors les bords des deux paupières, d'où il résulte une grande incommodité ainsi qu'une difformité fort désagréable. Dans l'un et l'autre de ces cas, si l'on appuie le bout du doigt sur les tégumens des paupières, on reconnaît qu'ils s'allongent facilement, et que les paupières se prêteraient à recouvrir parfaitement le globe de l'œil, si la tuméfaction intermédiaire des membranes n'y opposait un obstacle.

Cette maladie, indépendamment de la difformité très-considérable qui en résulte nécessairement, produit un larmoiement continuel sur la joue, et ce qui est plus grave encore, la sécheresse du globe de l'œil, l'exacerbation fréquente de l'ophtalmie chronique; l'œil ne peut supporter la lumière, et enfin la cornée transparente s'obscurcit et s'ulcère.

La deuxième espèce d'éraillement, c'est-à-dire, celui qui est causé par le raccourcissement de la peau qui couvre les paupières, ou celui des parties qui les avoisinent, est une conséquence fréquente des fortes crispations produites par la variole confluente aux tégumens de la face, près des paupières, ou à ceux des paupières elles-mêmes. Elle résulte aussi de profondes brûlures faites par hasard à la même partie; de verrues cancéreuses, ou de tumeurs cistiques, ou de tumeurs des paupières ou des parties environnantes qui auraient été extirpées sans avoir convenablement économisé une partie des tégumens. Cette maladie est aussi la suite du charbon malin, et enfin des déchiremens des mêmes parties avec une perte de substance considérable. Chacune de ces causes suffit en particulier pour faire resserrer et raccourcir les tégumens des paupières, au point de les attirer vers l'une ou l'autre arcade orbitaire, et pour les éloigner ensuite du globe de l'œil, en renversant leurs bords. Dès que ce mal est fait, il ne tarde pas à être suivi d'un autre non moins grave; c'est la tuméfaction de la membrane interne des paupières affectées, ce qui contribue puissamment à compléter le renversement; car la membrane interne des paupières, quoique légèrement éraillée, demeurant incessamment exposée à l'action de l'air, et étant sans cesse irritée par les corps étrangers, se tuméfie bientôt, et s'élève sous la forme de carnosité ou de fongosité, dont une partie parvient à couvrir une portion du globe de l'œil, tandis que l'autre pousse la paupière en dehors et la renverse, de manière que souvent l'on voit son ourlet s'appliquer au bord de l'orbite. Les incommodités qui accompagnent cette seconde espèce d'éraillement, sont les mêmes que celles qui résultent de la première espèce. Dans l'une comme dans l'autre, dès que la maladie s'invétère, elle s'augmente de la dureté de la tuméfaction fongueuse de la conjonctive, et cette membrane devient plus dense et presque calleuse. Bien que dans l'une comme dans l'autre espèce de cette maladie, la membrane interne des paupières paraisse également plus tuméfiée que dans l'état naturel, il est cependant facile au chirurgien de déterminer à laquelle des deux espèces appartient la maladie; car dans la première, comme on vient de le dire, la peau des paupières et des parties voisines n'est point déformée par des cicatrices, ni par des brides; et si l'on appuyait le bout du doigt sur la paupière renversée, elle pourrait parfaitement couvrir l'œil, si elle n'en était empêchée par la carnosité intermédiaire. Au contraire, dans la seconde espèce, outre les cicatrices manifestes et les froncemens qu'on aperçoit à la peau des paupières ou aux parties voisines, si l'on pressait avec le bout du doigt la paupière renversée, afin de l'amener à couvrir l'œil, elle ne se prêterait à ce mouvement qu'en partie, ou ne quitterait point sa position vicieuse; car dans ce dernier cas les tégumens de la paupière ont éprouvé un tel dégât, que ses bords se trouvent fixés à l'arcade orbitaire.

Ainsi, en comparant entre elles ces deux espèces d'éraillement, l'on reconnaît qu'il est impossible de prétendre dans toutes les occasions à une guérison entière, et que la seconde est dans quelques cas absolument incurable. Effectivement, dans la première espèce d'éraillement, comme dépendant uniquement d'une intumescence morbifique de la membrane interne des paupières, l'art possède un grand nombre de moyens pour atteindre complétement à son but, car il ne s'agit que d'ôter le superflu pour opérer la guérison; mais dans la seconde espèce de cette maladie, dont la cause principale consiste dans la perte d'une portion de la peau des paupières ou des parties qui les avoisinent, et qui ne sauraient être rétablies par aucun moyen connu, la chirurgie est impuissante pour guérir entièrement la difformité; elle se borne uniquement à corriger, du mieux qu'il est possible, les inconvéniens qui en résultent, et cela d'une manière plus ou moins satisfaisante, à raison de la plus grande ou de la plus petite perte des tégumens des paupières; et elle abandonne, comme incurable, le cas où la perte des tégumens est si considérable que le bord de la paupière se trouve uni au bord de l'orbite : *Si nimium palpebræ deest*, dit Celse, *nulla id restituere curatio potest* (1). Lors donc qu'il s'agit de la seconde espèce d'éraillement, le degré de probabilité pour le succès du traitement sera, dans tous les cas, déterminé par l'assurance qu'aura acquise le chirurgien, en examinant les parties, que la paupière peut être facilement reconduite, en la poussant doucement avec le bout du doigt vers le globe de l'œil, ou bien en employant les moyens par lesquels on peut obtenir un allongement quelconque des tégumens de la même paupière; car l'art, au delà de ce degré, n'a plus le pouvoir de la reconduire et de la maintenir d'une manière stable.

Quant au traitement de la première espèce d'éraillement, si la maladie est récente, et lorsque la fongosité de la membrane interne de la paupière est peu considérable, et conséquemment le renversement de son bord médiocre, par exemple de deux lignes ou un peu plus, chez les jeunes sujets (car chez les vieillards

(1) Lib. VII. cap. VII.

les paupières sont si flasques, que la maladie devient tout-à-fait incurable), on détruit cette fongosité superficielle de la membrane interne de la paupière, au moyen de l'application du nitrate d'argent fondu; opération que le chirurgien exécutera de la manière suivante : Il renversera tout-à-fait, avec la main gauche, la paupière affectée, et avec la droite il l'essuiera au moyen d'un linge fin; ensuite il promenera avec force le nitrate d'argent sur toute la surface de la fongosité, de manière à produire une escarre. Et afin d'incommoder le moins possible le malade, un aide, armé d'une petite plume dont la barbe sera imbibée d'huile, en couvrira, par un mouvement rapide, les parties cautérisées, immédiatement après que le chirurgien aura terminé son opération, ce qui s'opposera à ce que les larmes ne dissolvent la substance caustique, et ne la répandent sur le globe de l'œil. Cependant, si quelque portion de la pierre fondue incommodait le malade, le chirurgien ou les assistans l'enleverait en introduisant dans l'œil du lait frais à plusieurs reprises. Le chirurgien répétera cette opération ou cautérisation pendant plusieurs jours consécutifs, jusqu'à ce que le nitrate d'argent fondu ait suffisamment ulcéré l'intérieur de la paupière, et détruit la fongosité superficielle de la membrane conjonctive, surtout vers le tarse. Après quoi des lotions d'eau pure ou de décoction d'orge, avec addition de miel rosat, seront suffisantes pour exciter la suppuration, et pour cicatriser la plaie de la conjonctive. L'effet de ce traitement sera tel, qu'à mesure que la cicatrice se formera dans l'intérieur de la paupière, son léger éraillement diminuera en égale proportion, et enfin que son bord libre remontera à sa position naturelle.

Cette méthode curative n'est pratiquable avec un heureux succès, ainsi que je viens de le remarquer, que dans les cas d'un éraillement très-petit et récent. Le moyen le plus expéditif et le plus certain de remédier promptement et sûrement à l'éraillement de la même espèce, qui est considérable et invétéré, est celui que présente la rescision de toute la fongosité, en rasant la substance musculaire intérieure des paupières. On fera asseoir le malade, qui inclinera la tête un peu en arrière, pendant que le chirurgien tenant fortement la paupière renversée avec le doigt indicateur et le doigt du milieu de sa main gauche, aura la droite armée de ciseaux à cuillers (1). Alors il saisira l'excroissance de la membrane interne de la même paupière, le plus près qu'il pourra de sa base, et la rescisera complétement. Il répétera la même opération sur l'autre paupière, si elles sont affectées toutes les deux de la même maladie. Lorsque l'excroissance revêt une forme telle qu'elle ne peut être parfaitement comprise par les ciseaux, on la soulevera le mieux qu'il sera possible, avec les pinces ou avec une érigne, et l'on en fera la résection à sa base avec un petit bistouri (2)

(1) Voyez planche 3, fig. 4.
(2) Voyez planche 4, fig. 12.

à tranchant convexe. Le sang, qui au commencement de cette opération paraîtra vouloir jaillir en abondance, s'arrêtera bientôt de lui-même, ou bien à l'aide de quelques lotions d'eau froide pratiquées sur l'œil. Cela fait, le chirurgien appliquera l'appareil qui consiste en deux petites compresses, l'une appliquée sur l'arc supérieur, et l'autre sur l'inférieur de l'orbite; sur quoi il placera un bandage unissant semblable au monocle, serré et dirigé de manière à ce qu'il presse le bord précédemment renversé de la paupière, afin qu'il puisse recouvrir le globe de l'œil. Vingt-quatre ou trente heures après l'opération, le chirurgien lèvera l'appareil, et il trouvera la paupière entièrement ou presque entièrement remise dans sa position naturelle. Le reste de la cure consiste à laver, jusqu'à la cicatrisation complète, deux ou trois fois par jour, l'ulcère de l'intérieur de la paupière avec de l'eau pure, ou de l'eau de mauve, ou bien de la décoction d'orge, avec addition de miel rosat. Si, vers la fin, la plaie reprend un aspect de fongosité, ou bien si le chirurgien observe que le bord de la paupière est encore trop éloigné du globe de l'œil, il touchera plusieurs fois la plaie existante à l'intérieur de la paupière avec le nitrate d'argent fondu, afin de détruire une partie un peu plus considérable. de la membrane interne affectée, et afin d'obtenir qu'en se cicatrisant dans cette partie elle se resserre davantage sur elle-même, et qu'elle reconduise de plus en plus le bord de la paupière vers la bulbe de l'œil. Cependant le chirurgien ne négligera pas de combattre la cause principale qui a produit l'éraillement, surtout l'ophtalmie chronique, ainsi que l'afflux vicieux des humeurs vers l'œil, aussi-bien que la faiblesse et la distension des vaisseaux de la conjonctive. A cet effet il mettra en pratique les moyens que j'indiquerai au chapitre où je traiterai de l'ophtalmie.

L'indication curative de la seconde espèce d'éraillement, c'est-à-dire de celle qui est produite par un raccourcissement accidentel des tégumens des paupières, ou des parties voisines, ne diffère point de celle que nous venons d'exposer. Si le raccourcissement des tégumens a pu renverser la paupière, la rescision d'une portion de la membrane interne de cette partie et la cicatrice qui doit en résulter, pourront par la même raison la reconduire à sa première position; mais puisque, comme on vient de le dire, la partie perdue des tégumens n'est plus réparable, le raccourcissement de toute la paupière reste toujours tel qu'il était, même après l'opération la mieux exécutée; et c'est pour cela que cette seconde espèce d'éraillement ne se guérit jamais aussi parfaitement que la première. La paupière redressée demeure toujours plus que dans l'état naturel, et cela dans la proportion de la plus grande ou de la plus petite quantité de tégumens perdus. Il est vrai de dire que dans un grand nombre de cas, l'éraillement paraît porté plus loin qu'il n'est réellement, eu égard à la petite quantité de tégumens qui a été retranchée; car une fois que le renversement a commencé, quelque peu considérable qu'il soit, à raison du peu de perte des tégumens, l'intumescence de la membrane interne de la paupière, qui augmente incessamment, parvient enfin à faire renverser complétement la paupière. Dans ce cas, la guérison réussit complétement, au delà même de l'attente des personnes peu habituées à observer la marche de ces maladies. En effet, après que la fongosité de la membrane interne de la paupière a été enlevée, et son bord reconduit vers le globe de l'œil, le raccourcissement de cet organe qui persiste après l'opération est si peu considérable qu'on peut le regarder comme nul, en le comparant à la difformité et aux incommodités qui résultaient de cet état de renversement de la paupière : c'est ce dont on peut voir un exemple dans la figure qui accompagne cet ouvrage (1). Ainsi donc, toutes les fois que la contraction des tégumens de la paupière renversée, et par conséquent son raccourcissement, ne seront pas assez considérables pour s'opposer à ce qu'elle puisse s'alonger et remonter jusqu'à recouvrir l'œil, sinon parfaitement, du moins d'une manière telle que le désagrément de la difformité soit peu remarquable, le chirurgien procédera à l'opération, en rescisant la membrane interne de cette paupière, comme on vient de l'exposer, et en pratiquant une plaie avec perte de substance sur toute la

(1) Voyez planche 2, fig. 1, 2.

surface interne de la paupière éraillée. Il emploira, selon les circonstances, tantôt les ciseaux à cuillers, tantôt le bistouri à lame convexe, tantôt enfin ces deux instrumens. Et dans le cas d'un renversement invétéré où la membrane interne de la paupière engorgée est devenue dure et comme calleuse, c'est une fort bonne pratique de recouvrir préalablement, pendant quelques jours avant de faire l'opération, la paupière éraillée d'un cataplasme émollient fait avec de la mie de pain et du lait, afin de la rendre flexible, et afin de pouvoir ensuite, la séparer avec une plus grande facilité que dans son état précédent de rigidité.

C'est un fait des plus certains et des mieux démontrés, que la section des cicatrices et des brides des tégumens qui ont donné lieu au raccourcissement et au renversement de la paupière, ne procure aucun prolongement durable de cette partie, et n'apporte par conséquent aucun avantage dans le traitement de cette maladie. On voit arriver la même chose après les brûlures profondes et étendues de la paume de la main et des doigts; à la suite desquelles, quelque soin qu'on prenne pendant le traitement, afin de maintenir la main et les doigts étendus, aussitôt que la cicatrice est complète, ces parties se trouvent déjà pliées sans retour. Il en arrive de même après les larges brûlures de la peau de la face et du cou. Fabrice d'Aquapendente (1)

(1) *De chirurg. operat.*, cap. XV.

qui reconnut l'inutilité de la section semi-circulaire des tégumens des paupières dans l'intention de remédier à leur raccourcissement et à leur renversement, proposa comme un très-bon expédient de les étendre, au moyen de l'application faite sur elle et sur les sourcils, d'emplâtres agglutinatifs étroitement noués ensemble. L'expérience m'a enseigné que, quel que soit l'avantage qu'on puisse retirer de cette méthode, on réussit aussi-bien, à la faveur de l'application, pendant quelques jours, du cataplasme de mie de pain et de lait; ensuite, au moyen des embrocations huileuses, et enfin par le secours du bandage unissant dirigé de manière à étendre la paupière raccourcie dans un sens opposé à celui de la cicatrice. Cette pratique doit être suivie, dans tous les cas, avant d'entreprendre l'opération dont il s'agit.

Les choses étant ainsi disposées, on fait asseoir le malade, si c'est un adulte, ou bien on le couche sur une table, ayant la tête un peu relevée, si c'est un enfant; et après l'avoir fait convenablement tenir par des aides habiles, le chirurgien, armé d'un petit bistouri à tranchant convexe, incisera assez profondément la membrane interne de la paupière, le long du tarse, en évitant soigneusement d'offenser les points lacrymaux; ensuite, au moyen d'une pince, il soulèvera le bord de la membrane fongueuse incisée, puis il continuera à la séparer, au moyen du bistouri, des parties subjacentes dans toute l'étendue de la surface intérieure de la paupière, en procédant de la même manière qu'on a coutume de faire dans les préparations anatomiques, jusqu'à ce que la séparation soit parvenue au point où cette membrane se dispose à s'éloigner de la paupière pour se réfléchir sur l'hémisphère antérieur du globe de l'œil, sous le nom de conjonctive. Lorsque la section sera parvenue à ce point, le chirurgien, en soutenant de plus en plus et en relevant cette membrane, la séparera entièrement d'un seul ou de deux coups de ciseaux, en rasant la partie la plus profonde de la paupière. Cela fait, il appliquera l'appareil que nous avons précédemment indiqué, et qui consiste en une compresse et le bandage unissant, afin de faciliter le retour de la paupière renversée vers le globe de l'œil. Un jour ou deux après l'opération, en changeant l'appareil, on trouvera la paupière opérée en grande partie redressée, et déjà la difformité qui résultait de cet état très-diminuée. Il est rare que l'opération soit suivie de symptômes de quelque importance, comme de vomissemens, de vives douleurs, et d'une inflammation considérable. Cependant, si le vomissement avait lieu, un lavement opiacé y remédierait; et pour calmer la douleur ainsi que l'inflammation avec engorgement notable de la paupière opérée, on applique sur la partie malade un emplâtre ou des cataplasmes d'herbes émollientes, en employant en même temps les moyens antiphlogistiques à l'intérieur, jusqu'à ce que l'inflammation et le gonflement soient tout-à-fait dissipés, et que la suppuration commence à s'établir à la surface interne de la paupière opérée. Aussitôt que la suppuration se sera manifestée, le traitement consistera à laver les parties deux fois par jour avec une décoction d'orge, avec addition de miel rosat; et enfin à toucher quelquefois la plaie avec le nitrate d'argent, afin de contenir les granulations dans les limites convenables, et de favoriser la cicatrice de manière à maintenir à sa place naturelle la paupière redressée.

PREMIÈRE OBSERVATION.

Une jeune paysanne, âgée de vingt ans, d'une constitution grêle, ayant la fibre molle, chlorotique, éprouva une ophtalmie opiniâtre, à la suite de laquelle la paupière inférieure de chaque œil demeura déprimée dans une étendue de deux lignes environ; cette maladie, outre qu'elle déformait le visage de la malade, lui occasionait un écoulement, mêlé de larmes et de matière puriforme. Le bord, renversé en dehors des deux paupières, était rouge, un peu relevé, et fongueux.

Après avoir fait un emploi inutile de collyres astringens pendant une semaine, je me déterminai à cautériser profondément, et à ulcérer le bord inférieur de l'une et de l'autre paupière inférieure renversée. A cet effet, après avoir écarté successivement les paupières de l'œil, et les avoir soigneusement essuyées, je portai sur la fongosité superficielle de leur bord interne le nitrate d'argent, et je l'y appuyai assez fortement pour qu'il pût déterminer une escarre, que je couvris aussitôt de quelques gouttes d'huile, ayant soin de laver successivement les yeux de la malade avec du lait frais. Ce moyen curatif fut répété dix fois à différens intervalles, et toujours avec des signes évidens d'heureux succès; de sorte que, dans l'espace de vingt-six jours, j'eus la satisfaction de voir chez cette malade le bord libre des deux paupières inférieures remonté à sa place. Après la guérison, je continuai, pendant long-temps encore, le collyre vitriolique comme préservatif.

SECONDE OBSERVATION.

Une petite fille, âgée de neuf ans, nommée Joséphine Mileri, de la ville de Pavie, d'une constitution malsaine, s'enfonça imprudemment la pointe d'un couteau à travers la cornée de l'œil droit; ce qui, outre une cicatrice difforme, détermina une ophtalmie chronique, qui dégénéra peu à peu en un énorme gonflement de la paupière inférieure, avec renversement en dehors. Cet accident rendait repoussant l'aspect de cette malheureuse enfant. Lorsque la petite malade fut conduite à l'École de clinique chirurgicale de cette ville, c'est-à-dire quelques mois après l'apparition du renversement, elle n'accusait aucune douleur, lors même qu'on touchait avec le bout du doigt la fongosité qui avait poussé et renversé en dehors la paupière inférieure.

Je procédai au traitement, en emportant avec les ciseaux à cuiller toute la fongosité; ensuite je couvris la partie d'un linge fin enduit de cérat simple, sur lequel j'appliquai un plumasseau et le bandage unissant. Quatre jours après, en levant le premier appareil, je vis que la paupière inférieure était remontée d'une manière remarquable. Le jour suivant, la suppuration se manifesta dans toute l'étendue de la partie occupée par la rescision. La paupière inférieure resta comme stationnaire pendant une semaine; ensuite, aussitôt que la plaie eut commencé à se cicatriser, et par conséquent à se resserrer, la paupière inférieure remonta également; et la cicatrice faite, elle reprit sa position naturelle.

Pendant tout le traitement, qui dura environ un mois, on n'employa d'autre remède externe que les lotions de décoction d'orge, avec addition de miel rosat, ainsi que quelques applications de nitrate d'argent, toutes les fois que la granulation de l'ulcère se soulevait trop. Intérieurement, j'ai administré avec avantage un électuaire composé de quinquina et d'œtiops antimonial. La cicatrice de l'ulcère étant complète, je prescrivis encore, pendant quelques semaines, l'emploi, matin et soir, de l'onguent ophtalmique de Janin, afin de corroborer les vaisseaux variqueux de la conjonctive de l'œil qui avait été affecté; ce qui fut couronné du succès que j'en attendais. L'enfant ne put recouvrer la vue de l'œil droit, à cause d'une large opacité de la cornée; mais au moins l'éraillement fut guéri.

TROISIÈME OBSERVATION.

Un paysan, âgé de trente-huit ans, fut attaqué d'un érysipèle à la face, lequel causa un gonflement considérable à la paupière et au sourcil de l'œil gauche. L'inflammation se termina par une suppuration si considérable, que le pus s'ouvrit par lui-même un passage en perçant, dans trois points différens, la paupière supérieure, vers l'arcade surciliaire. Le chirurgien, afin de guérir plus promptement l'ulcère, se décida à fendre et à emporter, par le moyen de la rescision, les ouvertures d'où partaient les matières purulentes; et, soit que dans cette opération il ait emporté une portion des tégumens de la paupière supérieure, soit que le pus en ait détruit une trop grande partie, on observait, à mesure que l'ulcère approchait de sa guérison, que la paupière supérieure était de plus en plus altérée et renversée en haut, et qu'enfin elle ne couvrait plus le globe de l'œil. C'est ce qui fit que la membrane interne de la même paupière, trop long-temps exposée au contact de l'air et au dessèchement, devint très-volumineuse, et dégénéra enfin en une substance fongueuse. Afin de remédier de la manière la plus convenable à cet inconvénient, je fis asseoir le malade dans la position qu'on a coutume de faire prendre pour l'opération de la cataracte, et, avec le petit bistouri à tranchant convexe, j'entrepris de séparer la membrane fongueuse intérieure de la paupière, en commençant l'incision près de l'angle externe de l'œil, en continuant à fendre jusque près de l'angle interne, et en ayant soin d'épargner le siége du point lacrymal supérieur. Cela fait, je saisis avec les petites pinces la membrane fongueuse, et continuant ainsi ma dissection, je la séparai de toute la surface interne de la paupière, jusqu'où la membrane interne est prête à se jeter sur l'hémisphère antérieur du globe de l'œil, pour y former la conjonctive.

Aussitôt que la membrane fongueuse fut séparée, la paupière supérieure tomba sur le globe de l'œil, et recouvra presque entièrement sa forme première. La perte du sang fut peu considérable; mais peu après l'opération, le malade fut atteint d'un vomissement, qui dura deux heures, et que l'on calma moyennant l'usage abondant de l'opium administré, tant par la déglutition que par les lavemens.

Dans le cours des jours suivans, la paupière présenta une tuméfaction peu considérable, et qui céda dès que la suppuration eut commencé à s'établir à sa face interne. Quatorze jours après l'opération, le sujet se trouva parfaitement guéri, autant du moins que la nature de la maladie le permettait.

L'œil ne présentait plus de difformité, bien que cependant la paupière supérieure gauche fût un peu plus courte que la droite : le sujet pouvait l'élever et la déprimer à son gré, et l'adosser au globe de l'œil. Lorsqu'il voulait fermer tout-à-fait son œil gauche, il portait en haut, au delà des extrémités ordinaires, la paupière inférieure, et suppléait ainsi au défaut de la paupière supérieure.

QUATRIÈME OBSERVATION.

Vers le commencement d'octobre 1790, un enfant, âgé de dix ans, se coucha, pendant la nuit, sur un drap où on avait battu des épis de froment. Le matin, il se leva avec les paupières de l'œil gauche enflées et douloureuses : malgré l'emploi des topiques émolliens, il se forma un abcès sur la paupière supérieure, qui s'ouvrit une issue au-dessus du sourcil, vers la tempe, et qui y laissa une ouverture qu'on ne put parvenir à fermer et à cicatriser, quelque moyen qu'on employât. A la fin, la paupière supérieure gauche commença à se renverser, et la membrane interne de la même paupière à se tuméfier, et à saillir en dehors; enfin l'éraillement devint de plus en plus monstrueux.

Vers la moitié du mois de juin 1791, huit mois environ après l'apparition des premiers accidens de cette maladie, l'excroissance fongueuse qui s'était développée à la membrane interne de la paupière supérieure gauche, couvrait une grande partie de l'hémisphère supérieur du globe de l'œil, et tenait renversée la paupière supérieure, de telle sorte que son bord, surtout du côté de la tempe, se trouvait porté à peu de distance du sourcil. Lorsqu'on poussait ce bord en bas avec le bout du doigt, la paupière se prêtait néanmoins facilement, et montrait qu'elle aurait recouvert l'œil sans l'obstacle que lui opposait le corps intermédiaire formé par la fongosité de sa membrane interne.

Comme cette fongosité était très-desséchée et presque calleuse, je prescrivis qu'on y entretînt pendant vingt-quatre heures un cataplasme de mie de pain et de lait; ensuite j'emportai toute cette fongosité d'un coup de ciseaux à cuiller, en épargnant soigneusement le point lacrymal supérieur.

La récision terminée, il se présenta dans le repli de la fongosité un fétu de paille de froment de la longueur d'un pouce à peu près, et d'une demi-ligne de largeur. Après avoir emporté tout cet excès de membrane interne fonguense, la paupière supérieure descendit sur l'œil, jusqu'à le couvrir d'une manière convenable. L'opération ne fut suivie d'aucune particularité remarquable, et cet enfant sortit de l'hôpital dix jours après, étant guéri; de manière qu'il ne lui resta d'autre inconvénient qu'une petite élévation de la paupière supérieure gauche, près de l'angle externe, où l'abcès s'était ouvert.

Comme il est hors de doute que ce fétu de paille avait été la cause qui s'était opposée à la cicatrisation de l'ulcère de la paupière, bien qu'il y eût huit mois que l'abcès se fût ouvert, de même on a lieu de s'étonner que ce corps étranger ait été s'insinuer avec force dans la membrane interne de la paupière, sans que cet enfant se soit éveillé au moment d'une aussi grande violence.

CINQUIÈME OBSERVATION.

Le nommé Joseph-Antoine Scanavotti, âgé de trente-six ans, habitant de la campagne, près de la Stradella, avait depuis long-temps une verrue près de l'arcade inférieur de l'orbite droite. Ce tubercule commença à lui causer de la douleur au mois de janvier 1795. Un chirurgien des environs y fit appliquer, à cette époque, un emplâtre, qui détermina, deux jours après, une éruption érysipélateuse, laquelle s'étendit sur toute la partie droite de la face. Alors le chirurgien changea de système, et aussitôt que l'érysipèle eut commencé à diminuer, il appliqua le fer rouge sur le tubercule, qu'il cautérisa profondément; puis il appliqua sur l'escarre un cataplasme de mie de pain et de lait, qu'il continua pendant plusieurs jours consécutifs. A la chute de l'escarre, l'ulcère présenta l'aspect d'une plaie simple, qui se cicatrisa dans l'espace de deux mois (1); cependant il résulta de cette cicatrice que la paupière inférieure demeura un peu rétractée en bas et en dehors. Par la suite la membrane interne de la même paupière se souleva, et devint fongueuse. Enfin, deux ans environ après l'accident, la fongosité de la membrane interne de la paupière inférieure devint si exorbitante, qu'elle renversa tout-à-fait la même paupière; en sorte qu'elle se trouva dans

(1) Voyez planche 2, fig. 1.

l'état où elle est représentée dans la fig. 1, planche 2. Le malade ayant le visage si désagréablement défiguré, et se trouvant excessivement incommodé par le larmoiement continuel, se transporta à l'hôpital le 29 décembre 1797.

En pressant, avec le bout du doigt, la paupière inférieure, de bas en haut, je reconnus que la peau se prêtait à laisser conduire la paupière presque dans sa position naturelle, d'où je déduisis la possibilité de pouvoir améliorer le sort de ce malheureux. Et comme la fongosité de la paupière renversée était dure et coriace, je la fis recouvrir pendant trois jours d'un linge enduit d'un onguent composé d'huile et de cire, et par-dessus était appliqué un cataplasme de mie de pain et de lait.

Le 3 janvier 1798, ayant fait asseoir le malade, je lui fis, au moyen du petit bistouri à tranchant convexe, et à l'aide d'une pince, une incision le long du bord interne du tarse, de l'un à l'autre côté de la paupière inférieure, en épargnant le point lacrymal; et continuant à séparer par sa base la membrane interne de la même paupière, j'emportai toute la fongosité; ensuite je recouvris la plaie avec un linge enduit d'onguent d'huile et de cire; j'appliquai par-dessus une compresse très-relevée qui s'étendait depuis l'apophyse zigomatique jusqu'à la paupière inférieure. Le tout fut maintenu et serré au moyen du bandage unissant, appliqué dans la direction du *monoculus*.

Le 6, ayant levé l'appareil pour la première fois,

je trouvai que la paupière inférieure avait fait plus des deux tiers du chemin vers sa position naturelle. Je lavai les parties affectées avec une décoction tiède de mauve, et je renouvelai l'appareil précédent.

Le 9, la paupière inférieure était remontée vers le globe de l'œil plus que les jours précédens. L'ulcère à la face interne de la paupière devenait trop granuleux; en conséquence il fut touché fortement avec le nitrate d'argent fondu, ayant soin de passer sur l'escarre une couche d'huile.

Les 10, 11 et 12, il n'arriva rien de remarquable, si ce n'est que la cicatrice commençait à se former vers les parties voisines du bord interne du tarse.

Les 13, 14 et 15, il fallut toucher l'ulcère avec le nitrate d'argent, du côté correspondant à l'angle interne de l'œil.

Le 21, la cicatrice fut complète, moyennant l'emploi, pendant trois ou quatre jours, des lotions d'un mélange d'eau de chaux et de miel rosat, renouvelées trois ou quatre fois toutes les vingt-quatre heures.

La paupière inférieure se trouvait au plus haut degré d'élévation auquel elle pût parvenir, et précisément telle qu'on la voit dans la deuxième figure de la pl. 2. Cependant la petite différence qu'on observe encore dans la figure citée, était proportionnée à la perte déjà éprouvée des tégumens où existait la cicatrice, perte qui n'est réparable par aucun moyen que l'art connaisse jusqu'à présent. Quoi qu'il en soit, grâce à l'opération qui vient d'être exposée, le malade a été débarrassé du larmoiement qui l'incommodait, ainsi que de sa difformité.

SIXIÈME OBSERVATION.

Marie-Thérèse Zecone de Marcignano, âgée de six ans, fut atteinte d'un charbon malin sur la partie inférieure et un peu latérale externe de la paupière inférieure droite. Cet accident ayant détruit une partie de tégumens, il en résulta une cicatrice difforme et distendue, qui renversa progressivement la paupière inférieure droite. J'examinai l'œil de cette enfant, alors qu'elle était déjà adulte, c'est-à-dire à sa seizième année; le renversement était au moins de cinq lignes. Les larmes coulaient incessamment sur la joue. On ne pouvait pousser en haut la paupière affectée que dans une petite étendue, à cause du tiraillement et du froncement de la cicatrice inférieure, principalement du côté de l'angle externe de l'œil. Le défaut remarquable des tégumens, et la rigidité de la cicatrice ne me permettaient pas d'espérer une guérison fort satisfaisante. Toutefois je voulus tenter d'améliorer le sort de cette pauvre fille, à laquelle on donna, à cet effet, un lit dans cet hôpital, le 17 décembre 1799. Afin de rendre plus flexibles les tégumens de la paupière renversée, ainsi que la cicatrice, je les fis oindre tous les jours avec de la graisse, et on appliqua le bandage unissant, dans l'objet de tendre et d'allonger la peau de la joue et de la paupière affectée, de bas en haut; ce qui fut exécuté avec un succès remarquable, depuis le jour de l'entrée de la malade à l'hôpital, jusqu'au 22 du même mois.

Le jour suivant j'exécutai l'opération en pratiquant une incision avec le bistouri à tranchant convexe sur la membrane interne fongueuse de la paupière renversée, rasant le tarse de l'angle externe vers l'interne, en épargnant le point lacrymal inférieur; puis, au moyen des pinces, je soulevai la membrane interne fongueuse de la paupière, déjà en grande partie séparée, jusqu'à l'endroit où elle commence à se convertir en conjonctive : je la retranchai du reste d'un seul coup de ciseau. Je dis ensuite à la malade de fermer l'œil autant qu'il lui fut possible, et je le lui recouvris d'un plumasseau de charpie sèche, afin de réprimer le sang, et je maintins le tout par l'application du bandage unissant.

Deux jours après je levai le premier appareil, et je trouvai la paupière inférieure redressée et remontée d'une manière remarquable vers le globe de l'œil. On lava la plaie avec de l'eau tiède, et on la recouvrit de nouveau avec un linge enduit d'onguent d'huile et de cire, et avec le bandage unissant, afin de porter incessamment les tégumens de bas en haut.

Le 27, la suppuration parut abondante; la plaie montra de la tendance à devenir fongueuse; cet état s'aggrava davantage le 29, car la fongosité s'opposait évidemment au plus grand resserrement possible de la paupière; c'est ce qui me décida à exciser d'un seul coup, avec les ciseaux à cuiller, toute cette fongosité.

Le premier janvier 1800, la suppuration reparut en abondance. On détergea la plaie plusieurs fois par jour avec de la décoction d'orge, contenant du miel rosat.

Le 5, j'ordonnai qu'on appliquât le soir sur la surface interne de la paupière opérée, l'onguent ophtalmique de Janin, dans l'intention de réprimer la tendance qu'avait toujours la plaie à la fongosité. Ce moyen fut mis en usage jusqu'au dixième jour.

A cette époque la paupière était déjà remontée presque entièrement au point auquel il était possible qu'elle atteignît, et elle embrassait si exactement l'hémisphère inférieur du globe de l'œil, que les larmes ne coulaient déjà plus le long de la joue.

Du 10 jusqu'au 20, le traitement consista à toucher quelquefois la petite plaie avec le nitrate d'argent fondu, et à la laver avec la décoction d'orge miellée. Moyennant ce traitement, il s'opéra une cicatrisation complète.

Le 22 du même mois, la jeune fille sortit de l'hôpital, fort contente de son nouveau visage; il ne lui restait d'autre défaut que celui qui dépendait du raccourcissement de la paupière inférieure, lequel n'était même pas très-sensible lorsqu'elle ne regardait point en haut.

ADDITION

DES TRADUCTEURS.

SUIVANT que l'éraillement des paupières affecte la paupière supérieure ou l'inférieure, cette maladie a reçu le nom d'*ectropion* ou de *logophtalmie*. Cette dernière variété est beaucoup plus rare que l'autre, parce que la longueur de la conjonctive est beaucoup plus considérable relativement à celle de la peau, à la paupière inférieure qu'à la supérieure.

La maladie dont il est question peut être déterminée, ainsi qu'on l'a vu dans le chapitre précédent, par deux causes principales qui agissent d'une manière opposée. La première consiste dans l'irritation chronique et la tuméfaction fongueuse de cette partie de la membrane muqueuse des paupières qui avoisine le cartilage tarse. La seconde dépend d'une perte de substance que les tégumens de la paupière ont éprouvée, et à la suite de laquelle le bord libre de cet organe est tiré et renversé en dehors par la cicatrice. Dans ces deux cas, aussitôt que l'éraillement est formé, il tend constamment à s'accroître. En effet, la membrane muqueuse qui revêt la face interne de la paupière, incessamment irritée par le contact de l'air, se tuméfie à chaque instant davantage, et finit par constituer, entre le cartilage tarse et le globe de l'œil, une tumeur rougeâtre, plus ou moins volumineuse, d'apparence charnue, qui repousse le cartilage à l'extérieur, et refoule la paupière dans le sens de son bord libre vers sa base.

Indépendamment de la difformité qui résulte d'une semblable lésion, et du larmoiement qui s'établit lorsqu'elle se manifeste à la paupière inférieure, l'œil, ne pouvant être recouvert, est irrité; il s'enflamme, et devient le siége d'une ophtalmie chronique qu'il est impossible de guérir aussi long-temps que la cause qui l'a provoquée et qui l'entretient continue d'agir. La conjonctive, toujours en contact avec l'air, s'épaissit, et forme autour de la cornée un bourrelet rougeâtre et enflammé. Enfin, dans beaucoup de cas, la cornée transparente, s'obscurcit, et ne permet que difficilement aux rayons lumineux de la traverser.

Le traitement de la première variété de la maladie, c'est-à-dire, de celle qui est primitivement produite par la tuméfaction de la conjonctive des paupières, est connu depuis la plus haute antiquité, et il n'a presque jamais varié. Hippocrate voulait déjà que l'on retranchât la chair surabondante, et qu'on passât un fer chaud sur la base de la tumeur (1). Guillemeau recommandait l'usage des cathérétiques, lorsque la maladie n'existait qu'à un faible degré; dans les cas

(1) Hippocrate, *De visu.*

plus graves, il conseillait de traverser la partie la plus profonde de l'excroissance avec un fil, de la soulever et de l'exciser, soit avec le bistouri, soit avec les ciseaux, le plus près possible de la paupière (1). Ces préceptes furent adoptés par tous les oculistes. Maître-Jean (2), entre autres, reproduisit les principes établis par Guillemeau, et jusqu'à ses expressions. Marc-Aurèle Séverin (3) pratiqua avec succès l'opération conseillée par ses prédécesseurs. Enfin Saint-Yves (4) et Heister (5) recommandèrent de toucher la conjonctive boursouflée avec la pierre infernale, lorsque les fumigations et les lotions aromatiques et résolutives, dont on peut essayer l'emploi, restent sans effet.

Nous n'avons reproduit les idées des chirurgiens les plus illustres des siècles passés, qu'afin de prouver combien est erronée cette opinion des oculistes vivans, qui ne fait remonter qu'à Fabre et à Bordenave la connaissance des principes sur lesquels doit reposer le traitement le plus rationnel de l'éraillement des paupières. Bordenave n'a fait qu'appliquer à tous les cas une methode qui n'était usitée que pour quelques-uns.

En effet, depuis Celse, la plupart des praticiens, et

(1) *Traité des maladies de l'œil*, sect. 4, chap. XI.

(2) *Traité des maladies de l'œil*, chap. XXI.

(3) *Instit. chirurg.*, part. II, sect. 2, cap. XLVIII.

(4) *Traité des maladies des yeux*, chap. X.

(5) *De medicina efficaci*, part. II, cap. XXXIII.

entre autres Paré, Heister, Platner, Juncker, avaient conseillé d'agir sur la peau de la paupière, et de l'allonger dans les cas où une cicatrice trop étroite était la cause de la maladie. Le résultat de la pratique générale semblait confirmer leurs théories et justifier les conseils qu'ils donnaient. Ils avaient vu inciser les cicatrices vicieuses qui retiennent quelquefois, à la suite de brûlures, diverses parties du corps appliquées les unes contre les autres, et ces opérations avaient été suivies d'un heureux succès. Mais l'observation démontra qu'il en est autrement aux paupières, et ce ne fut qu'après avoir pratiqué l'incision de la peau de ces organes, que Bordenave établit qu'il faut y renoncer.

Fabre s'élevait alors avec raison contre l'abus des onguens appelés *incarnatifs*, et démontrait qu'il ne s'opère pas de véritable régénération dans l'économie animale. Mais ce chirurgien n'ignorait pas qu'il se fait d'autres cicatrices que celles qui sont produites par le rapprochement immédiat de la peau qui forme les lèvres des plaies. Ni lui, ni Bordenave n'avaient adopté cette erreur, qu'on leur attribue, et que l'on trouve établie comme une vérité dans les ouvrages les plus récens sur la chirurgie, que les tissus épidermiques sont les seuls qui soient susceptibles de régénération. Un passage du mémoire de Bordenave démontrera mieux que nous ne le pourrions faire, que ce praticien habile avait, à ce sujet, des idées plus saines que celles de beaucoup de ses successeurs. « Quand, pour rétablir la conformation d'un membre, on est obligé

13.

de couper une bride ou une cicatrice qui gêne ses mouvemens, après une brûlure, on voit que souvent l'opération est suivie de succès, si l'on a la précaution de retenir la partie dans une situation convenable. La disposition de l'appareil, la résistance que présentent les os et les autres parties, empêchent les tégumens de s'affaisser et de se resserrer; ils restent écartés au contraire; il se fait une sorte de reproduction intermédiaire qui supplée au défaut des tégumens; et la consolidation une fois faite, la partie reste dans l'état où on l'a mise. On ne peut pas se promettre le même avantage après une incision faite à la paupière, malgré les précautions les plus scrupuleuses pour obtenir une cicatrice un peu large et écartée, et malgré la distension procurée pendant quelque temps par l'application des emplâtres agglutinatifs et de l'appareil. Les paupières, recouvertes de tégumens naturellement fort mobiles pour exécuter le clignotement continuel de l'œil; toujours contractées par l'action des muscles qui les froncent; n'étant retenues par aucune partie solide, se resserrent bientôt après l'opération, étant abandonnées à elles-mêmes; ce qui paraissait être une réparation intermédiaire se réduit à une simple cicatrice, et l'on voit ainsi s'évanouir en peu de temps tout le fruit que promettait un traitement qui semblait régulier et méthodique (1). »

(1) *Mémoire de l'académie royale de chirurgie*, tom. v.

Ces observations, qui n'avaient pas échappé à Maître-Jean et à Saint-Yves, leur avaient fait établir que l'éraillement des paupières à la suite de pertes de substance à ces organes est absolument incurable. Ce sont les causes dont parle Bordenave, et non l'impossibilité d'une régénération des tégumens, à laquelle la nature ne se refuse pas, qui rendent inutiles et la multiplicité des incisions, et les lames de plomb que l'on plaçait entre leurs lèvres, et les emplâtres, et les agrafes à l'aide desquelles on les tirait en sens contraire, afin de les écarter.

Malgré les importantes améliorations que le traitement de l'éraillement des paupières a reçues depuis la publication du mémoire de Bordenave, il serait peu rationnel de penser que les mêmes moyens conviennent à toutes les époques et à tous les degrés de la maladie, et que l'on obtient constamment un égal succès de leur emploi.

L'observation a démontré que l'éraillement congénial, ou celui qui survient chez les jeunes sujets, se dissipe spontanément, et à mesure que les enfans grandissent, lorsqu'il n'est pas porté très-loin et que la tumeur formée par la conjonctive n'est point considérable. M. Demours conseille dans ce cas de ne point recourir à l'opération jusqu'à ce que le malade ait acquis presque tout son accroissement, et de se borner, pendant cette période, à appliquer sur l'œil les substances les plus propres à prévenir l'inflammation et la tuméfaction de la conjonctive, ou à dissiper ces affections lorsqu'elles ont commencé à se manifester. Des résultats heureux ont plusieurs fois justifié cette sage expectation (1).

Le même praticien a vu l'ectropion être produit par la rigidité des tégumens des paupières, qui succède quelquefois aux érysipèles violens de la face. Dans ce cas, la peau renversée en dehors et en bas, et privée de toute sa souplesse, n'obéit plus aux contractions du muscle orbiculaire; elle entraîne les cartilages tarses loin du globe de l'œil, permet à l'air d'agir continuellement sur la conjonctive, et l'éraillement fait des progrès. Il est incontestable que, dans des circonstances semblables, l'indication la plus pressante consiste à faire recouvrer aux tégumens de la paupière leur flexibilité, afin que, rendus à leurs fonctions, ils puissent permettre à l'œil de se recouvrir. Si alors la tumeur de la conjonctive persistait, ce qui doit être rare, il faudrait l'attaquer avec le nitrate d'argent fondu, ou avec le bistouri.

L'opération qui consiste à exciser une partie de la conjonctive des paupières, réussit parfaitement bien, lorsque la tumeur que forme cette membrane est volumineuse, en même temps que la perte réelle de substance que les tégumens ont éprouvée, est peu considérable. C'est dans ces cas que la chirurgie opère des prodiges, et que la maladie disparaît entièrement en quelques jours. On voit alors, ainsi que M. Scarpa l'a

(1) *Traité des maladies des yeux*, tome I.

fort bien observé, la paupière s'allonger, reprendre sa situation naturelle, et la difformité cesser d'un pansement à l'autre. Mais il n'en est pas de même lorsque la moitié ou plus de la hauteur des paupières a été détruite. L'opération remédie bien alors à la tumeur rouge, douloureuse et difforme, qui dépassait le cartilage tarse, mais la paupière reste raccourcie; elle ne peut se rapprocher exactement de l'autre, et une partie des inconvéniens qui résultent de l'action continuelle de l'air sur le globe de l'œil continue d'avoir lieu. C'est dans ce cas que l'on peut employer avec avantage le moyen que conseillait Fabrice d'Aquapendente. Ce praticien avait déjà reconnu combien sont peu efficaces les incisions qui étaient généralement usitées de son temps, aussi propose-t-il de faire usage d'un traitement plus doux. Il voulait que l'on plaçât sur chaque paupière deux emplâtres agglutinatifs, dont on rapprocherait les bords voisins du cartilage tarse, à l'aide de petits liens fixés à ces bords, jusqu'à ce que l'œil fût entièrement recouvert.

Ce traitement a paru devoir être suivi de succès, lorsque le mal n'est ni fort ancien, ni très-considérable, surtout si l'on fait précéder l'application des emplâtres de l'emploi des fomentations émollientes, des embrocations huileuses, et de tous les moyens propres à rendre la peau plus souple et plus extensible. Tel est le jugement que Heister et Bordenave portent de cette méthode; ils établissent qu'en supposant même qu'elle ne réussît pas, elle serait encore avantageuse, en disposant favorablement les parties pour le succès de l'opération. Nous ne croyons pas que, ni l'observation, ni le raisonnement, autorisent les chirurgiens de nos jours à repousser la doctrine que professaient ces hommes célèbres.

CHAPITRE SUPPLÉMENTAIRE.

De quelques maladies des paupières dont M. Scarpa n'a pas traité.

En terminant nos observations sur les maladies des paupières, nous croyons devoir insister sur quelques affections de ces organes, et sur quelques-uns des procédés opératoires qu'elles nécessitent, soit parce que M. Scarpa n'en a point parlé, soit parce qu'il a glissé légèrement sur leur description.

§ 1. *Inflammation des paupières.*

L'inflammation des paupières est quelquefois produite par un érysipèle de la face; d'autres fois elle semble survenir spontanément, ou être le résultat sympathique de l'irritation de l'estomac et de l'intestin; dans le plus grand nombre des cas, elle est déterminée par des causes externes qui ont agi directement et mécaniquement sur les organes qu'elle envahit.

Lorsque cette inflammation est violente et qu'elle occupe toute l'épaisseur des paupières, le malade éprouve des douleurs aiguës et lancinantes dans l'œil et jusque dans la tête; le pouls est accéléré, et l'agitation générale très-considérable. Les paupières sont rapprochées l'une de l'autre, rouges, luisantes, tuméfiées; une matière muqueuse et purulente en découle et réunit leurs bords. Cet état persiste pendant plusieurs jours; il peut se terminer par la résolution, la suppuration ou même la gangrène. Lorsqu'elle a acquis un très-haut degré, cette affection est grave, et le praticien doit être circonspect dans le pronostic qu'il en porte.

Les saignées générales et locales, les applications émollientes, les boissons délayantes et légèrement laxatives, les lavemens émolliens, les bains de pieds; tels sont les moyens que l'on doit employer afin d'arrêter promptement les progrès de cette inflammation. Il sera convenable d'y ajouter l'application d'un nombre de sangsues plus ou moins considérable à l'épigastre, s'il est reconnu, par le témoignage des sympathies, que l'état d'irritation gastrique avait déterminé la maladie. D'autres fois, mais plus rarement, les vomitifs et les purgatifs seront convenables.

Lorsque la maladie se termine par la suppuration, on peut laisser l'abcès, s'il est très-petit, s'ouvrir spontanément. Dans le cas contraire, une incision devra être pratiquée à la peau de la paupière, suivant la direction des plis qui la sillonnent, afin de faire sortir le liquide. Si le foyer de l'abcès était plus rapproché de la conjonctive que de la peau, il faudrait renverser la paupière en dehors, comme s'il s'agissait de l'extirpation d'une tumeur enkystée, et plonger la pointe du bistouri dans la tumeur. Quelques lotions, d'abord émollientes, et ensuite détersives, suffiront pour obtenir la guérison rapide du foyer. Dans le cas où quelques points gangréneux se manifesteraient, il faudrait attendre que la suppuration détachât les escarres, et alors les seuls efforts de la nature suffiraient pour déterger et cicatriser la plaie.

§ 2. *Brûlures.*

Les solutions de continuité qui succèdent aux brûlures étendues, mais qui n'intéressent pas toute l'épaisseur des paupières, doivent être traitées avec le plus grand soin. La cicatrice a une singulière tendance à s'opérer par la réunion immédiate des bords de la plaie, et de manière à ce que la paupière reste renversée en dehors. Il est nécessaire de s'opposer à cette tendance en maintenant cet organe étendu sur le globe de l'œil à l'aide d'emplâtres agglutinatifs. Cette manière d'agir serait cependant peu convenable si les bords opposés des paupières étaient brûlés, et disposés à se réunir : on devrait alors interposer entre eux, soit des linges fins enduits de cérat de saturne, soit des corps pulvérulens et inertes, tels que la tutie lavée, qui agissent comme de légers dessiccatifs, afin de prévenir leur agglutination immédiate. Mais l'emploi de ces moyens ne devrait pas empêcher que l'on ne s'opposât à la rétraction et au renversement des paupières à l'aide des emplâtres agglutinatifs.

§ 3. *OEdème.*

L'infiltration des paupières est d'autant plus facile

que le tissu de ces organes est plus lâche, et se laisse plus aisément distendre. Cette affection peut se manifester en même temps que l'infiltration de tout le corps; d'autres fois elle dépend d'un bandage trop serré, placé à la partie inférieure de la face, ou d'un coup qui a porté sur les paupières. L'œdème de ces organes s'oppose à leur écartement; il favorise le renversement des cartilages tarses vers le globe de l'œil, et le trichiase.

Lorsqu'il coïncide avec l'anasarque, il se dissipe ordinairement en même temps que cette maladie; dans le cas où il dépend d'une compression exercée sur la face, la cessation de cette compression suffit presque toujours pour le faire cesser; enfin lorsqu'il est le résultat d'une contusion des paupières, ou qu'il persévère après que les causes qui l'avaient provoqué ont été détruites, il convient de faire usage d'applications aromatiques, de lotions avec l'eau de chaux animée d'alcohol, ou bien avec l'eau de rose et de plantain, etc.

§ 4. *Plaies.*

Les coups d'épée, de fleuret et d'autres instrumens piquans aux paupières, se guérissent facilement. Quelques applications émollientes et résolutives suffisent pour dissiper l'inflammation légère qui se manifeste, dans ces circonstances, au tissu de ces organes et à la conjonctive. Le pronostic de semblables lésions doit cependant être toujours fort réservé, parce que la paroi orbitaire peut-être fracturée ou fortement ébranlée, de telle sorte que les accidens les plus graves ne tardent pas à se manifester. Mais ces résultats ne doivent être attribués qu'à la lésion cérébrale, et il n'est pas de notre sujet de nous en occuper.

Les plaies transversales des paupières, ou celles qui, dirigées perpendiculairement sur les cartilages tarses, ne divisent pas cependant toute l'épaisseur de ce tissu, peuvent être réunies à l'aide d'emplâtres agglutinatifs. Mais lorsque le bord libre de la paupière est divisé dans toute son étendue, la réunion présente beaucoup plus de difficultés. Il convient alors de pratiquer à l'extrémité de la plaie, et sur le bord libre lui-même de la paupière, un point de suture qui affronte solidement les parties et prévienne la difformité qui résulterait de leur imparfaite coaptation. Mais malgré cette précaution, il n'est pas rare de voir une échancrure plus ou moins profonde subsister sur le bord du cartilage tarse. Lorsqu'elle est peu considérable, ainsi que nous en avons observé plusieurs, il est inutile de recourir à aucune opération, parce qu'il n'en résulte qu'une difformité peu sensible et aucune gêne pour la vision. Mais quand toute la hauteur du cartilage reste divisée, il est nécessaire de rafraîchir les lèvres de la plaie et de les réunir à l'aide d'un point de suture, de la même manière que l'on réunit les bords écartés du bec de lièvre.

Les ecchymoses, si faciles à s'établir à la suite des contusions des paupières, se dissipent promptement et à l'aide d'applications résolutives. Ces applications devront être mises en usage dans les cas de plaies contuses, en même temps que l'on rapproche les lèvres de la solution de continuité, et que l'on s'efforce d'en procurer la réunion immédiate.

§ 5. *Clignotement.*

Les paupières sont exposées à un mouvement rapide et répété d'éloignement et de rapprochement, accompagné ou non de douleur et de trouble dans la vue; cette affection a reçu le nom de clignotement. Elle peut exister a divers degrés ; c'est-à-dire que chez quelques malades les mouvemens sont vifs, rapides, étendus et continuels, tandis que chez d'autres sujets ils ne se manifestent que par accès et d'une manière rare et à peine sensible. Le clignotement a beaucoup d'analogie avec le tic douloureux de la face; comme lui, il dépend de l'action convulsive des muscles et de l'irritation des cordons nerveux qui se distribuent aux parties qui en sont le siége.

Lorsque cette maladie est liée à un état général de mobilité et d'excitation nerveuse, elle est plus difficile à guérir que quand elle est entièrement locale. Les moyens les plus propres à remédier à la susceptibilité générale du système nerveux conviennent alors et doivent être employés : on obtient souvent de bons effets des applications locales narcotiques; le suc ou l'extrait de ciguë administrés à l'intérieur ou étendus sur la partie, les bains froids, l'exercice au grand air, un régime substantiel; en un mot, tout ce qui est propre à fortifier l'organisme et à régulariser l'action nerveuse, est très-convenable dans le cas qui nous occupe.

On a conseillé, lorsque ce traitement n'est pas suivi de succès, de découvrir le nerf frontal ou la branche orbitaire du nerf maxillaire supérieur, et de diviser l'un ou l'autre de ces cordons, suivant que la maladie affecte spécialement la paupière supérieure ou l'inférieure. Cette opération, pour l'exécution de laquelle il faudrait placer le malade comme s'il s'agissait d'extirper une tumeur aux paupières, a quelquefois réussi; mais elle a aussi échoué dans plusieurs cas. On a attribué ce défaut de succès à la réunion immédiate des extrémités du nerf, et au rétablissement de ses fonctions. Dès lors quelques praticiens, et entre autres M. Boyer, ont proposé de découvrir et d'extirper une certaine étendue des cordons nerveux dont nous venons de parler, afin de prévenir le contact de leurs extrémités. Mais l'explication sur laquelle cette opération est fondée nous paraît dépourvue d'exactitude, et son exécution ne serait très-probablement pas suivie de succès. Ce que nous connaissons des résultats des plaies des nerfs ne permet pas d'admettre que leurs fonctions se rétablissent après leur division complète. Mais l'expérience a démontré que pour abolir le sentiment et le mouvement dans une partie, il faut couper tous les filets nerveux qui s'y distribuent; dans le cas dont il est question, il faudrait donc, pour que les mouvemens convulsifs cessassent dans les paupières, que l'on recherchât, pour les diviser, tous les filets que les branches nasale, lacrymale et frontale de la première partie de la cinquième paire leur envoient, ainsi que ceux qu'elles reçoivent du nerf sous-orbitaire, et même de la branche malaire du nerf facial. Or, c'est ce qui est évidemment impossible; et comme tous ces nerfs sont affectés dans la plupart des cas de clignotement, il est facile de voir pourquoi l'opération, qui ne porte que sur quelques-uns d'entre eux, n'est pas, le plus ordinairement, suivie de succès.

§ 6. *Ulcérations.*

Les paupières sont très-exposées à une affection connue sous le nom de *gale* ou de *grattelle* de ces organes, et qui consiste en une série de petits ulcères qui occupent leur bord libre et l'intervalle des cils. Cette maladie, fort incommode, est quelquefois le résultat de l'attouchement des doigts imprégnés de substances âcres et stimulantes; mais elle est le plus souvent liée à l'existence des dartres, de la syphilis, ou des scrofules. Un prurit insupportable, accompagné de la rougeur, de la roideur, et du renversement en dehors du bord libre de la paupière, caractérise cette maladie. En examinant attentivement les parties phlogosées, on y aperçoit de légères ulcérations, plus ou moins multipliées, et plus profondes que larges. Une humeur jaunâtre, visqueuse, découlant de ces ulcères et des glandes de Méibomius irritées, réunit les paupières, qu'il faut détacher, chaque matin, avec de l'eau tiède afin de pouvoir découvrir l'œil.

Les moyens thérapeutiques que réclame cette affection varient suivant la nature de la cause qui l'entretient. Ainsi, l'on fera usage, à l'intérieur, de mercuriaux, de toniques, ou d'adoucissans, suivant l'état général de la constitution; à l'extérieur, il conviendra d'appliquer des substances émollientes et anodines s'il existe une vive irritation. A mesure que la phlogose se dissipe, ce qu'il est facile de reconnaître à la diminution de la douleur et de la quantité du flux purulent, on ajoute dans les collyres quelques grains d'acétate de plomb. On arrive enfin, par des gradations méthodiquement observées, à faire un usage exclusif des préparations dessiccatives et détersives. M. Boyer se loue beaucoup des excellens effets d'une pommade composée de vingt-quatre ou trente grains d'oxide rouge de mercure incorporés dans une once de cérat de Galien ou d'onguent rosat. L'un de nous a fait, en pareille circonstance, un usage avantageux de la pommade dont nous avons donné la recette page 14. Lorsque la maladie est opiniâtre, et qu'elle résiste aux médicamens indiqués, il est utile d'établir un séton à la nuque, ou un exutoire au bras.

§ 7. *Carie du cartilage tarse.*

Guérin a consigné, dans son Traité des maladies

des yeux, l'observation fort intéressante d'un ulcère assez large et profond qui pénétrait dans le cartilage tarse, et qui était manifestement entretenu par l'érosion de cet organe. Une application de nitrate de mercure liquide suffit, à ce praticien, pour provoquer l'exfoliation du cartilage, et par suite, la détersion et la cicatrisation de la plaie. Ce procédé devrait être imité dans les cas semblables.

§ 8. *Chute des cils.*

Plusieurs des maladies des paupières, et notamment celle que M. Scarpa a décrite sous le nom de flux purulent de ces organes, et les ulcérations dont nous venons de parler, déterminent fréquemment la chute des cils. D'autres fois cet accident survient sans cause connue, et en même temps que l'alopécie générale ou locale. L'art ne possède d'autre moyen d'empêcher les cils de tomber, que ceux qui sont propres à faire cesser les maladies qui déterminent et entretiennent cette chute; mais il est absolument impuissant pour les faire renaître. On observe que les personnes qui ont les paupières dégarnies de cils, ont les yeux beaucoup plus sensibles à l'action de l'air et de la lumière, et plus fréquemment affectés d'ophtalmie que les autres. Ne serait-il pas possible de faire usage d'un enduit noir, dont on couvrirait le bord des paupières, et qui remplacerait, jusqu'à un certain point, les poils dont ces organes sont dépourvus? Cette proposition, qui pourra paraître extraordinaire, éprouvera moins de défaveur près de ceux qui connaissent toute l'importance des fonctions que remplissent les cils : l'enduit dont nous parlons serait très-propre à absorber une partie de la lumière trop vive qui se dirige vers la cornée, en même temps que, par ses qualités médicamenteuses, il remédierait à la phlogose chronique dont les bords des paupières sont presque toujours affectés chez les sujets privés de cils.

§ 9. *Union des paupières entre elles.*

Il est très-rare d'observer l'union congéniale et complète des bords libres des paupières. Cette affection est, le plus souvent, bornée au voisinage de l'angle externe de ces organes, et le résultat de la variole ou des inflammations pendant lesquelles les paupières sont long-temps restées en contact l'une avec l'autre, après avoir été préalablement ulcérées ou dépouillées de leur épiderme, dans une portion plus ou moins considérable de leurs bords libres.

L'opération qui est absolument nécessaire alors, pour rendre au sujet la faculté de découvrir complétement l'œil, consiste à diviser, avec l'instrument tranchant, le lien membraneux qui unit accidentellement les paupières. Lorsque l'adhérence est complète, il faut pratiquer près de la commissure externe de ces organes, entre les deux rangées des cils, et dans le sillon qui sépare les cartilages tarses, une incision de peu d'étendue, dans laquelle on glissera un stylet cannelé très-fin, et sur lui, la lame d'un bistouri droit. Maître-Jean voulait que l'on pratiquât cette division avec des ciseaux très-fins et à pointe mousse, dont l'une des lames devait être introduite entre la membrane accidentelle et le globe de l'œil. Ce procédé est peut-être plus simple et plus facile que l'autre, bien qu'il soit presque entièrement oublié.

Lorsque l'adhérence est incomplète, l'opération est la même que dans le cas précédent, mais elle est plus aisée à pratiquer. Aussitôt que les bords libres des paupières sont séparés, il faut les couvrir d'un corps gras tel que du cérat, pratiquer entre elles des injections mucilagineuses, et même passer de temps à autre, pendant les longues heures du sommeil de l'enfance, un corps arrondi entre les bords des cartilages tarses, afin de prévenir leur nouvelle réunion. La cicatrisation des petites plaies qui succèdent à l'opération est terminée en quelques jours, par les seuls efforts de la nature.

§ 10. *Union des paupières au globe de l'œil.*

Cette maladie est beaucoup plus rare que la précédente. La conjonctive des paupières peut être seulement unie à la conjonctive oculaire, ou, en même temps, à cette membrane et à la cornée transparente. Dans ce dernier cas, la maladie est entièrement au-dessus des ressources de l'art. Et même dans le second, il est difficile de guérir le malade, lorsque les deux parties de la conjonctive sont réunies dans toute leur étendue.

Le procédé opératoire qui convient dans cette occurrence consiste à saisir le bord libre de la paupière et à le renverser au dehors avec la main gauche, tandis qu'avec la droite, armée d'un bistouri droit et à pointe mousse, on détruit successivement les adhérences, en dirigeant plutôt le tranchant de l'instrument vers la paupière que vers le globe de l'œil. Si l'opération était longue et laborieuse, on pourrait, afin de ne point trop fatiguer le patient, après avoir séparé d'abord la paupière inférieure, remettre à un autre jour la dissection de la supérieure.

Il faut, dans ce cas, avoir l'attention d'imprimer des mouvemens fréquens à l'œil et aux paupières, et introduire entre eux quelques corps gras, dans l'intention d'empêcher la reproduction de la maladie. Il convient aussi de passer de temps à autre le bouton d'un stylet ou un anneau très-mince entre les parties récemment divisées, afin de rompre les adhérences à mesure qu'elles se forment. Malgré ces précautions, on ne réussit pas toujours à empêcher une nouvelle réunion, et l'opération doit être recommencée, au moins en partie. M. Boyer a vu l'adhérence se reproduire trois fois de suite.

Nous ne ferons mention du procédé de Fabrice de Hilden, qui consiste à passer, derrière les portions celluleuses qu'il s'agit de détruire, un fil qui supporte un morceau de plomb, dont le poids rompt peu à peu les adhérences morbifiques, que pour conseiller de ne jamais en renouveler l'emploi.

§ 11. *Des tumeurs enkystées des paupières.*

Il n'est pas toujours possible, ainsi que M. Scarpa l'a indiqué, de renverser les paupières en dehors au point d'isoler et d'exciser les tumeurs cystiques, situées à leur face interne, lorsqu'elles occupent les parties voisines des angles de l'œil. On parvient, dans ce cas, à guérir la maladie, en se bornant à inciser le kyste et en portant dans sa cavité, après qu'elle a été vidée du liquide qu'elle renfermait, l'extrémité pointue d'un cylindre de nitrate d'argent fondu. La suppuration qui s'établit après cette légère opération entraîne les portions désorganisées de la membrane interne de la tumeur, et la petite plaie se déterge et se cicatrise en peu de temps.

Lorsque les tumeurs enkystées des paupières sont situées immédiatement sous la peau, et qu'en renversant l'organe, on découvre qu'il existe une grande épaisseur de parties entre le kyste et la conjonctive, il faut procéder à l'extirpation de ces tumeurs en incisant les tégumens qui les recouvrent. Si, dans ces circonstances, on divisait la face interne de la paupière, l'opération serait plus difficile et l'on s'exposerait à traverser toute l'épaisseur de la partie. La simple incision de la tumeur, l'évacuation du liquide qu'elle contient, et la cautérisation de la face interne du kyste, réussissent encore dans ce cas, lorsqu'on ne peut pas l'extirper dans sa totalité. M. Demours emploie le procédé suivant : Lorsque les tumeurs dont il est question, se sont développées entre les tégumens et le cartilage tarse, je fais, dit-il, une incision à la peau, en observant que la pointe du bistouri pénètre au delà du centre de la loupe. Lorsque le sang est arrêté, j'y introduis, à l'aide de l'extrémité d'un morceau de bois très-délié, taillé en pointe, une gouttelette d'acide nitreux, puis gros comme une tête d'épingle de charpie enduite d'onguent de la mère, que je retiens à l'aide d'une mouche de taffetas d'Angleterre. Je touche ensuite la tumeur, avec le même caustique, une fois le jour, en changeant le petit appareil. Ce praticien affirme que ce procédé réussit toujours; seulement, lorsque la tumeur est détruite en tout ou en partie, après dix ou douze attouchemens, le point de la paupière où elle se trouvoit est rouge, gonflé, malade, et ce n'est qu'après plusieurs semaines qu'il reprend son état naturel. Cet inconvénient nous semble assez grave pour que cette manière d'opérer ne soit adoptée que quand il est impossible de mettre les autres à exécution.

La simple incision des tumeurs cystiques réussit même sans cautérisation subséquente. Il est vrai que dans ce cas, on voit assez souvent la maladie se renouveler, et que l'on est obligé de réitérer trois ou quatre fois l'opération, ce qui fait qu'on doit lui préférer des procédés plus efficaces. D'autres fois, il se forme entre les lèvres de la petite plaie une tumeur blanchâtre, molle, semblable à une vésicule, qui les écarte et qui s'oppose à l'établissement d'une suppuration convenable. Cette tumeur paraît formée par le boursouflement de la membrane interne du kiste; on parvient constamment à la faire disparaître en la touchant, de deux jours l'un, avec le nitrate d'argent fondu.

§ 12. *Des verrues des paupières.*

Les paupières sont aussi quelquefois le siège de ces végétations du derme, connues sous le nom générique de verrues. Le développement de ces tumeurs peut être considérable; elles apportent même, chez quelques sujets, des obstacles aux mouvemens des parties qui en sont le siége; dans tous les cas, elles causent une difformité dont il faut promptement délivrer le malade. Une opération est encore ici nécessaire. Elle consiste, lorsque ces verrues sont petites et multipliées, à les toucher avec le nitrate d'argent. Dans les cas où elles sont plus volumineuses et pédiculées, il faut les lier à leur base avec un fil de soie. Elles sont bientôt étranglées, cessent de vivre, et se détachent, laissant à la place qu'elles occupaient une cicatrice presque imperceptible. Enfin si ces tumeurs sont placées sur une large base, il est indispensable de les emporter avec le bistouri ou les ciseaux. On ne réussirait qu'imparfaitement dans cette ablation, ou dans la ligature que nous venons d'indiquer, si l'on faisait agir simplement les instrumens en dédolant, et si l'on enlevait les tumeurs au niveau de la peau. Il convient alors de les saisir avec une érigne ou avec des pinces à ligature, et de les soulever afin de faire porter les instrumens ou le fil au delà de l'espèce de racine qui les soutient, et qui est implantée dans l'épaisseur du derme. Si l'on n'agit pas avec cette attention, on voit presque toujours ces verrues se reproduire.

L'un de nous a eu l'occasion d'observer il y a quelque temps, une sorte d'éruption verruqueuse qui couvrait, chez une jeune fille, non-seulement les deux paupières, mais les parties voisines des joues, du nez et du front. Les tumeurs, très-rapprochées les unes des autres, et très-petites, étaient blanches, solides, légèrement inégales à leur sommet, larges à leur base, et presque transparentes. Elles semblaient contenir un liquide cristallisé. Il est évident que dans ce cas, l'extrême petitesse des verrues, dont les plus considérables égalaient à peine le volume d'une tête d'épingle, et leur multiplicité, repoussaient également toute tentative d'opération. Celui de nous que la malade consulta, lui prescrivit une dissolution d'hydrosulfate de potasse, qu'elle dut faire bouillir, et à la vapeur de laquelle elle exposa les parties affectées jusqu'à ce que le liquide fût assez refroidi pour lui permettre de les baigner, à plusieurs reprises, en ayant l'attention de fermer exactement les paupières. Ce traitement, fort simple, réussit complétement, et l'éruption disparut en trois mois.

§ 13. *Du cancer des paupières.*

Des boutons cancéreux, ou des tumeurs squirrheuses qui dégénèrent facilement et promptement en cancer, se développent quelquefois aux paupières. Il est souvent difficile de reconnaître d'abord le véritable caractère de ces élévations. Elles se présentent en effet sous la forme de tumeurs cystiques, de verrues ou de boutons inflammatoires, analogues au furoncle ou au phlegmon. Mais en les considérant avec attention, et en étudiant les effets que produisent sur elles les topiques dont on les recouvre, il est facile d'en établir le véritable diagnostic. Ces tumeurs, lorsqu'elles sont situées dans l'épaisseur de la paupière, sont le siége de douleurs lancinantes, semblables à des coups d'aiguilles qui les traverseraient; si on les irrite, la peau qui les recouvre s'enflamme rapidement, elle contracte une teinte livide, les douleurs font des progrès, un ulcère s'établit, il s'élargit, et si l'on ne met des bornes à son accroissement, il envahit enfin toute la paupière. Les verrues cancéreuses se distinguent des autres par le prurit continuel que les malades éprouvent, par la couleur brûnatre, quelquefois noire et livide de leur surface, par la facilité avec laquelle elles s'ulcèrent à leur sommet, et s'accroissent ensuite. Enfin, les boutons cancéreux présentent les mêmes caractères : si le malade les excite en y portant les doigts, afin d'apaiser la démangeaison insupportable qu'ils occasionent, ils se convertissent bientôt en un ulcère dont les bords se renversent et qui s'accroît incessamment.

Un fait important à considérer, c'est que les progrès de ces ulcérations sont d'autant plus prompts que l'on fait usage de moyens plus propres à stimuler leur surface; tandis que l'emploi des topiques émolliens, et légèrement narcotiques, la soustraction de tous les stimulans internes et externes semble engourdir leur sensibilité, et rend leurs ravages moins rapides. Il n'est pas même rare que l'usage de ces moyens ne soit suivi de guérison radicale de ces maladies.

Il serait imprudent, toutefois, de trop compter sur l'action des médicamens propres à changer l'espèce d'irritabilité des ulcères cancéreux des paupières. Aussitôt que l'on a obtenu par l'emploi de ces substances la diminution de la douleur et de l'inflammation des parties voisines de la tumeur, et que celle-ci ne cède pas à leur action, il est indispensable de la détruire. Il est, en général, moins à craindre d'opérer trop promptement que de trop temporiser et d'attendre que la maladie ait fait des progrès trop considérables.

Plusieurs chirurgiens ont conseillé de détruire les tumeurs cancéreuses des paupières à l'aide des caustiques. La pâte arsenicale (1) a été employée un assez

(1) Cette préparation est composée de 0,08 d'oxide blanc d'arsenic, de 0,22 de sang-de-dragon et de 0,70 de sulfure de mercure. Il faut délayer cette poudre dans une quantité de salive suffisante pour en faire une pâte dont on étend une couche de une à deux lignes d'épaisseur, sur les parties que l'on veut cautériser. Une toile d'araignée, ou de la charpie râpée, sont étendues sur le caustique qui se dessèche, et qu tombe ensuite avec l'escarre qu'il a formée.

grand nombre de fois dans cette intention, et nous devons avouer que parmi les moyens du même genre elle est le plus convenable. Mais la faible épaisseur de la paupière, sa mobilité, le voisinage de l'œil, sont autant de circonstances qui s'opposent à ce que l'on fasse, dans le cas qui nous occupe, un emploi énergique des caustiques. Aussi réussissent-ils rarement, et il est même assez fréquent de les voir exaspérer la maladie qu'ils n'ont pu détruire. Il faut donc les rejeter et leur préférer l'instrument tranchant, dont on peut toujours diriger l'action de la manière la plus convenable, et qui joint à plus d'efficacité que les caustiques l'avantage de n'être ni plus effrayant, ni d'une action plus douloureuse.

Pour pratiquer l'extirpation des cancers aux paupières, il convient de donner au malade la situation déjà décrite dans les chapitres précédens. La paupière sur laquelle la maladie est située, doit être étendue; le chirurgien saisit alors la tumeur avec des pinces à disséquer ou avec une érigne, la soulève, glisse derrière elle le tranchant d'un bistouri, ou les lames de ciseaux courbes sur le plat, et l'emporte d'un seul coup en divisant les tissus sains sur lesquels elle est appuyée. Dans le cas où la tumeur est trop considérable pour que cette manière d'agir puisse être employée, ou lorsque l'ulcération est étendue, il faut circonscrire la maladie par deux incisions semi-elliptiques, dirigées dans le sens des plis de la paupière, disséquer ensuite sa base avec soin, et l'extirper tout entière. Le chirurgien doit avoir l'attention de conserver le plus de peau saine qu'il est possible, afin de recouvrir une partie de la plaie, et de prévenir l'éraillement consécutif de la paupière. On peut toujours réunir immédiatement les lèvres de la solution de continuité que l'on a pratiquée; mais il est peut-être plus convenable de la laisser suppurer et d'en cautériser la surface à plusieurs reprises, ce qui est nécessaire, dans plusieurs cas, pour consumer les restes de la tumeur et prévenir sa régénération.

Lorsque la maladie a fait de tels progrès que l'on ne saurait en délivrer le sujet sans extirper toute la paupière, quelle conduite doit tenir le chirurgien? M. Boyer (1) pense, avec Maître-Jean, qu'il faut alors s'abstenir de toute extirpation, parce que, dit-il, l'œil ne pouvant plus être recouvert en totalité, il résulterait de l'opération même un mal plus intolérable, et tout aussi dangereux que le cancer. On doit donc, ajoute ce savant professeur, se borner à un traitement palliatif méthodiquement dirigé.

Quelque déférence que nous ayons pour les opinions de M. Boyer, nous croyons devoir nous élever contre ce précepte. En effet, quel sera le résultat définitif du progrès de la maladie abandonnée à elle-même? La perte de la paupière, des parties voisines des joues, du nez, du front et des tempes; la destruction de l'œil et la mort du sujet à la suite de douleurs

(1) *Traité des maladies chirurgicales*, tom. v.

aiguës et prolongées, ou après plusieurs années d'une réclusion que rend inévitable la dégoûtante infirmité dont il est affligé. En supposant même que toute la paupière dût être emportée par l'instrument tranchant, et que la nature ne fit rien pour recouvrir l'œil, du moins en partie, après l'extirpation complète du mal, quels accidens devront se manifester? L'inflammation aiguë et violente du globe oculaire. Mais si cette inflammation se prolonge ou devient dangereuse pour la vie du sujet, ne vaudrait-il pas mieux sacrifier l'organe et le remplacer par un œil d'émail, que d'abandonner la maladie à elle-même? Il nous semble donc qu'il n'y aurait pas à balancer, et que l'intérêt bien entendu du patient, ainsi que l'honneur de l'art, autorisent également l'extirpation complète des paupières cancéreuses, dans le cas dont nous parlons. Cette opération devrait même être pratiquée, lorsque pour arriver à l'ablation complète du cancer, il serait nécessaire d'emporter l'œil lui-même avec les organes qui le recouvrent; mais il sera question, plus tard, de cette opération, lorsque nous serons arrivés aux maladies du globe oculaire.

§ 14. *De la résection des bords libres des paupières.*

Les oculistes allemands établissent en principe que l'on se flatterait en vain de corriger la direction vicieuse du cartilage tarse, dans le trichiase, à l'aide de l'excision d'une partie des tégumens de la paupière.

Schreger prétend que l'on a enlevé dans un cas semblable, à un malade, la plus grande partie de la peau de cet organe, sans pouvoir ramener les cils à leur direction naturelle. Il est possible, sans doute, que chez quelques sujets l'élasticité du cartilage renversé en dedans surmonte la tension des parties extérieures, et que la maladie résiste à l'excision; mais que ces cas soient les plus communs, cette proposition ne saurait être admise, parce qu'elle est en contradiction avec l'expérience de M. Scarpa et avec celle de tous les chirurgiens qui ont imité sa pratique depuis trente ans. Les cas dont il s'agit doivent être, au contraire, excessivement rares.

Ware a conseillé, dans un ouvrage sur l'ophtalmie, de découvrir, à l'aide d'une incision transversale faite à la paupière supérieure, le muscle releveur de cet organe, et d'en toucher les fibres charnues avec un fer chaud. Mais cette opération, destinée à remplacer celle de M. Scarpa, serait évidemment plus longue, plus douloureuse, et entièrement inefficace; car, dans la plupart des cas, le muscle releveur de la paupière supérieure est entièrement étranger au trichiase.

L'application de l'acide sulfurique que Helling a proposée afin de cautériser transversalement la peau des paupières, et d'y produire une escarre dont la chute serait suivie d'une plaie avec perte de substance, ne saurait être comparée sous aucun rapport à la simplicité et à la sûreté de l'opération recommandée par le professeur de Pavie.

Il est presque inutile de faire mention de l'excision totale du cartilage tarse, dont Saunders a préconisé les bons effets : une semblable opération serait laborieuse, suivie d'une difformité considérable, et de l'impossibilité de recouvrir l'œil, à raison de la perte de substance qui en résulterait.

M. Fager, célèbre oculiste de Vienne, a exécuté une opération plus rationnelle et dont on peut sans crainte d'être accusé de barbarie, conseiller l'emploi dans quelques cas, lorsque les autres moyens sont restés sans succès. Cette opération, qui consiste dans la résection de tout le bord libre des paupières, a été exécutée en 1818 par M. Schreger, et plus récemment encore par M. Hardegg. Ses résultats ont été constamment avantageux. On la pratique de la manière suivante :

Le malade doit être assis et maintenu comme on l'a plusieurs fois indiqué dans cet ouvrage; l'aide, placé derrière lui, relève la paupière sur laquelle on doit opérer. Le chirurgien, après l'avoir fixée, y fait avec un bistouri convexe sur son tranchant, une incision étendue d'un angle de l'œil à l'autre, parallèle à la rangée des cils, à une ligne de laquelle elle doit être placée. Il faut avoir l'attention de ne pas intéresser le point ou le conduit lacrymal, qui est placé à la partie interne de la paupière. Le chirurgien saisit ensuite, avec des pinces à ligature, la peau comprise entre l'incision et le bord de la paupière, et la tirant légèrement en avant, il l'excise avec les bulbes des cils qu'elle recouvre. Cette partie de l'opération doit être exécutée avec la double attention de ne point intéresser le cartilage tarse, et de ne pas laisser en arrière quelques bulbes qui seraient ensuite la cause de la reproduction de la maladie. Il faut toujours faire marcher l'instrument entre le cartilage qui se présente sous l'aspect d'une ligne blanche, et les racines des cils que l'on reconnaît aux pointes noires qu'elles constituent.

L'hémorragie est peu considérable; la section elle-même ne détermine pas de douleurs très-vives, si l'on en croit les chirurgiens qui ont exécuté cette opération. Le pansement est fort simple: il consiste à couvrir l'œil avec une compresse trempée dans l'eau froide, et ensuite à placer sur les plaies de petites bandelettes enduites d'un corps gras. La cicatrice est ordinairement opérée du huitième au dixième jour; l'on s'aperçoit alors si quelques cils ont été épargnés, et l'on en peut faire une nouvelle excision dans le cas où ils se dirigeraient contre le globe de l'œil.

Cette opération est incontestablement plus difficile et plus douloureuse que l'excision de la peau, dont M. Scarpa a démontré les avantages; elle entraîne d'une manière inévitable la dénudation des bords libres des paupières et une difformité fort désagréable. Il faut donc ne l'employer que dans les cas très-rares où l'excision d'un lambeau des tégumens, ou bien l'usage des moyens dont nous avons parlé dans nos additions à la suite du chapitre consacré au trichiase, sont restés inutiles. S'il ne convient pas de négliger aucun des procédés rationnels dont l'art peut s'enrichir, on ne doit pas en exagérer l'importance, ainsi qu'on l'a fait pour celui-ci, et les préconiser aux dépens de toutes les opérations connues antérieurement, et dont les bons effets sont constatés par une longue expérience. Au reste, l'excision de la partie antérieure du bord libre des paupières, peut être aussi bien pratiquée sur une partie que sur la totalité de l'étendue de ces organes, de telle sorte qu'il est possible de l'employer afin de combattre toutes les variétés du trichiase qui paraîtraient devoir résister opiniâtrément aux efforts les mieux dirigés de la chirurgie.

CHAPITRE VII.

De l'ophtalmie.

L'OPHTALMIE se divise en deux espèces : l'une est aiguë et vraiment inflammatoire, à raison de l'excès de *stimulus* et de réaction du solide vivant; l'autre est chronique, ou entretenue par la faiblesse, le plus souvent partielle, des vaisseaux de l'œil, ou de ceux des paupières; d'autres fois elle est partielle, et en même temps universelle (1). Les médecins arabes n'appelaient pas tout-à-fait improprement la première chaude, et l'autre froide.

Cette distinction, fondée sur l'observation et sur l'expérience, est le guide le plus sûr que nous ayons dans le traitement de l'ophtalmie; car la première espèce de cette maladie réclame invariablement l'emploi des remèdes généraux antiphlogistiques, et celui des topiques émolliens et doux; l'autre, au contraire, exige l'usage des topiques astringens et corroborans; ou avec ces remèdes l'emploi des toniques dirigés à l'intérieur, et propres, à-la-fois, à redonner de la vigueur à toute la constitution physique du malade.

(1) L'obligation où nous sommes de traduire fidèlement notre auteur, nous impose l'obligation de ne rien changer à ce passage; mais nous craignons que nos lecteurs ne comprennent pas mieux que nous comment une chose est partielle, et, en même temps, universelle.

15.

Outre cette distinction, il est à mon avis de la plus grande importance, afin de bien diriger le traitement de cette maladie, de savoir que l'ophtalmie *aiguë*, vraiment inflammatoire, alors même qu'elle est traitée par l'emploi des moyens les plus efficaces de l'art, ne se résout jamais d'une manière si complète, qu'au delà d'une certaine période, et l'inflammation ayant tout-à-fait cessé, il ne reste à la conjonctive, et aux parties adjacentes quelque chose de chronique, à raison de la faiblesse locale. Ce résultat tient à la distension soufferte par les vaisseaux de l'œil pendant la période de l'inflammation, ou à l'accroissement morbifique de la sensibilité de tout l'organe de la vue; et cette sensibilité exagérée, persistant encore dans l'œil, même lorsque l'ophtalmie inflammatoire aiguë est tout-à-fait cessée, elle entretient dans cet organe, et dans ses parties adjacentes un afflux morbifique, un engorgement lent du sang et de la lymphe épaissie, qui en impose aisément à ceux qui n'ont pas encore acquis une expérience suffisante sur cette maladie, et leur persuade que l'inflammation des yeux n'est pas encore entièrement guérie, tandis qu'elle l'est effectivement.

J'ai eu de fréquentes occasions de m'assurer d'après les résultats de mon expérience, et d'après ceux de la pratique des autres, de quelle importance est cette observation lorsqu'il s'agit de déterminer, près du lit du malade, quelle est non-seulement l'espèce d'ophtalmie dont il est affecté, mais encore quel est le stade de la maladie, et, par conséquent quels sont les remèdes les plus convenables dans chacune de ses périodes. J'ai souvent remarqué que les chirurgiens qui, guidés par ces principes, ou seulement par une longue expérience, parviennent à saisir précisément le moment dans lequel l'ophtalmie aiguë se change en ophtalmie chronique, à cause de la faiblesse locale, viennent promptement à bout de la guérir, en substituant aux topiques émolliens et relâchans, les astringens et les fortifians; tandis que d'autres chirurgiens, moins instruits, ou observateurs peu attentifs, trompés par les apparences, continuent l'usage des remèdes émolliens et doux, perpétuent la turgescence des vaisseaux de l'œil, et la rougeur de la conjonctive qu'ils supposent encore enflammée, comme elle l'était au commencement. Et c'est bien par cette raison que tout charlatan peut se flatter d'avoir guéri des ophtalmies rebelles avec son eau *merveilleuse*, en attendant qu'il trompe le public, en la lui vendant comme un spécifique contre toutes les ophtalmies en général; car ce collyre qui fait promptement disparaître l'ophtalmie dans la seconde période, en augmente l'exacerbation dans la première. Voici ce que Hoffmann dit à ce propos (1): *Ausim dicere, plures visu privari ex imperitia applicandi topica, quam ex ipsa morbi vi ac magnitudine;* ce qui se rapporte principalement à l'ophtalmie.

Afin d'exposer avec plus de clarté ces préceptes

(1) *Voyez* Dissert. de erroribus vulgaribus circa usum topicorum in praxi, § 7.

généraux sur l'ophtalmie, et d'en faciliter, en même temps, l'intelligence aux jeunes chirurgiens, je crois utile d'entrer dans quelques détails relatifs aux phénomènes de cette maladie, d'ailleurs très-fréquente.

L'ophtalmie inflammatoire aiguë, est tantôt bénigne, et tantôt très-violente; toutes les deux sont accompagnées des mêmes symptômes qui caractérisent les inflammations des autres parties, avec le surcroît d'une série d'autres incommodités procédant du trouble des fonctions de l'organe de la vue.

Dans l'ophtalmie aiguë bénigne, l'intérieur des paupières et le blanc de l'œil deviennent rouges au delà de leur état naturel, et le malade se plaint d'une sensation de chaleur aux yeux, plus forte que dans l'état naturel, ainsi que d'une pesanteur, d'un prurit et d'un sentiment de piqûre, comme s'il s'était entré à son insu quelques parties de sable dans ses yeux. Il s'élève constamment à cette partie du globe de l'œil, où le sujet ressent des piqûres plus vives que dans les autres, un petit bourrelet de vaisseaux sanguins de la conjonctive, plus tuméfiés et plus gorgés de liquide que tous les autres vaisseaux du même ordre. Le malade tient volontiers les paupières à demi fermées, parce qu'il y éprouve du resserrement, et qu'il a de la difficulté à les ouvrir; et aussi parce qu'il modère ainsi l'action de la lumière à laquelle il ne peut pas trop s'exposer sans sentir augmenter l'ardeur brûlante de ses yeux, les piqûres et le larmoiement. Si le sujet est d'une constitution très-sensible, son pouls acquiert de l'accélération, principalement vers le soir, ou bien il éprouve des frissons passagers, sa peau devient aride, et dans quelques cas il éprouve de l'anorexie et des envies de vomir.

Cette maladie est souvent d'une nature rhumatique, c'est-à-dire, pour me servir de l'expression vulgaire, qu'elle n'est qu'un refroidissement de la tête avec fluxion, à laquelle participent les yeux, aussi-bien que les sinus pituitaires, le pharynx, et la trachée-artère. Une telle fluxion est souvent due aux variations fréquentes de l'atmosphère; au passage brusque du chaud au froid, sans prendre les précautions nécessaires; à la prédomination des vents du nord, aux voyages pendant la saison chaude, dans des lieux humides, malsains ou sablonneux; à l'exposition prolongée des regards aux rayons du soleil; et, enfin, à d'autres causes semblables. Ainsi, en appréciant le pouvoir de toutes ces influences, on ne s'étonnera point d'observer que cette maladie envahit et attaque les personnes de tout âge et de tout sexe. Dans quelque cas particulier, la cause principale de cette affection réside à l'estomac, dans les premières voies, stimulées par des matières impures, comme cela arrive ordinairement chez les sujets faibles, ou mal nourris, ou chez ceux qui sont trop adonnés à la crapule, et à l'usage d'alimens excitans ou indigestes. On reconnaîtra manifestement l'influence du mauvais état de l'estomac sur le développement de l'ophtalmie, si l'on fait attention à l'habitude du corps, et à la manière de vivre du malade, au dégoût dont il se plaint, aux envies de vomir qu'il éprouve, à sa répugnance pour toute espèce de substance animale, aux douleurs de tête, simulant la migraine, à l'état saburral de la langue, à la fétidité de l'haleine, et aux flatulences continuelles. Quelquefois l'ophtalmie est la suite de la suppression de quelque évacuation sanguine périodique : tels sont les flux hémorroïdaux, menstruels, et l'épistaxis.

On guérit promptement l'ophtalmie aiguë bénigne au moyen de la diète, et en purgeant doucement le malade avec un grain de tartre émétique, dissous dans une livre et demie de décoction de racine de chiendent, prise à doses réfractées et répétées, si le cas l'exige, pendant plusieurs jours, pourvu que l'action purgative soit modérée. Après s'être parfaitement assuré que la maladie n'est pas compliquée de la présence de quelque corps étranger introduit entre les paupières et l'œil, on emploie comme moyens externes les lotions fréquentes d'eau de guimauve tiède, et les applications réitérées de cataplasmes d'herbes émollientes bouillies dans le lait récemment trait, et placées entre deux linges (1). Si, d'après les signes exposés précédemment, on reconnaissait que l'ophtalmie dérive en tout ou en partie de la turgescence de l'estomac, ou de matières irritantes dans les premières voies, rien ne contribuera davantage à déraciner le mal que le

(1) On emploie utilement, au lieu de toile de lin, une gaze très-fine pour faire ces cataplasmes, en forme de sachets.

prompt emploi de l'émétique. Toutes les fois que cette maladie a été produite en tout ou en partie par la suppression des flux sanguin, menstruel, hémorroïdal ou nasal, il sera d'un grand avantage d'appliquer des sangsues à la vulve ou à l'anus, et dans le dernier cas aux ailes du nez, en n'omettant jamais de couvrir les yeux affectés avec des topiques doux et émolliens; et cela avec d'autant plus de diligence que les symptômes de l'inflammation, surtout la douleur et l'ardeur, seront plus vifs et plus continus.

Moyennant ce traitement, le stade inflammatoire de l'ophtalmie aiguë bénigne cesse ordinairement dans l'espace de quatre ou cinq jours; ce qui sera manifeste, lorsqu'on remarquera que le malade ne se plaint plus de cette sensation fatigante d'ardeur aux yeux, de pesanteur, de resserrement, de piqûre, dont il se plaignait auparavant; mais qu'au contraire, il éprouve du calme et de la facilité à écarter les paupières, et qu'il supporte une lumière modérée sans accroissement de larmoiement ou de chassie au delà de ce qu'on observe ordinairement sur la fin de l'inflammation des membranes qui participent de la nature et de l'action des membranes muqueuses.

Dans cet état de choses, quoique le blanc des yeux soit encore un peu rouge, et paraisse enflammé, il ne l'est plus effectivement. Alors l'ophtalmie a passé du stade inflammatoire à l'état de mollesse et de faiblesse des vaisseaux de la conjonctive et de ceux de la membrane intérieure des paupières. Dans de semblables circonstances, le chirurgien commettrait une erreur grave, s'il prescrivait au malade de continuer l'usage des applications émollientes; au contraire, il obtiendra une prompte guérison, s'il remplace les remèdes locaux dont nous avons fait mention, par les astringens et les toniques, comme le collyre vitriolique, ou celui qu'on prépare avec huit grains d'acétate de plomb, dissous dans six onces d'eau de plantin distillée, avec addition de quelques goutes d'esprit-de-vin camphré, que l'on injecte toutes les deux heures dans les yeux, que l'on peut aussi baigner dans cette liqueur, versée dans un vase propre à cet usage. En procédant ainsi, bientôt les vaisseaux relâchés de la conjonctive, ainsi que ceux de l'intérieur des paupières, reprennent leur première vig[illegible], et l'ophtalmie disparaît totalement.

Parmi ces ophtalmies bénignes, surtout quand elles sont épidémiques, à raison de l'influence de l'intempérie des saisons, il y en est de si légères, que leur stade inflammatoire, d'ailleurs très-bénin et très-court, s'écoule si promptement, qu'à peine a-t-on le temps de l'observer. Et c'est peut-être, à raison de cette circonstance, le seul cas d'inflammation érysipélateuse, comme l'est ordinairement l'ophtalmie, dans laquelle, à sa première apparition, il soit utile de faire usage des applications froides et répulsives, comme l'eau froide avec du jus de citron, ou du vinaigre, ou bien le blanc d'œuf battu avec de l'eau de roses, et un peu de sulfate d'alumine, remèdes qui deviennent très-nuisibles, lorsqu'on les emploie au commencement des autres ophtalmies aiguës, quoique bénignes, mais dont le stade inflammatoire dure pendant quelques jours.

L'ophtalmie aiguë intense, se présente accompagnée du même appareil de symptômes que l'ophtalmie bénigne, mais ils sont alors beaucoup plus énergiques et plus acerbes; car dans cette dernière, la sensation d'ardeur aux yeux est brûlante, et le resserrement spasmodique de tout le bulbe et du sourcil est porté très-loin; l'aspect de la lumière, même la plus faible, est insupportable. Le larmoiement est tantôt continuel, très-abondant, âcre, et mêlé à une mucosité qui tend à glutiner ensemble les paupières; tantôt ces excrétions disparaissent, et les yeux sont parfaitement arides; la fièvre est forte; la douleur de toute la tête, et spécialement de la nuque, est intolérable; l'insomnie est opiniâtre; la pupille est plus resserrée que dans son état naturel; la conjonctive paraît teinte partout d'un rouge foncé. Ici l'on ne distingue plus sur l'hémisphère antérieur de l'œil, entre les faisceaux plus relevés des vaisseaux sanguins, ce réseau subtil d'autres vaisseaux plus déliés, qui passe d'un faisceau à l'autre: on les voit tous également tuméfiés, engorgés, et comme agglomérés ensemble, composer une excroissance qui s'élève sur le globe de l'œil, et qui a une tendance à dépasser les bords des paupières.

Si par malheur la maladie fait des progrès ultérieurs, et que le sang, énergiquement poussé dans les vaisseaux de la conjonctive, en déchire un ou plusieurs du côté de cette membrane qui avoisine le bulbe de l'œil, il arrive un épanchement d'une certaine quantité de liquide dans le tissu cellulaire, qui lie la conjonctive à l'hémisphère antérieur de l'œil. Il résulte de ce phénomène que la conjonctive, qui s'est soulevée par degrés sur le globe oculaire, et qui forme une protubérance hors des paupières, parvient à former avec sa propre substance un enfoncement dans lequel elle cache la cornée. C'est à ce plus haut degré de l'ophtalmie aiguë, que les chirurgiens ont donné le nom de *chemosis*.

Fort souvent l'ophtalmie aiguë intense, intéresse principalement l'extérieur du globe de l'œil; quelquefois elle affecte seulement l'intérieur du bulbe, ou, au moins, plus fortement que ses parties externes. On préjuge l'existence d'une ophtalmie grave *interne*, toutes les fois que l'on observera que la violence de la douleur dans le fond de l'orbite ne répond pas pour le moment à la médiocre altération de la conjonctive et des paupières. Je dis pour le moment, car l'ophtalmie interne, peu de temps après qu'elle a envahi l'organe de la vue, est très-souvent suivie par l'inflammation des parties extérieures de l'œil. En considérant ensuite combien est légère l'altération qui, dans l'ophtalmie interne, se manifeste à l'extérieur; la grande aversion qu'a le malade pour la lumière, même la plus faible; en tenant compte de la rougeur de l'iris, du rétrécissement de la pupille, de l'état de l'humeur aqueuse même, qu'on aperçoit souvent rouge et trouble; on a des motifs suffisans de soupçonner que dans le plus haut degré de cette maladie, le sang s'extravase quelquefois, comme cela se passe lors de l'ophtalmie grave externe, dans la chambre de l'œil, et spécialement entre la choroïde et la sclérotique. C'est principalement à cette circonstance, plus qu'à toutes les autres, que l'on doit attribuer la malheureuse terminaison de cette ophtalmie interne, qui ordinairement, lorsqu'elle ne fait pas tomber l'œil en suppuration, y détermine l'amaurose.

L'ophtalmie aiguë intense, exige l'exécution la plus prompte du plan curatif antiphlogistique dans toute son étendue. L'expérience a démontré que la lenteur dans l'emploi des évacuans, et surtout la parcimonie des saignées, sont les causes principales pour lesquelles cette ophtalmie parvient au degré de chemosis; qu'elle menace de la suppuration ou de l'effusion d'une lymphe concrescible entre l'œil et la conjonctive, ou au moins de dégénérer en une ophtalmie chronique, obstinée, résultante de l'excessif relâchement qu'ont souffert les vaisseaux de la conjonctive pendant le stade inflammatoire (1). C'est pour obvier à ces résultats funestes, que dans toutes les ophtalmies graves, le chirurgien, ayant égard à l'âge et au tempérament du ma-

(1) Voyez à ce sujet les préceptes et les observations pratiques de Galien. *De curat. rat. per anguinis missiones*, cap. XVII.

lade, le sera saigner promptement et abondamment au bras ou au pied; ensuite, selon les circonstances, il sera appliquer des sangsues à la proximité des paupières, sur-tout près de l'angle intérieur de l'œil, sur la veine angulaire, au confluent de la veine frontale avec l'orbitaire profonde et la transversale de la face. Mais ces applications doivent toujours avoir été précédées par d'abondantes saignées faites au bras ou au pied; et si l'apparition de l'ophtalmie grave-aiguë avait lieu à la suite de la suppression de quelque évacuation périodique sanguine, comme celle du nez, de l'utérus, ou des hémorroïdes, au lieu d'appliquer des sangsues autour des paupières, on les placerait avec plus d'avantage aux ailes du nez, dans le premier cas; sur l'intérieur des lèvres du *pudendum* dans le second; et à l'anus dans le troisième. Il n'y a pas long-temps qu'une jeune fille de dix-sept ans, attaquée d'une forte ophtalmie aux deux yeux, peu de temps après la suppression soudaine de la menstruation, fut tellement soulagée par l'application des sangsues à l'intérieur des lèvres de la vulve, après une abondante saignée du bras, que dans l'espace de vingt-quatre heures cette véhémente ophtalmie fut abattue. Il m'est arrivé de faire plusieurs fois la même observation à l'occasion d'ophtalmies aiguës graves qui ont été la suite de la suppression du flux hémorroïdal périodique, ainsi que d'autres écoulemens, tels que l'épistaxis.

Les saignées générales, quoique copieuses, et les

saignées capillaires faites au moyen des sangsues, ne suffisent cependant pas toujours pour faire diminuer avec promptitude ce plus haut stade de la maladie qu'on appelle *chemosis*. Il faut, pour atteindre ce but, avoir recours, dans une circonstance aussi urgente, à quelque autre expédient propre à vider promptement cette portion de sang qui s'est extravasée dans le tissu cellulaire qui lie la conjonctive à l'hémisphère antérieur de l'œil, et qui est la cause du soulèvement et de l'énorme distension de cette membrane. Cet expédient consiste à raser, pour ainsi dire, la conjonctive avec des ciseaux recourbés sur leur dos, ou à resciser circulairement la portion proéminente de la conjonctive, aux confins de la cornée vers la sclérotique. Par ce moyen, l'on vide avec célérité, et au prompt soulagement du malade, tout le sang qui était resté en stagnation sous la conjonctive, et à la fois l'autre portion de sang, qui malgré les saignées abondantes et générales distendait encore fortement les vaisseaux de la même membrane. La rescision dont il s'agit est de beaucoup préférable aux scarifications pratiquées dans de semblables circonstances, par la plus grande partie des chirurgiens (1); car elles ne sont

(1) Le moyen énergique dont M. Scarpa recommande ici l'emploi est le seul qui puisse, en effet, être salutaire, lorsque la véhémente inflammation de la conjonctive a déterminé son développement extraordinaire. Telle était cette redoutable ophtalmie dont nos soldats de l'armée d'Orient furent atteints. Au retour de ces braves en France, nous en avons

pas suffisantes pour vider le sang extravasé sous la conjonctive, et elles augmentent l'irritation et l'afflux

vu plusieurs dont la maladie était passée à l'état chronique ; la conjonctive était carcinomateuse. Néanmoins, quelques-uns recouvrèrent la vue, plus ou moins parfaitement, des mains du docteur Forlenze, qui disséquait fort habilement toute cette membrane dégénérée, moyennant quoi quelques points de la cornée transparente donnaient encore passage à la lumière.

Pendant la dernière guerre d'Espagne, nous avons vu se renouveler l'ophtalmie dite d'Égypte, d'une manière épidémique, chez les militaires qui faisaient de longues routes à l'ardeur d'un soleil dévorant, et sur une terre desséchée, aride et brûlante, d'une couleur blanchâtre, couverte de sables incandescens. La poussière qui pénétrait jusque dans les yeux y déterminait une vive irritation, qui sans doute recevait une partie de sa violence à la réflexion des rayons embrasés du soleil, dardant sur ces sables blanchâtres. Au début, la couleur de l'œil était légèrement brune, et son inflammation ne paraissait point considérable ; mais la gravité du mal ne pouvait être méconnue, à la difficulté d'ouvrir la paupière au jour, à l'horrible douleur que le malade y ressentait, à la céphalalgie pongitive et non moins douloureuse dont il était accablé. Bientôt le gonflement, l'extension de la conjonctive étaient tels, que le *chemosis* outre-passait toutes les proportions. La paupière supérieure devenait immobile, et celle-ci, comme l'inférieure, par l'effet du phénomène inflammatoire, semblait adhérer intimement au bulbe de l'œil. Dans cet état, après avoir abondamment saigné, prescrit des boissons antiphlogistiques et une diète sévère, l'un de nous, chargé de la direction du service, se hâtait d'enlever par la dissection, tantôt au moyen du bistouri, tantôt en se servant des ciseaux à lames

sanguin vers les yeux, plutôt qu'elles ne les diminuent (1).

Après d'abondantes saignées générales et locales, le chirurgien provoquera des évacuations alvines au moyen de purgatifs doux et antiphlogistiques, comme la pulpe de tamarin, le tartrate acide de potasse soluble, le tartrate de potasse, le sulfate de magnésie, et autres substances semblables; et dans le cas d'une surabon-

recourbées, cette énorme conjonctive, devenue comme charnue. On renversait l'une et l'autre paupière, afin de poursuivre cette rescision d'une lame épaisse et résistante qui couvrait une grande partie de la sclérotique. Ce procédé était suivi d'un écoulement considérable de sang, qui dégorgeait immédiatement les vaisseaux, mieux que n'auraient pu faire les scarifications et même les saignées; et lorsqu'il était exécuté en temps opportun, c'est-à-dire dans les vingt-quatre ou trente-six premières heures de l'invasion, l'ophtalmie guérissait avec rapidité. Il est inutile, en pareil cas, de recommander de placer les malades dans une salle obscure, et de garantir les yeux, en les enveloppant convenablement, du contact de l'air. Nous ajouterons que ceux de nos soldats auxquels on ne fit point ces salutaires rescisions, perdirent promptement l'œil malade; quelques-uns perdirent même la vie. (*Note des traducteurs.*)

(1) Wardrop, afin d'arrêter les progrès rapides de l'ophtalmie aiguë, propose d'évacuer l'humeur aqueuse au moyen d'une piqûre faite à la cornée avec une aiguille droite, tranchante sur ses côtés, ou avec la pointe d'un bistouri ophtalmique. Je ne puis rien décider, jusqu'à présent, sur l'utilité de cette pratique. Les observations de l'auteur cité tendent à prouver que l'évacuation de l'humeur aqueuse, quoique

dance saburrale de l'estomac, il n'hésitera point à prescrire l'émétique (si c'est à un adulte, un grain de tartrate antimonié de potasse, avec deux scrupules d'ipécacuanha), et ensuite il conseillera au malade de prendre, pendant plusieurs jours consécutifs, à doses réfractées, un grain de tartre émétique, avec deux dragmes de tartrate acide de potasse soluble, dans une livre de décoction de racine de graminée, ou de petit-lait dépuré.

Parmi les meilleurs secours externes dans des cas semblables, et sur les sujets pléthoriques, après avoir préalablement pratiqué d'abondantes saignées, et avoir excité les évacuations alvines (1), il faut ranger le vésicatoire à la nuque, qui est un excellent moyen. Ce n'est point à raison de la sérosité dont il excite l'évacuation à la partie où on l'applique; mais parce qu'il produit l'effet d'un *stimulant*, et détermine une sorte d'irritation, qui suspend, pour ainsi dire, les

momentanée, est suffisante pour faire cesser l'extrême distension du globe de l'œil, et pour amener le calme. Je me sers du mot momentané, parce que tout chirurgien sait que la régénération de l'humeur aqueuse, et la plénitude de ses deux chambres se fait dans quelques minutes; mais à quoi sert la théorie sans la pratique? Voyez l'ouvrage ayant pour titre : *On the effects of evacuating the aqueous humor in inflammation of the Eyes*. Londres, 1816.

(1) Hoffmann, Medicina ration. syst., t. IV, part. 1, sect. 2. *Setacea et vesicatoria non facile applicanda in plethoricis, nisi soluta prius plethora, et alvo, præsertim in cacochymicis subducta.*

progrès de l'affection morbifique des yeux, et la transporte au lieu de la fluxion artificielle. On a observé que la nuque et le derrière des oreilles sont de toutes les parties de la tête celles qui se lient le plus étroitement avec les yeux par les sympathies; de même ce rapport sympathique s'observe entre le lobe de l'oreille et les dents, entre le périnée et la vessie urinaire; entre la peau et les viscères de l'abdomen, etc. Cependant il faut excepter le cas où l'ophtalmie résulte exclusivement de la présence des saburres dans les première voies : ici l'expérience a confirmé la doctrine de Bonnet et celle de Rivière, c'est-à-dire, que la maladie ayant sa cause dans l'intempérie de l'abdomen, l'emploi des vésicatoires et des cautères appliqués à la nuque, loin d'être favorable, serait nuisible.

Quant aux remèdes qu'il est convenable d'appliquer sur les yeux enflammés d'une manière aiguë, et par l'effet d'un âcre (1) non spécifique, le chirurgien ne doit pas se départir de l'usage des topiques doux et émolliens, comme les sachets de racine de guimauve bouillies dans du lait récemment trait, ou le cata-

(1) Dans l'obligation de traduire fidèlement, nous avons dû reproduire cette abstraction humorale d'un *âcre*, si contraire à nos propres idées, et si opposée aux doctrines médicales professées depuis long-temps dans les écoles françaises, et par les auteurs animés d'un esprit philosophique. M. Scarpa, sans doute, en la consacrant de nouveau, a cédé à l'impulsion du pouvoir des anciennes habitudes; car toutes les idées qui lui sont propres se distinguent par une rare sagacité. (*Note des traducteurs.*)

plasme de mie de pain et de lait, avec du safran, la pulpe de pommes cuites, la décoction saturée de têtes de pavot et autres substances analogues, qu'on doit renouveler toutes les deux heures au plus tard. Il n'y a rien de plus efficace pour modérer l'excès d'ardeur que le malade éprouve aux yeux, que d'introduire avec la pointe d'un stilet, entre les paupières et le bulbe de l'œil, le blanc d'œuf frais, ou le mucilage des semences de *psilium* étendu dans l'eau de guimauve distillée. Le chirurgien doit en outre recommander au malade de se tenir couché, ayant la tête serrée le plus qu'il pourra, et de ne faire rien de ce qui pourrait empêcher ou interrompre sa transpiration; et si les bords des paupières avaient, durant la nuit spécialement, une grande tendance à se glutiner entre eux, il faudrait les enduire le soir d'un liniment d'huile et de cire; car rien ne contribue plus à aggraver les incommodités de l'ophtalmie, que la stagnation ou la redondance des larmes brûlantes entre le bulbe de l'œil et les paupières (1).

C'est par l'emploi judicieux de ces moyens très-efficaces qu'on vaincra très-souvent au cinquième,

(1) *Sed neque ad multum tempus claudere oculos conducit, maxime si fluxionem calidam habeat. Lacryma enim suppressa calefacit.* (Hippocrat. *De visu.*)

Il y a des sujets doués d'une sensibilité exquise, dont les yeux sont très-saillans, et qui, étant très-enflammés, ne peuvent supporter la plus légère pression résultante de l'application des cataplasmes émolliens et anodins, et pas même celle qu'exercent les petits linges imbibés de décoction émol-

septième, ou onzième jour, la période inflammatoire de l'ophtalmie aiguë et grave. Le chirurgien reconnaîtra qu'il a atteint le but qu'il se proposait, en observant que la fièvre a tout-à-fait cédé; que le malade ne se plaint plus ni de chaleur ardente, ni de douleurs aiguës et piquantes aux yeux; que les paupières sont affaissées et ridées, et que le calme revient chez le sujet aussi-bien que l'appétit. Le chirurgien verra d'ailleurs qu'il découle des yeux affectés une humeur muqueuse qui les soulage, tandis qu'auparavant il n'en découlait que des sérosités ténues et âcres, ou bien que ces organes étaient secs et arides; que le malade ouvre et ferme les paupières sans une grande difficulté et sans être blessées par une lumière modérée; et enfin, que les humeurs des yeux ne sont point troublées par le mélange de matières étrangères.

Toutefois, à l'apparition de ces signes, quoique les yeux du malade continuent à être rouges et que la conjonctive soit encore engorgée, le chirurgien doit cesser l'emploi des débilitans, et l'application des topiques émolliens et relâchans; il les remplacera, excepté dans le cas où on aura fait la rescision de la

liente. Chez ces malades, il est utile de faire usage de vapeurs émollientes et anodines qu'on fera arriver à l'œil au moyen d'un entonnoir adapté à une cafetière, mise en ébullition par une lampe à l'esprit-de-vin. Il faut que la fumigation soit répétée toutes les deux heures au moins, que sa durée soit d'un quart d'heure à vingt-minutes, et que l'œil soit à une distance telle, qu'il ne souffre point du contact de la chaleur du petit vase mis en ébullition.

conjonctive, dont nous parlerons dans la suite, par les topiques astringens et fortifians, comme le collyre froid, avec l'acétate de plomb dissout dans l'eau de plantain distillée, ou bien celui qui est composé de dix grains de sulfate de zinc, étendu dans dix onces d'eau distillée, d'une once de mucilage de semence de coing, et de quelques gouttes d'esprit-de-vin camphré. On en introduira, toutes les deux heures, entre les paupières du malade, et l'on en baignera l'œil à l'aide d'une baignoire oculaire. A ce propos il faut remarquer qu'il n'est pas rare de rencontrer des personnes qui ne peuvent supporter les applications froides sur les yeux, principalement pendant l'hiver. En pareil cas le chirurgien fera usage des mêmes collyres astringens, tièdes d'abord, et en diminuant par degrés leur chaleur; à la fin cette sensibilité excessive étant calmée, il sera possible d'employer ces moyens entièrement froids.

Dans ce stade de la maladie, où l'ophtalmie aiguë et intense est passée, après les abondantes évacuations sanguines et alvines, c'est-à-dire à la seconde période, où il existe un état de faiblesse locale, un remède très-efficace est la teinture thébaïque de la pharmacopée de Londres (1), dont il faut introduire deux ou trois

(1) R. *Opii colati, unciam unam.*
Cinnamom. } *an drachmam semis.*
Cariophyl. arom. }
Vini albi meracis libram semis.
Macera per hebdomadam sine calore; deinde per chartam cola. Adde posteaquam colata sunt spiritus vini tenuioris

gouttes entre les paupières et le globe de l'œil, deux fois par jour, ou seulement le soir, pendant plusieurs jours consécutifs, et jusqu'à parfaite guérison. Ce remède, pendant qu'il se répand dans l'œil, produit ordinairement une ardeur et une douleur vives; mais elles s'apaisent aussitôt, et le lendemain matin on trouve l'œil éclairci, et dans un meilleur état. Cependant il est utile d'observer que ce topique, si utile dans le second stade de l'ophtalmie aiguë intense, ou celui qui résulte de la faiblesse locale, devient très-nuisible dans la première période, ou durant l'état inflammatoire; par conséquent, il ne faut jamais l'employer qu'après d'abondantes saignées générales et locales, et après avoir opéré les évacuations alvines, en un mot, qu'après la cessation totale de l'inflammation (1). Je puis assurer, par ma propre ex-

vicesimam circiter partem, ut tutiora sint a fermentatione. Reponere oportet vitreis ampullis accurate obturatis.

Si l'on veut que cette teinture soit moins stimulante que l'est celle que nous venons d'indiquer, il suffit d'augmenter la quantité de l'opium qui entre dans la composition; et en l'employant, au lieu de la faire tomber directement sur le globe de l'œil, il vaudra mieux l'insinuer dans son angle interne, où elle se répandra ensuite lentement sur le reste de l'organe.

Je dois faire remarquer que ceux qui substituent le laudanum liquide à la teinture dont nous avons parlé, commettent la plus grande erreur.

(1) *Observ. sur l'opht.*, par James Ware, *Bibliot. méd. phy. du Nord, tom.* I. Cependant il ne faut pas s'attendre

périence, que tout ce qu'affirme le docteur Ware sur l'utilité de ce remède, lorsqu'il est employé avec prudence, et à temps, est exact et exempt d'exagération.

Lorsque la nécessité aura obligé le chirurgien à resciser une portion circulaire de la conjonctive, afin d'arrêter les progrès du chémosis, il ne doit pas oublier, après avoir dompté la première période de l'inflammation, qu'il reste une ulcération au globe de l'œil, hors le point de réunion de la cornée et de la sclérotique, et que cet état contre-indique l'usage des collyres irritans et astringens, lesquels exaspéreraient la maladie en déterminant une nouvelle inflammation. En de pareilles circonstances, on se borne, même après la cessation de la phlogose, à faciliter la suppuration dans l'endroit où la conjonctive a été rescisée, en lavant l'œil plusieurs fois par jour avec de l'eau de guimauve, ou avec du lait nouvellement trait. Cette suppuration se manifeste sous la forme d'un enduit muqueux, étendu sur toute la zone circulaire, blanchâtre, qui s'est formé après la section de la conjonctive; cette zone se

que ce collyre procure un soulagement aussi prompt dans tous les cas. Quelquefois il faut beaucoup plus de temps pour qu'il produise ce bon effet. J'ai même vu certains cas où le premier usage de la teinture thébaïque n'a pas procuré le moindre adoucissement. Mais la plupart de ces cas étaient de ceux où l'inflammation des yeux n'avait encore duré que peu de temps, où les yeux paraissaient très-brillans, et où la lumière causait au malade des douleurs très-vives.

resserrera successivement en suivant la marche décroissante du second stade de l'ophtalmie, ou la faiblesse locale, et se cicatrisera tout-à-fait, sans laisser de vestiges de la rescision faite à la conjonctive.

Au surplus, aussitôt que le malade sera en état de supporter une lumière modérée sans en être incommodé, le chirurgien cessera toutes les applications qu'il faisait auparavant sur l'œil, si ce n'est qu'il conseillera de les garantir avec un morceau de taffetas vert ou noir, qu'il appliquera sur le front, et qui sera suspendu devant les yeux, de manière que le malade puisse, moyennant cet abri, ouvrir et fermer les paupières, et mouvoir facilement le globe de l'œil. On aura d'ailleurs soin de faire entrer chaque jour une plus grande quantité de lumière dans la chambre du malade, afin qu'il puisse s'habituer, le plus tôt possible, à supporter impunément le grand jour; car c'est un fait certain, et confirmé par l'expérience, que rien ne contribue plus à entretenir et à augmenter la sensibilité morbifique de l'organe de la vue, et par conséquent à prolonger la maladie, que d'obliger les personnes qui ont été affectées d'ophtalmie à demeurer, sans nécessité, dans des lieux tout-à-fait dépourvus de lumière, ou à conserver les yeux fermés et bandés pendant un espace de temps plus long que la nature du cas ne l'exige.

Bien que ce que nous avons exposé jusqu'ici sur les phénomènes et sur le traitement de l'ophtalmie aiguë intense dans ses deux stades, puisse, à mon avis, servir suffisamment de guide aux jeunes chirurgiens dans le traitement de cette maladie, alors même qu'elle se présenterait avec la complication de quelque autre symptôme peu commun, cependant je ne dois pas omettre de faire mention d'une espèce particulière d'ophtalmie aiguë et grave, distincte des autres ophtalmies ordinaires, en ce qu'elle paraît avec une grande et véhémente inflammation, et une intumescence des paupières et de la conjonctive, comme dans les autres ophtalmies de cette espèce; mais ce qui lui est spécial, c'est que peu de temps après son invasion, elle est accompagnée d'un flux abondant et extraordinaire aux yeux de matières d'une apparence purulente. Cette maladie attaque les enfans peu de temps après leur naissance, ou bien les adultes, immédiatement après la suppression d'une gonorrhée virulente, ou du transport, par quelque autre moyen, du virus vénérien aux yeux. Dans le premier cas elle reçoit le nom d'*ophtalmie puriforme des enfans;* dans le second, elle prend celui d'*ophtalmie aiguë gonorrhique*.

La première, ainsi que je viens de le dire, envahit les enfans peu après leur naissance, ou bien ceux d'un âge tendre et encore à la mamelle. A l'apparition de cette grave maladie, les paupières se gonflent énormément, au point qu'on ne peut les décoler l'une de l'autre, et bien moins encore les renverser en dehors; et si l'on y parvient, après beaucoup de peine, on trouve la membrane intérieure de ces mêmes paupières convertie en une substance villeuse, fongueuse, et semblable en quelque sorte à celle de l'intestin rectum, lorsqu'il sort au dehors, et se renverse chez les enfans, à l'occasion des efforts que leur font faire de violentes épreintes. Quelquefois, à la suite des cris de l'enfant, les paupières se renversent d'elles-mêmes, et demeurent dans cette position si l'on ne fait usage de la force pour les retourner et leur faire reprendre leur place. Après le premier choc de l'inflammation, qui est d'une courte durée, il s'écoule incessamment des yeux de ces petits infortunés une mucosité puriforme, d'une abondance vraiment extraordinaire, sécrétée en partie par les glandes de Meibomius, et plus encore par cette substance villeuse et fongueuse en laquelle s'est convertie la membrane intérieure des paupières, et la conjonctive elle-même. La fièvre, au commencement de la maladie, est très-vive; l'insomnie, les vagissemens sont continuels, ainsi que le tremblement de tout le corps. A ces symptômes s'associent très-fréquemment le vomissement, et une diarrhée de matières jaunâtres et très-fétides.

Les praticiens ne sont pas d'accord entre eux sur les causes qui donnent lieu à une maladie aussi grave; quelques-uns pensent qu'elle doit être attribuée à l'exposition soudaine du nouveau-né à l'air froid; d'autres au contraire la rapportent à l'excès de la chaleur du feu, et à celle des langes dans lesquels on a enveloppé l'enfant.

Il en est qui attribuent cette cause à la grande irritation qu'aurait produite une très-vive lumière sur les yeux encore si tendres de l'enfant; la leucorrhée dont se trouvait infectée la mère de l'enfant pendant sa grossesse, et pendant son accouchement, a été accusée par certains praticiens de donner lieu à cette maladie; d'autres enfin sont d'avis que cette espèce d'ophtalmie pourrait tirer son origine d'une gonorrhée, accompagnée ou non d'ulcères, qui existerait dans le vagin de la mère, ou de la présence de tout autre écoulement vaginal d'une matière âcre. Parmi des opinions si opposées, celle qui est la plus fondée sur les faits, et qui est par conséquent la plus vraisemblable, est que cette maladie est produite par un principe âcre appliqué aux paupières de l'enfant, ainsi qu'à leurs bords, pendant le frottement qu'exerce la face sur le vagin au moment du passage. Les motifs qui accréditent cette opinion sont que très-souvent l'apparition de l'ophtalmie purulente coïncide avec la présence de la leucorrhée de la mère, et que l'ophtalmie est fort grave si ce flux vaginal est syphilitique ou compliqué avec des ulcères au vagin ou aux parties externes de la génération. On peut conclure en toute sûreté que ce dernier ordre de causes est celui qui provoque le plus constamment l'ophtalmie purulente des nouveau-nés. Ce serait inconsidérément qu'on la révoquerait en doute, parce qu'on observe quelquefois cette ophtalmie chez des enfans nés de mères non leucorrhéiques, ou bien que, dans d'autres cas, la mère étant depuis long-temps affectée de leucorrhée, ne communique point à son nouveau-né l'ophtalmie purulente. Dans le premier cas la mère peut avoir nié l'existence d'une incommodité qui ne serait qu'intermittente et qu'elle regardait comme momentanée ; dans le second, l'enfant peut avoir été préservé, comme on remarque que certains sujets s'exposent à contracter des maladies contagieuses, sans néanmoins en être attaqués. C'est une chose remarquable, que l'ophtalmie purulente des enfans est plus fréquente parmi la classe indigente que chez les gens riches, et qu'elle est très-commune dans les hôpitaux des enfans trouvés ; apparemment que dans les classes aisées la propreté rend moins âcre la matière de la leucorrhée. Ce qui est incontestable, c'est que quand ce flux est syphilitique, ou rendu très-âcre par l'influence d'une autre maladie, l'ophtalmie purulente que contracte l'enfant est fort grave ; et ce qui est remarquable c'est qu'alors cette ophtalmie purulente des enfans devient contagieuse. Il ne serait pas raisonnable de supposer que les eaux de l'amnios, en s'écoulant, puissent laver complétement la mucosité âcre, fortement adhérente au vagin, de telle sorte qu'il n'en reste assez pour se mettre en contact avec les bords libres des paupières de l'enfant, qui le franchit après l'écoulement de ces eaux.

Toutefois, quelque vraisemblable que soit cette opinion sur les causes d'où résulte l'ophtalmie purulente des nouveau-nés, la prudence exige qu'on ne rejette point tout-à-fait celles que nous venons d'indiquer ; et pour cela il serait à désirer que dans les instructions qu'on donne aux sages-femmes, on leur prescrivît comme un précepte constant à suivre, de laver l'enfant aussitôt qu'il vient de naître, avec de l'eau tiède et du vin; or non-seulement elles laveraient le corps et la face, mais encore, et avec un soin tout particulier, les paupières, leurs bords et leur intérieur, avec une décoction de racine de guimauve tiède, pendant plusieurs jours de suite; elles devraient, d'ailleurs, ne point exposer l'enfant, pas même pendant le plus court espace de temps, ni à l'air froid et humide, ni au feu trop ardent, ni le placer, enfin, dans un lieu où ses yeux si tendres puissent être frappés par une trop vive lumière.

Si l'on n'oppose un remède prompt et efficace à cet abondant écoulement de mucosité puriforme des paupières et de la conjonctive des enfans; si l'on n'a pu le prévenir, il ne tardera point à obscurcir la cornée, qui grossit et se convertit en un *staphylôme*. C'est pour cela qu'à la première apparition de cette maladie, on procédera par le traitement antiphlogistique, en saignant l'enfant, s'il est pléthorique, soit au moyen de la lancette, soit en appliquant des sangsues aux tempes; après quoi, il sera très-utile d'appliquer un vésicatoire à la nuque, principalement si la maladie a été précédée par la rétropulsion de quelque exanthème de la tête (1). Il sera d'ailleurs utile de faire purger l'enfant avec le sirop de chicorée et de rhubarbe, dans

(1) Comme cette redoutable ophtalmie se développe presque immédiatement après la naissance, on conçoit difficilement que la rétropulsion d'un exanthème à la tête ait pu s'o-

lequel on ajoutera une petite quantité de magnésie; de prescrire en même temps à la nourrice de ne pas remplir, comme on a coutume de le faire, l'estomac de l'enfant, de lait et de bouillie, et de ne le point trop serrer et envelopper dans des langes épais, ainsi que le pratiquent nos femmes, même dans la saison la plus chaude; et si l'on a quelques indices que le lait de la nourrice a quelque part à la maladie, il est urgent d'en prendre une autre, ou bien de corriger le vice qui peut exister, soit dans ses humeurs, soit aux organes de la digestion. Le plus souvent parmi la classe indigente, le chirurgien rencontre cette maladie, déjà parvenue au second stade, c'est-à-dire après la cessation de l'état inflammatoire et alors que le flux puriforme s'écoule dans toute son abondance. S'il lui arrive de l'observer durant la première invasion, outre les remèdes généraux que nous avons précédemment indiqués, il appliquera aux paupières enflammées, afin de modérer l'inflammation, des sachets d'une gaze très-fine, remplis d'herbes émollientes bouillies dans du lait, et saupoudrés de camphre, ou bien un cataplasme de mie de pain et de lait, avec addition de safran, ou encore de la pulpe de pommes cuites, aussi saupoudrée de camphre. Aussitôt que la mucosité puriforme s'écoulera avec abon-

pérer, à moins de supposer que cet exanthème soit congénial, ce qui peut être en effet, bien que le cas soit fort rare. (*Note des traducteurs.*)

dance des yeux de l'enfant, ce qui indique que la maladie est arrivée au second stade, le chirurgien aura recours aux topiques astringens et fortifians, afin de restituer aux vaisseaux des paupières et de la conjonctive leur première vigueur, de réprimer la villosité et la fongosité de la membrane intérieure des paupières, et de supprimer, parconséquent, l'abondante sécrétion morbifique puriforme qui en dérive en grande partie. Afin d'atteindre ce but, on prescrira l'introduction de l'*eau camphrée* entre les paupières et l'œil, comme un moyen très-utile et très-efficace. Cette eau est composée de parties égales de vitriol romain et de bol d'Arménie, et d'un quart de camphre bien pulvérisé, le tout mêlé ensemble. On prend une once de ce mélange, on le jette dans une livre d'eau bouillante, que l'on retire ensuite du feu et qu'on laisse reposer un peu, jusqu'à ce que les parties grossières se précipitent, puis on décante la liqueur. On emploie ce remède d'abord en mettant une dragme de cette eau camphrée dans deux onces d'eau distillée de plantain froide, puis on augmente la dose de l'eau camphrée selon l'indication. On se sert, pour injecter ce collyre, d'une petite seringue d'ivoire, dont on introduit avec précaution la canule entre les paupières et l'œil du côté de l'angle externe. Ces injections doivent être renouvelées deux ou trois fois par jour, lorsque la maladie est très-grave; on applique ensuite sur les paupières un linge fin, couvert de blanc d'œuf battu et épaissi avec de l'alun; on s'oppose à la cohésion des bords tarsiens des paupières, en les oignant souvent avec de la pommade d'huile et de la cire. Au moyen de cette méthode curative, on voit ordinairement dans le cours de deux semaines se tarir la source de cette mucosité puriforme qui coulait des yeux, ainsi que la tuméfaction des paupières. Alors le chirurgien pourra reconnaître avec précision l'état dans lequel se trouve le globe de l'œil, et particulièrement la cornée. Si cette dernière était encore un peu trouble, ce sera un remède très-opportun pour l'éclaircir, que la teinture thébaïque de la pharmacopée de Londres, et au défaut de celle-ci l'onguent ophtalmique de Janin.

L'ophtalmie aiguë intense gonorrhoïque est semblable à l'ophtalmie puriforme des enfans sous le rapport de la violence de l'inflammation, du flux copieux de la mucosité puriforme des yeux dont elle est suivie peu de temps après, et aussi à raison de la promptitude avec laquelle cette maladie tend à la destruction de l'organe de la vue. Mais elle en diffère à certains égards, par rapport à la cause dont elle est le produit.

Deux causes peuvent déterminer cette maladie. La première est la suppression de la gonorrhée virulente, dont la maladie est la conséquence, bien que toute suppression de cet écoulement ne soit point suivie d'ophtalmie; la seconde cause est l'inoculation du virus gonorrhoïque, transporté par inadvertance, des parties génitales aux yeux.

Lors de la disparition imprévue de la gonorrhée, ce qui arrive ordinairement à l'occasion d'un mouvement excessif de tout le corps, à raison de l'abus des liqueurs fortes, ou après s'être exposé à un froid très-rigoureux et pendant long-temps; à la suite d'injections trop âcres et trop astringentes, faites dans le canal de l'urètre, et enfin par des irrégularités semblables; l'ophtalmie qui survient est accompagnée d'une intumescence plus grande à la conjonctive qu'aux paupières. A quelque temps de là se manifeste un écoulement copieux et continuel des yeux, lequel est d'une matière consistante, jaune, verte, semblable à celle de la gonorrhée virulente. Cet état s'accompagne d'une fièvre vive, de l'insomnie, d'une chaleur ardente, d'une douleur acerbe aux yeux et à la tête, et d'une grande aversion des organes de la vue pour la lumière. Dans quelques cas, il s'opère en peu de temps, dans la chambre antérieure de l'œil, un principe d'hypopion. Lorsque cette ophtalmie a été inoculée, ainsi qu'on vient de le supposer, par le contact des doigts empreints du virus gonorrhoïque, et portés aux yeux, ou bien par un linge recouvert de la même matière, avec lequel on se serait frotté cet organe; dans cette circonstance, les symptômes indiqués plus haut ne sont pas aussi violens, ni l'inflammation aussi véhémente que dans la première, ce qui constitue la différence de l'une et de l'autre.

La plupart des chirurgiens sont d'avis que, dans le premier cas, il s'est opéré une véritable métastase de la matière gonorrhoïque de l'urètre aux yeux; mais pour d'autres, cette théorie ne paraît pas satisfaisante, et à mon avis, ce n'est pas sans de puissans motifs.

Effectivement, l'ophtalmie puriforme ne remplace pas toujours la suppression soudaine de la gonorrhée; au contraire, cette circonstance peut être regardée comme rare, eu égard à la fréquence des cas de gonorrhées soudainement supprimées, ou répercutées. En second lieu, on n'a jamais vu la maladie vénérienne confirmée succéder à la métastase gonorrhoïque aux yeux (1). Enfin, l'ophtalmie gonorrhoïque provenant de l'inoculation, lorsqu'il ne peut être douteux que le virus vénérien ne soit la cause immédiate de la maladie des yeux, ne menace jamais avec une aussi grande impétuosité et autant de promptitude d'opérer la destruction de l'organe de la vue, que celle qu'on appelle métastase gonorrhoïque. Peut-être s'approchent-ils le plus de la vérité, ceux qui regardent ce phénomène plutôt comme l'effet d'une liaison sympathique intime de l'urètre avec les yeux, que comme une véritable métastase du pus gonorrhoïque; car l'on sait que la membrane intérieure de l'urètre, et celle des paupières, de la gorge et de l'intestin rectum, sont des productions de la peau. Et si cette sympathie ne se manifeste pas dans tous les cas de suppression soudaine de la gonorrhée, c'est parce que tous les individus ne sont pas doués du même degré de sensibilité.

Cependant, de quelque manière que s'opère le développement de cette ophtalmie aiguë intense, la pre-

(1) Bell, *on gonorrhœa vir.*, tom. 1, chap. 1, a fait la même remarque.

mière indication qu'elle présente est de combattre le plus tôt possible la violence de l'inflammation, afin d'empêcher la destruction de l'œil, ou de prévenir l'opacité de la cornée. Par conséquent, on prescrira au malade, s'il est jeune et pléthorique, ainsi que je l'ai dit précédemment, d'abondantes saignées générales, et capillaires locales. On emploiera les doux laxatifs, les boissons tempérantes, les émulsions de gomme arabique, les bains tièdes, universels, ou au moins les pédiluves, et les vésicatoires à la nuque. Le malade sera couché dans son lit, ayant la tête relevée, et les paupières couvertes d'un linge trempé dans de l'eau végéto-minérale. Le chirurgien, à la première apparition de l'écoulement puriforme, aura le soin d'injecter deux ou trois fois par jour avec un petit siphon d'ivoire de l'eau de guimauve entre les paupières et le bulbe de l'œil du malade, afin de nettoyer ces parties; et il y introduira aussitôt après de l'eau camphrée, précisément comme dans le traitement de l'ophtalmie des enfans. Indépendamment de ces moyens, on applique au périnée du malade un large cataplasme de mie de pain, de lait et de safran, qu'il faut renouveler toutes les deux heures. On injectera plusieurs fois par jour, dans l'urètre, de l'huile tiède; et, successivement, on introduira dans cet organe une bougie simple, dans l'intention d'y rappeler le flux gonorrhoïque (1).

(1) Schmuker prétend qu'une poudre composée de six grains de rhubarbe et un scrupule de nitre qu'on ferait

Aussitôt qu'on aura vaincu le stade inflammatoire de l'ophtalmie aiguë intense, gonorrhoïque, ce qui sera manifeste, comme je viens de le dire, si l'on observe que la fièvre a cessé, que le malade ne se plaint plus de chaleur ardente, de douleurs acerbes aux yeux, et que l'intumescence des paupières est de beaucoup diminuée, bien que le gonflement des vaisseaux de la conjonctive subsiste encore comme auparavant, ainsi que l'écoulement abondant de mucosité puriforme des yeux. Néanmoins le chirurgien devra se hâter de mettre en usage les topiques astringens, et il y joindra l'emploi d'un collyre qui se compose de dix onces d'eau distillée de plantain, dans laquelle on aura fait dissoudre un grain de deuto-chlorure de mercure. On en injectera, toutes les deux heures, entre les paupières et l'œil, quelques gouttes; et si ce remède occasionait une trop grande irritation, on l'allongerait en y ajoutant du mucilage de semences de *psilium*. On doit encore espérer de grands avantages de l'usage de la teinture thébaïque. Il est bien entendu que cette médication ne doit être prescrite que dans les cas où il n'aura point été nécessaire de resciser la conjonctive; car quand on en est venu à cette opération, il convient de rejeter absolument dans la seconde période de cette maladie, comme dans toute

prendre au malade toutes les trois heures, est propre à reproduire la gonorrhée soudainement supprimée. Voyez aussi à ce sujet les *Mémoires de la Société médicale d'émulation de Paris*, tom. v, pag. 449.

autre ophtalmie, l'emploi des stimulans locaux et des astringens, du moins les plus violens. Au reste, ce traitement est commun même à l'ophtalmie gonorrhoïque contractée par inoculation : en admettant cette différence, que dans cette dernière il n'est point nécessaire de faire usage des moyens propres à rappeler le flux de l'urètre; et que d'ailleurs dans celle-ci les remèdes locaux stimulans et astringens deviennent plus efficaces sous la forme solide que sous la forme liquide, comme sont les onctions faites sur les bords des paupières avec de l'onguent mercuriel commun, ou bien, à son défaut, avec de la pommade ophtalmique de Janin.

Indépendamment de l'ophtalmie purulente des enfans, et de l'ophtalmie vénérienne purulente dont on a fait mention jusqu'ici, il en est une autre semblable qui attaque les sujets de tout âge, et qui se propage manifestement par contagion. C'est cette nature maligne et contagieuse qui caractérisait l'ophtalmie qui se répandit parmi les troupes anglaises et françaises de l'expédition d'Egypte. Ware (1) n'a point hésité à affirmer

(1) *Remarks on the purulent ophtalmy*. London, 1808.

On dit que parmi les naturels du pays, dont la constitution est en général très-débile, l'ophtalmie contagieuse ne revêt jamais le caractère inflammatoire aigu, et que pour cette raison l'emploi des saignées et des purgatifs répétés leur devient nuisible. Frank, *Collection d'opuscules de méd. prat. De l'ophtalmie de l'Egypte.*

Malheureusement, les chirurgiens français et anglais ignoraient que pour faciliter la résolution de l'inflammation loque cette maladie s'était répandue immédiatement après l'inoculation de ce virus spécifique, appliqué sur la conjonctive d'individu à individu. D'ailleurs l'auteur croit avoir observé que chez un grand nombre de malades européens affectés de l'ophtalmie purulente égyptienne il y avait une analogie singulière entre les yeux et l'urètre. Les symptômes de cette maladie étaient l'écoulement purulent et copieux des yeux, l'intumescence des paupières, de la conjonctive et du globe de l'œil, la prompte disposition de la cornée transparente à l'opacité et à l'ulcération. Les remèdes qui furent le plus utiles, d'après l'auteur que nous venons de citer, furent les évacuations alvines

cale, et déterger les yeux de ces principes d'infection qui en découlent, il est utile d'employer comme contre-stimulant, un collyre fait avec la solution de dix ou quinze grains de tartre stibié dans une livre d'eau ; remède au moyen duquel Vasari assure avoir fait des prodiges dans le traitement de l'ophtalmie purulente contagieuse d'Ancône ; cependant ces praticiens ne savaient rien du contre-stimulant. Ils n'ignoraient pas qu'un lavage de tartre stibié, semblable au collyre dont nous avons parlé, fait enflammer la peau, et la fait recouvrir de vésicules et de pustules prurigineuses, et pour cela il ne leur serait jamais venu à l'idée de contre-stimuler au moyen d'un si magique stimulant. Je m'attends à entendre bientôt que des ophtalmies inflammatoires aiguës et chroniques ont été traitées avec la teinture de cantharides, puisque les champions de la nouvelle hypothèse ténébreuse du contre-stimulant n'admettent pas qu'il y ait de la différence entre l'ophtalmie aiguë et la chronique.

et les saignées chez les sujets pléthoriques et robustes, et tout le contraire parmi les indigènes, ainsi que la prompte injection entre les paupières et le globe de l'œil des collyres astringens, de la même manière qu'on procède ordinairement au traitement de l'ophtalmie purulente des enfans, ou de l'ophtalmie gonorrhoïque dont nous venons de parler. Les topiques doux et émolliens furent trouvés nuisibles, à l'apparition de l'ophtalmie purulente qui nous occupe en ce moment, comme ils le sont pareillement dans l'ophtalmie purulente des enfans et dans celle qui dépend de la gonorrhée, et qui se propage par contagion.

Jusqu'ici nous avons traité des deux périodes de l'ophtalmie bénigne et grave, et du traitement qui convient à chacune d'elles. Mais la seconde période de l'ophtalmie aiguë intense, c'est-à-dire celle qui résulte de la faiblesse des vaisseaux de la conjonctive et de ceux des paupières, parvient-on toujours à la dompter par l'usage des topiques astringens et fortifians? C'est certainement le résultat qu'on a obtenu le plus fréquemment; néanmoins on rencontre dans la pratique des combinaisons défavorables, à raison desquelles quelquefois la seconde période de l'ophtalmie aiguë intense se prolonge pendant si long-temps qu'elle passe à l'état chronique, dans le sens le plus rigoureux, et qu'alors elle menace lentement de destruction l'organe de la vue.

Ces combinaisons défavorables dérivent de trois causes principales : tantôt c'est d'une augmentation de sensibilité et d'irritabilité de l'œil, qui auront persisté après la cessation du stade aigu de l'ophtalmie ; tantôt c'est de quelque vice de l'œil, dont l'ophtalmie n'a été que la conséquence; et enfin c'est d'une disposition dominante dans la constitution générale du malade.

C'est en observant que la fluxion résiste non-seulement à l'usage des topiques astringens et fortifians, qui produisent un si bon et si prompt effet dans les cas où l'ophtalmie tient à une simple faiblesse des vaisseaux de la conjonctive ou des paupières, qu'on arrive à conclure que l'augmentation morbide de la sensibilité de l'organe de la vue est la cause qui entretient l'ophtalmie chronique. C'est surtout en considérant que la maladie s'exaspère par l'usage de ces remèdes, et même par celui de l'eau froide; que le sujet accuse constamment un sentiment de pesanteur et une difficulté notable à élever la paupière supérieure; que la conjonctive est toujours jaunâtre; qu'elle se couvre tout à coup de sang, si le sujet s'expose à l'air humide et froid, ou à une lumière plus vive que de coutume, ou s'il applique tant soit peu ses yeux à lire ou à écrire à la lumière d'une chandelle; et si à tout cela se joint la constitution frêle et irritable du malade, et qu'il soit sujet à de fréquentes migraines, à des veilles, à des convulsions, à la tension spasmodique des hypocondres, à des flatulences, alors il est évident que l'ophtalmie chronique est entretenue non-seulement par une augmentation morbide de la sensibilité dans l'organe de la vue, mais encore par une affection générale nerveuse, à laquelle les yeux participent facilement.

A l'égard des vices des yeux dont l'ophtalmie chronique est la suite, outre la présence de quelque corps étranger qui se serait introduit entre les paupières et le bulbe de l'œil, et qui aurait échappé à l'observation du chirurgien, on doit compter le renversement en dedans soit d'un ou plusieurs poils des paupières, ou de la caroncule lacrymale; une petite congestion humorale dans quelque point de la cornée; une légère ulcération de cette membrane; la procidence d'une portion de l'iris; l'ulcération dartreuse des bords des paupières; la teigne de ces mêmes bords; la sécrétion viciée de glandules de Meibomius; l'agrandissement morbide de la cornée ou de tout le globe de l'œil.

On a vu quelquefois l'ophtalmie chronique entretenue par la présence des insectes, et surtout par celle du *pediculus ferox pubis* qui s'était niché aux racines des poils des cils et des sourcils. Vers la fin du traité de Guillemeau sur les maladies des yeux, on lit un cas de cette espèce, et on en retrouve d'autres dans le xxive volume du journal de Corvisart (août 1812); j'en ai vu moi-même un exemple. Ce ne fut qu'après avoir examiné, avec une lentille très-fine, la racine de ces poils que je parvins à y découvrir la véritable cause de cette ophtalmie chronique obstinée, laquelle céda bientôt à l'emploi de l'onguent mercuriel, appliqué chaque jour avec le bout du doigt sur les bords des paupières et sur les sourcils.

A l'égard des vices de la constitution en général, la guérison de la seconde période de l'ophtalmie aiguë intense se trouve retardée, ou empêchée, le plus souvent par une disposition scrofuleuse prédominante, ou par une opiniâtre métastase varioleuse aux yeux, quelquefois par le virus syphilitique invétéré. Les signes de ces diathèses sont si bien connus, même par les nouveaux initiés dans la pratique de l'art de guérir, que je crois inutile de les répeter ici.

Cependant, dans les cas d'ophtalmie chronique entretenue par l'excès de sensibilité partielle, ou générale, il est utile, par-dessus toute chose, de prescrire l'usage intérieur du quinquina, uni à la racine de valériane; une nourriture animale d'une digestion facile; des bouillons gélatineux et farineux; les bains généraux froids, par immersion, ceux de mer de préférence à tous les autres; l'usage modéré du vin (1), un exercice modéré pendant le jour, dans des lieux où l'on respire un air sain et tempéré. Pour les topiques,

(1) Hippocrate a dit : *Oculorum dolores meri potio, aut balneum, aut fomentum, aut venæ sectio, aut medicamentum purgans exibitum solvit.* Aph. 31, sect. VI, Aph. 46, sect. VII. Celse nous a donné le sens véritable de cet aphorisme, dans les termes suivans : *Solet enim evenire nonnunquam, sive tempestatum vitio sive corporis, ut pluribus diebus neque dolor, neque inflammatio, et minime pituitæ cursus finiatur. Quod ubi incidit, jamque ipsa vetustate res matura est, ab iis eisdem auxilium petendum est, id est balneo, ac vino. Hæc enim, ut in recentibus malis aliena sunt, quia concitare ea possunt, et accendere : sic in veteribus, quæ nullis aliis auxiliis cesserunt, admodum efficacia esse consueverunt*, lib. VII, cap. VI, art. 8.

on retire un grand avantage de l'application de ces remèdes qui participent des calmans et des fortifians, parmi lesquels il faut préférer les vapeurs aromatiques spiritueuses. On prend, à cet effet, un petit vase capable de contenir trois onces de liquide, et dans lequel on verse deux onces d'eau bouillante, et deux dragmes d'esprit volatile aromatique (1); ensuite on enveloppe ce vase d'un linge bien chaud, on réunit les vapeurs et on les conduit au moyen d'un petit entonnoir à l'œil, ou bien on approche seulement le vase de l'œil. On répétera ces fumigations trois ou quatre fois par jour pendant l'espace au moins d'une demi-heure; et on frottera en outre légèrement les paupières et les sourcils avec le même esprit volatile aromatique.

Les personnes qui sont attaquées de cette infirmité doivent se garder avant et après le traitement de trop fatiguer leurs yeux, et elles s'abstiendront de les ap-

(1) R. *Essentiæ limonum,* } *anæ drachmas duas.*
Ol. nucis muschatæ essentialis, }
Ol. caryophyllorum arom. essentialis, drachmam dimidiam.
Spiritus salis ammoniaci dulcis lib. duas.
Distilla igne lenissimo.

Chez quelques sujets dont la vue est faible, à cause de l'excès de la sensibilité, les applications froides aux yeux sont très-nuisibles : au contraire, ils trouveront de l'avantage dans des lotions chaudes répétées plusieurs fois par jour, au moyen d'une éponge imbibée de décoction de camomille aussi chaude qu'elle pourra être soufferte. L'usage continuel des verres colorés est nuisible. Voyez la fin du chap. XIX.

pliquer dès qu'elles y éprouveront la moindre incommodité, ou le plus léger sentiment d'ardeur. Lorsqu'elles liront ou qu'elles écriront, elles doivent se placer de manière à recevoir toujours le même degré de lumière. Car dans ces circonstances, une lumière trop faible ou trop forte nuit également. Toutes les fois qu'un sujet qui a été attaqué de l'ophtalmie a commencé à se servir de lunettes, il ne doit jamais ni lire, ni écrire, ou observer des objets petits, sans le secours de ces verres.

Toutes les fois que l'ophtalmie chronique est une conséquence de quelque autre vice de l'œil, il est évident que l'indication curative devra être dirigée contre la maladie principale; c'est ce que j'ai déjà développé dans les chapitres précédens; je réserve ce qui me reste à dire à ce sujet pour la suite de cet ouvrage; j'ajouterai seulement ici ce que l'observation et l'expérience m'ont enseigné sur la manière de traiter l'ophtalmie chronique qui est alimentée par les vices les plus fréquens du système en général.

Un fait qui, par sa constance, mérite de fixer l'attention des praticiens, c'est que toute ophtalmie chronique, qu'elle soit scrofuleuse, varioleuse, morbilieuse (1) ou herpétique, ou vénérienne consécutive, établit toujours son siége sur la membrane interne des paupières, et

(1) Nous avons traduit cette épithète pour être fidèles; mais nous n'avons pu la comprendre, à moins qu'elle ne signifiât *morbide* ou *maladive;* et dans ce cas quelle ophtalmie ne le serait pas? (*Note des traducteurs.*)

plus particulièrement sur leurs bords, et aux petites glandules de Meibonius, plutôt que sur la conjonctive qui couvre l'hémisphère antérieur du globe de l'œil; tandis qu'au contraire l'ophtalmie aiguë, quelle que soit la cause ou la disposition qui l'ait produite, occupe toujours de préférence la conjonctive du globe de l'œil.

Les médecins n'ayant point trouvé, jusqu'à présent, de spécifique contre la diathèse scrofuleuse, l'art de traiter l'ophtalmie chronique entretenue par ce vice de la constitution générale du malade, est fort limitée, et se réduit plutôt à savoir indiquer ce qui exaspère cette maladie des yeux, qu'à déterminer ce qui est propre à la guérir radicalement. Tout ce qui tend à affaiblir le malade nuit, et exaspère l'ophtalmie chronique scrofuleuse, comme les saignées, les purgations salines dites anti-phlogistiques trop fréquentes, les alimens d'une digestion difficile, comme sont les viandes fortes, salées, fumées, grasses, des végétaux crus, les fruits acerbes, aussi-bien que des études profondes, la vie sédentaire, le séjour dans des lieux humides et marécageux, les variations fréquentes du chaud et du froid. Au contraire on tempère la force de cette cacochymie, et l'on dissipe en même temps la réaction sur les yeux, après avoir fait usage pendant quelque temps des détersifs; surtout de la rhubarbe, du tartrate de potasse uni au tartrate de potasse antimonié et administré à petites doses réfractées. Et si les yeux ne se trouvent pas dans un état inflammatoire et d'irritation excessive, l'usage intérieur des toniques, principalement de l'écorce du Pérou en poudre, en décoction, en infusion à froid; ou bien la même décoction de quinquina jointe à la teinture volatile de gaïac (1), ou l'électuaire fait avec le quinquina, le sulfure d'antimoine, et la gomme de gaïac (2), l'extrait de ciguë avec du quinquina (3), l'hétiops antimonial, à la dose d'un demi-grain par jour, puis de deux, de trois, de quatre, jusqu'à vingt, pendant cinquante jours consécutifs et plus. L'eau seconde de chaux, avec du bouillon de

(1) R. *Dec. cort. Peruv. onc.* IX.
Aqu. melis. onc. I.

On divise cette dose en trois parties; on en fait prendre une le matin, l'autre à midi, et la troisième le soir. On ajoutera à chaque dose, quatre ou cinq gouttes de teinture de gayac, pour un enfant de dix ans.

(2) R. *Kin. unc.* II.
Sulf. antimon. onc. I.
Gumm. guayac. onc. semis.
Syrup. cort. aurant. q. s. F. *electuar.*

A prendre à la dose d'une demi-cuiller à café pour un enfant de dix ans.

(3) Parmi tous les remèdes internes dont j'ai fait mention contre les récidives de l'ophtalmie scrofuleuse, ceux dont j'ai obtenu le plus grand avantage dans les intervalles de récidives du printemps et de l'automne, sont, pour les enfans de l'âge de cinq à sept ans, la rhubarbe, à la dose de vingt-quatre grains chaque jour pendant cinq semaines; puis le quinquina avec l'extrait de ciguë, à la dose d'un scrupule du premier, et d'un demi-grain de l'autre, administré deux ou trois fois par jour, pendant le même espace de temps, en augmentant la dose de ciguë par degrés, jusqu'à six grains par jour.

poulet, à la dose de trois onces de chaque, que le malade prend le matin à jeun, et ensuite le matin et le soir pendant quelques mois, en observant constamment un bon régime, et tel que nous venons de l'indiquer. Les bains de mer, pris en entier pendant la saison chaude, sont aussi d'un grand avantage dans cette maladie, ainsi que les frictions faites sur tout le corps, matin et soir, avec de la flanelle. Il faut le répéter, ces remèdes toniques ne doivent pas être employés, qu'au préalable on n'ait guéri les obstructions des viscères abdominaux, où l'expérience démontre que réside le foyer principal de l'ophtalmie chronique scrofuleuse. C'est un fait constant de pratique, que chez les enfans scrofuleux l'ophtalmie ne se dissipe qu'à mesure que leur ventre tuméfié s'affaisse.

L'application des émolliens, l'emploi des relâchans, l'habitation en un lieu parfaitement renfermé et obscur, sont pernicieux dans l'ophtalmie chronique scrofuleuse. Au contraire, l'organe de la vue se trouve soulagé par l'application des collyres légèrement astringens, par les lotions faites avec la décoction de feuilles de jusquiame et de fleurs de guimauve bouillies dans du lait, avec addition de quelques gouttes d'eau végéto-minérale. De même la teinture thébaïque de la pharmacopée de Londres; les pommades dans lesquelles entre la tutie, le bol d'Arménie, l'aloès, dans une proportion qui ne puisse pas irriter outre mesure, conviennent également. Il sera encore utile de débarrasser les yeux du malade de tout bandage, si ce n'est d'un morceau de taffetas fixé au front et suspendu à quelque distance des yeux. Il convient d'accoutumer par degrés, et de plus en plus, le malade à supporter une lumière modérément forte, et de le placer dans un lieu où il puisse respirer un air libre, et se livrer à quelques exercices. C'est de cette manière qu'au défaut de remèdes spécifiques on vaincra cette ophtalmie, ou du moins qu'on la rendra supportable. Je pourrais rapporter ici un grand nombre d'exemples de malades qui, après avoir été confinés dans une chambre obscure, pendant plusieurs mois, abandonnés comme incurables, ont éprouvé une amélioration notable, étant soumis aux remèdes dont je viens de faire mention. Ces succès m'ont semblé être dus aux soins que j'ai eus de les retirer petit à petit de cette obscurité, et de les accoutumer à l'influence du grand jour. Une circonstance digne d'attention, au sujet de la diathèse scrofuleuse, c'est qu'elle se dissipe très-souvent spontanément chez les enfans, lorsqu'ils parviennent à l'âge de puberté, et que tout leur corps se développe. Cet heureux changement, s'il arrive chez les sujets affectés d'ophtalmie chronique, exerce la même influence sur cette maladie, qui disparaît à la même époque où la diathèse s'est dissipée; c'est ce que j'ai eu plusieurs fois l'occasion de constater (1).

La période chronique de l'ophtalmie aiguë par mé-

(1) Cela confirme ce que disait Celse dans sa préface du huitième livre : *Sicut in oculis quoque deprehendi potest, qui a medicis diu vexati sine his interdum sanescunt.*

tastase varioleuse aux yeux, n'est pas moins opiniâtre que l'ophtalmie chronique scrofuleuse; je veux parler de cette ophtalmie qui survient à la suite de la petite-vérole, et souvent aussi quelques semaines après la chute des croûtes. Cette maladie parcourt d'une manière menaçante le stade inflammatoire; et même après l'usage des remèdes antiphlogistiques internes et externes les mieux appropriés et les plus prompts, elle prend un caractère d'opiniâtreté qui la fait résister aux topiques astringens et fortifians qui paraissent le mieux indiqués.

L'un des remèdes les plus efficaces dans cette maladie, c'est le séton à la nuque (1) qu'on doit y entretenir pendant plusieurs mois. Quant aux remèdes internes, lorsque après avoir administré les poudres purgatives (2) on n'a plus lieu de soupçonner que l'estomac et les intestins soient embarrassés d'impuretés, j'ai fait l'expérience qu'on retire beaucoup d'utilité de faire prendre au malade, matin et soir, une pilule composée d'un grain de proto-chlorure de mercure, un grain de sous-hydro-sulfate d'antimoine sulfuré, et quatre grains de poudre de ciguë, pour un enfant de dix ans. S'il y avait chez le sujet affecté

(1) F. de Hilden. Centur. 1, observat. 41, exempl. 2. 3, *Journal de méd. de Paris*, février 1789.

(2) R. *Crem. tart. pulver. unciam dimidiam.*

Tart. emet. granum unum.

Misce et divide in sex partes æquales.

Pour un enfant de dix ans, il suffirait d'en donner une partie le matin et l'autre le soir.

une prédominance générale ou locale de la sensibilité, outre ce remède, j'ai obtenu de bons effets de l'usage d'une mixture faite avec trois dragmes de vin antimonié d'Huxam, et une demi-dragme de teinture thébaïque, à prendre matin et soir à la dose de cinq ou six gouttes pour un enfant de dix ans, et unies à un véhicule convenable. Je prescris aussi à l'extérieur *les vapeurs aromatiques spiritueuses*, administrées de la manière déjà précédemment indiquée; mais lorsque les malades ne sont pas doués de ce degré exquis de sensibilité locale, il suffit de fréquentes immersions des yeux dans l'eau de plantain distillée, avec addition d'acétate de plomb, et animée par une petite quantité d'esprit-de-vin camphré. On peut aussi faire ces immersions soit dans du vin blanc, avec addition d'un peu de sucre, soit dans la teinture thébaïque de la pharmacopée de Londres. L'onguent ophtalmique de Janin, et autres semblables, sont aussi indiqués, en observant d'ailleurs les règles précédemment prescrites, qui sont de ne point couvrir les yeux par l'application des bandes, et de ne point confiner le malade, pendant un trop long espace de temps, dans une chambre privée de lumière. Les ophtalmies chroniques qui ont lieu à la suite de la rougeole, exigent le même traitement.

L'ophtalmie chronique vénérienne n'est, à proprement parler, qu'un symptôme de plus de la syphilis confirmée. Cette ophtalmie a cela de particulier, qu'elle n'apparaît point avec des signes manifestes d'inflammation; mais que son invasion est presque insensible, et qu'elle marche avec lenteur, et sans occasioner de graves incommodités. Elle détermine insensiblement le relâchement des vaisseaux de la conjonctive et de la membrane interne des paupières; elle pervertit la sécrétion des petites glandes de Méibomius, éraille les bords des paupières, en fait tomber les poils, et enfin rend la cornée nébuleuse. Dans son plus haut degré, elle excite aux yeux un prurit qui s'augmente d'une manière remarquable le soir, s'exaspère pendant la nuit, et diminue à l'apparition du jour, pour s'accroître au coucher du soleil. Telle est la marche de toutes les autres incommodités qui sont la suite de la maladie vénérienne confirmée. Cette ophtalmie ne parvient jamais au degré de *chémosis*.

Comme dans cette affection le stade inflammatoire est presque nul, tant il est bénin et qu'il échappe à l'observation, il n'y a jamais lieu, dans son traitement, à l'emploi des antiphlogistiques. Ainsi, on entreprend d'ordinaire et sans délai ce traitement par les moyens propres à guérir la syphilis; telles sont les frictions mercurielles générales, et les boissons sudorifiques, comme la décoction d'écorce de mézéréon et de racine de salsepareille très-saturée (1). C'est aussi un

(1) R. *Cort. rad. mezereon unc.* $\frac{1}{2}$.
Rad. salsaparill. unc. 2.
Coque in aq. font. lib. 3, *ad reman. lib.* 2.
Add.
Lactis vaccini recentis unc. 6.
A prendre de temps en temps dans les vingt-quatre heures.

remède très-utile que la tisane de Sollini, spécialement après avoir constaté l'inutilité du mercure pendant le traitement syphilitique. On injecte entre les paupières et le bulbe de l'œil, toutes les deux heures, quelques gouttes du collyre que j'ai déjà indiqué, lequel est composé d'un grain de mercure sublimé corrosif, dissous dans six ou huit onces de décoction de guimauve, ou d'eau distillée de plantain, avec addition d'une petite quantité de mucilage de semence de *psillium;* vers le soir on fera usage de l'onguent ophtalmique de Janin, sans oublier l'emploi de la teinture thébaïque. Cullen se louait dans cette circonstance particulière de l'onguent *citrin* de la pharmacopée d'Edimbourg, mitigé avec une dose double ou triple d'axonge; mais j'ai observé qu'on obtient les mêmes avantages de la pommade ophtalmique de Janin. Quoi qu'il en soit, si l'emploi des mercuriaux doit être fait avec une grande circonspection dans quelques cas de complication de la syphilis avec d'autres affections, c'est certainement lorsqu'il s'agit de traiter l'ophtalmie chronique vénérienne. Effectivement, le mercure étant administré à grandes doses, exerce une influence profonde et remarquable sur la tête, et l'irritation qu'il y produit ne manque jamais d'exaspérer l'ophtalmie et d'accélérer la perte totale de la vue. Lorsque cette action du mercure commence à se faire sentir, le chirurgien doit en suspendre l'emploi momentanément. Il pansera doucement le malade; il le fera baigner et habiter une autre chambre (1).

(1) Cette précaution est nécessaire, afin de soustraire le

Il faut enfin qu'on sache que l'ophtalmie chronique demeure souvent encore rebelle, à raison d'une disposition prédominante, scrofuleuse, varioleuse, morbide, herpétique, vénérienne, bien qu'on soit parvenu à vaincre le vice qui l'entretenait, et bien que l'ophtalmie ait disparu de toute l'étendue de la conjonctive qui revêt le globe de l'œil (1). Alors la maladie persiste aux bords des paupières, qui sont affectés çà et là de petits ulcères, qu'on doit, afin de les guérir d'une manière durable, toucher plusieurs fois avec le nitrate d'argent fondu, après quoi l'on recouvre l'escarre d'une couche d'huile, qu'on y porte au moyen d'un pinceau.

Dans quelques cas particuliers, et principalement à la suite de la croûte laiteuse, ces petits ulcères ont leur siége autour de la racine ou du bulbe des poils, de même que dans la teigne de la tête. Alors, afin de bien toucher les ulcères avec le nitrate d'argent, et de promener cette substance avec précision le long des bords de la paupière, il convient d'arracher préalablement les cils, un à un, et avec le plus grand soin possible, comme on fait pour opérer la guérison de la teigne de la tête. Après avoir ainsi procédé, et après avoir fait pendant quelques jours des fomentations sur la partie, afin de

malade à l'influence du mercure. Nous avons vu des sujets saliver uniquement pour avoir habité dans un lieu rempli d'émanations mercurielles. (*Note des traducteurs.*)

(1) Cette proposition ne signifie autre chose, sinon qu'il est des ophtalmies qui résistent à tous les moyens de traitement. (*Note des traducteurs.*)

faire cesser l'irritation causée par l'arrachement des cils, et afin de laisser suppurer de petites pustules qui surviennent sur les bords des paupières à la suite de l'opération, on promenera deux ou trois fois le nitrate d'argent sur la surface du tarse, et on enduira l'escarre d'huile aussitôt après sa chute. Il suffit d'oindre ensuite pendant quelques soirées le bord des paupières avec l'onguent citrin, ou avec la pommade de Janin, afin d'obtenir, dans un court espace de temps, la cicatrice parfaite de toute la série des petits ulcères, qui régnaient à la racine des cils. Il est à remarquer que les poils des paupières que l'on extirpe repullulent de nouveau, mais non pas ceux qui sont tombés spontanément à la suite de la maladie dont nous parlons (1).

(1) Lisez sur cette proposition le Mémoire du chirurgien oculiste Buzzi, inséré sous le n° 10 dans les *Mém. de méd.* du docteur Giannini. L'auteur regarde l'arrachement des poils des paupières comme l'article principal de tout le traitement de la teigne de ces parties; et il établit que pour cicatriser les petits ulcères, il suffit d'introduire, cinq ou six fois entre les paupières, le soir avant de se coucher, trois ou quatre grains d'onguent de céruse, de manière à ce que l'onguent puisse pénétrer sous les paupières elles-mêmes. Et si après quelques mois, ajoute-t-il, il paraît un nouvel indice de teigne qui attaque seulement quelques poils des nouveaux cils, il faut user de diligence pour extirper ces poils, afin d'empêcher la propagation de la teigne aux autres, et une rechute totale.

ADDITION

DES TRADUCTEURS.

La description que M. Scarpa a donnée de l'ophtalmie, soit aiguë, soit chronique, ainsi que les préceptes qu'il a établis concernant le traitement de l'une et de l'autre, sont si complets et si conformes aux plus saines doctrines médicales et aux résultats les plus généraux de la pratique, qu'il ne nous paraît pas possible de rien y ajouter d'important. Nous croyons seulement utile d'insister sur deux variétés de cette maladie, dont l'une fixe, depuis plusieurs années, l'attention des praticiens de toute l'Europe, tandis que l'autre est encore trop peu connue; nous voulons parler de l'ophtalmie dite d'Égypte, et de celle qui affecte les enfans nouveau-nés.

§ 1. *De l'ophtalmie dite d'Egypte.*

Toutes les fois qu'une maladie atteint à la fois un grand nombre de sujets, et qu'elle se propage avec rapidité, on l'attribue d'abord à une contagion. Cette explication est celle qui paraît rendre le plus facilement compte des faits, et que l'ignorance admet avec le plus d'empressement. Il existe sans doute des maladies contagieuses; mais il ne faut prononcer affirmativement qu'une affection donnée est de ce genre, qu'après avoir long-temps étudié et comparé les faits sur lesquels on s'appuie. C'est en procédant avec cet esprit de critique qui doit toujours présider à l'étude des sciences, que nous allons jeter un coup d'œil rapide sur l'ophtalmie dite d'Egypte, et sur les progrès que certaines personnes estiment qu'elle a faits en Europe depuis environ vingt ans.

Les médecins français qui ont suivi les troupes chargées de la mémorable expédition d'Égypte, observèrent, bientôt après leur arrivée sur cette terre antique berceau des sciences et des arts, qu'un grand nombre de soldats se trouvaient attaqués d'ophtalmies violentes, et dont les symptômes étaient si graves, que plusieurs en perdirent la vue. Leur attention se dirigea sur la cause d'une maladie aussi funeste, et ils l'attribuèrent généralement à l'action d'un air brûlant, d'une lumière éclatante, réfléchie et rendue plus vive par des sables blanchâtres et étincelans; à l'action d'une poussière remplie de molécules salines et spécialement de sels nitreux et de carbonate de chaux. Les soldats qui faisaient le service le plus actif et qui étaient le plus constamment aux avant-postes, en étaient le plus promptement atteints. La fraîcheur humide des nuits, succédant aux ardeurs brûlantes du jour, parut contribuer à aggraver cette affection. M. Larrey l'attribua même spécialement à la répercussion de la transpiration qui résulte nécessairement de pareilles alternatives; mais malgré l'autorité dont les opinions de ce célèbre chirurgien doivent jouir, nous ne pensons pas que cette répercussion de la transpiration puisse être considérée comme la cause la plus efficace de l'ophtalmie d'Égypte. Le froid succédant à la chaleur, et celle-ci à l'autre, doivent agir sur les yeux comme sur toutes les parties du corps; et comme ces organes sont alors vivement irrités par la lumière et les corps élevés dans l'atmosphère, il n'est point étonnant qu'il résulte de ces impressions contraires, des ophtalmies plutôt que d'autres inflammations.

On observa également que des soldats placés sur les parties les plus basses de l'Egypte, et voisines de la mer, loin des sables et de leur action, étaient également affectés d'ophtalmies violentes. Et comme cette maladie exerçait ses plus grands ravages à la fin des inondations, lorsque le Nil, rentrant dans son lit, laissait à découvert des plaines immenses de limon, on l'attribua à l'influence réunie de la chaleur, de la lumière, de l'humidité; aux alternatives dans la température de l'air, et aux émanations élevées du sol putrescent au milieu duquel on vivait. M. Larrey a signalé l'un des premiers l'existence de ces causes. Il vit les soldats de Desaix, et ce grand général lui-même, tourmentés par une ophtalmie violente, alors qu'ils étaient sur des barques, et entièrement à l'abri de la poussière du désert.

Tous les médecins qui sont allés en Egypte ou qui ont étudié les relations des voyages, ou des expéditions dont cette contrée a été l'objet, ont attribué l'ophtalmie qui y règne habituellement, et qui attaque non-seulement les hommes, mais les animaux, à l'une ou l'autre des deux séries de circonstances dont nous avons parlé. C'est ainsi que Bruant, Savarési, Robert Wilson, et beaucoup d'autres voyageurs, pensent avec Volney et les anciens, que les molécules détachées du sol en sont la cause principale; tandis que Jomini et Robert Thomas croient qu'elle est spécialement produite par les émanations qui s'élèvent d'un sol humide. Nous ne réfuterons point ici l'opinion d'Olivier et de Louis Franck, qui consiste à considérer l'ophtalmie d'Egypte comme le résultat de l'action sur les yeux de l'acide muriatique, se combinant avec les vapeurs des eaux de la mer; nous nous bornerons à objecter que cette maladie, d'une part, n'affecte pas le plus grand nombre des peuples maritimes, et que de l'autre elle se manifeste dans la haute Egypte et dans les parties de l'Asie les plus sèches et les plus éloignées de l'Océan ou de la Méditerranée. Enfin, cette hypothèse, qui consiste à attribuer l'ophtalmie d'Egypte à l'usage du riz, ne mérite aucune considération, puisque cette maladie est étrangère aux Italiens et à une foule de peuples qui font du riz leur aliment principal.

Les deux ordres de causes que nous avons indiquées déterminent-elles deux sortes d'espèces d'ophtalmies? Nous ne le pensons pas. Ces divisions de la même maladie en espèces, sont toujours inexactes, et doivent être repoussées, parce qu'elles tendent à faire considérer les lésions des diverses parties du corps, comme des êtres particuliers susceptibles de se transmettre et de se propager à la manière des animaux ou des plantes. Il paraît toutefois que l'ophtalmie qui s'observe dans les cantons élevés et sablonneux de l'Egypte, et dans le désert, est plus violente et affecte spécialement la conjonctive oculaire et le globe de l'œil. Celle qu'on pourrait supposer être provoquée par l'influence de l'humidité et des autres causes qui l'accompagnent, semble au contraire avoir son siége principal sur la conjonctive des paupières, et dans les glandes qui garnissent les bords libres de ces organes. La première est accompagnée de plus de douleur, de fièvre, de rougeur aux yeux; le chémosis en est l'un des symptômes les plus ordinaires. C'est une ophtalmie semblable que l'un de nous a observée en Espagne, et dont nous avons précédemment donné la description. La seconde, au contraire, est plus lente dans sa marche, accompagnée de la sécrétion d'une plus grande quantité de mucosité puriforme, et analogue aux ophtalmies gonorrhoïques, ou à celle des enfans, ainsi que l'ont établi tous les praticiens anglais. Elle tend même plus promptement que l'autre à se terminer par une opacité de la cornée transparente.

Les chirurgiens français attribuèrent l'ophtalmie

d'Egypte à l'influence du climat de cette contrée. Ils reconnurent qu'elle y est endémique. Les soldats parurent en être épidémiquement frappés, et cela était d'autant plus facile à expliquer, que les Français n'étant pas acclimatés, devaient être plus sensibles que les indigènes à l'action des causes générales qui tendaient à la répandre.

Revenus dans leur patrie, nos compatriotes observèrent bien encore des recrudescences d'ophtalmies chroniques apportées d'Egypte. Ils eurent à combattre des désorganisations des diverses parties de l'œil, qui reconnaissaient la même origine. Un grand nombre de soldats, et nous en avons connu, ont conservé de la rougeur aux yeux, aux bords libres des paupières, une extrême sensibilité de l'organe de la vue, et une singulière disposition à contracter de nouvelles ophtalmies; d'autres mêmes ont perdu la vue, en tout ou en grande partie; il en est enfin chez qui l'œil est devenu carcinomateux. Mais les sujets qui étaient atteints de ces affections devenues incurables, n'ont jamais paru exercer en France aucune influence sur le reste de la population ou sur l'armée. Il fallait que M. Adams vînt à Paris en 1814, pour reconnaître parmi le peuple de cette capitale, dans nos hôpitaux et chez nos soldats l'ophtalmie d'Egypte, qu'il croit plus convenable d'appeler *ophtalmie asiatique*. Ce fameux praticien nous révéla l'existence de ce fléau, qui peut d'autant mieux multiplier ses victimes dans notre patrie, que nous ne nous sommes jamais aperçus de sa présence (1), malgré les efforts de M. Adams, pour nous la démontrer. Ce clairvoyant oculiste a cependant été assez heureux pour faire établir dans sa patrie, à Londres même, un hôpital, dont il est le médecin en chef, et qui est destiné à recevoir les invalides aveugles et les soldats de l'armée de terre et de mer qui sont affectés de maladies des yeux. Cette institution lui semble propre à détruire entièrement, non-seulement dans l'armée, mais dans tout le royaume, une ophtalmie qui menace, suivant lui, de devenir aussi commune en Europe qu'elle l'est en Asie où elle règne depuis des milliers d'années. Heureux les pays où des projets aussi utiles sont adoptés avec autant de complaisance, et où l'on sacrifie si facilement deux millions quatre cent mille francs à leur exécution.

Depuis la campagne d'Egypte, les médecins anglais ont non-seulement admis que les sujets arrivés de cette contrée, avec des ophtalmies chroniques plus ou moins violentes, ont répandu cette maladie dans les villes où ils ont séjourné; mais ils croient la reconnaître dans toutes les inflammations des yeux qui se sont manifestées ou qui se manifestent encore en Europe, et qui affectent à la fois un grand nombre d'individus. Sur quels faits un paradoxe aussi étrange est-il fondé? Les médecins anglais ont-ils recueilli en Egypte des observations différentes de celles que nous devons à nos compatriotes? Ont-ils déduit des consé-

(1) *Bibliothèque ophtalmologique*, rédigée par M. Guillié.

quences plus justes de l'étude des maladies qu'ils ont-eues sous les yeux?

Il ne nous semble pas qu'en Egypte même, et pendant la campagne, le mot de *contagion* ait été prononcé et appliqué par personne à l'ophtalmie dont tant de soldats étaient atteints. Français et Anglais, tous parurent attribuer cette maladie à l'action de causes extérieures, qui exerçaient leur influence sur un grand nombre de sujets. Et cependant où pourrait-elle être plus éminemment contagieuse, que dans le pays où elle est le plus répandue et à la constitution physique duquel elle est, pour ainsi dire, liée?

Ce fut en 1801 que les premières idées relatives à la contagion de l'ophtalmie furent proclamées. Le docteur Mongiardini observa une affection de cette espèce à Chiavari; il la supposa apportée dans cette ville par des marins de Livourne, lesquels l'avaient reçue d'un bâtiment récemment arrivé d'Égypte. Le docteur Edmonston soutint cette opinion; et bientôt après les ophtalmies de l'Italie, de la Sicile, de Gibraltar, de Malte, comme celles de la Grande-Bretagne, furent attribuées à une contagion provenant des troupes qui avaient fait la campagne d'Égypte. MM. Velsch, Mac-Gregore, Ware, Pasani, Robert Thomas, Cimba, Farelli, Omodei, Adams, et même M. Scarpa, embrassèrent cette doctrine erronée. Les Français seuls opposaient aux assertions des Italiens et des Anglais leur expérience et le résultat des observations faites en Égypte et en Europe; mais après les avoir combattus, M. Adams entreprit, ainsi que nous l'avons dit précédemment, de les convaincre en leur montrant parmi eux l'ophtalmie asiatique, chez des sujets qui n'étaient jamais allés en Asie, qui n'avaient eu aucune communication avec ceux qui en étaient revenus, et qui ignoraient presque jusqu'au nom de l'expédition à laquelle, suivant l'oculiste anglais, ils devaient leur maladie.

Il est un fait incontestable, c'est que certaines circonstances locales et atmosphériques peuvent faire naître des ophtalmies qui affectent à la fois un grand nombre de personnes, et qui désolent, soit des armées, soit des populations entières. C'est ainsi qu'une ophtalmie épidémique parcourut au commencement de ce siècle la France, la Hollande, et presque tout le nord de l'Europe. On lui donnait à Paris, entre autres, le nom de *cocotte*. Les sujets qui en étaient affectés n'éprouvaient d'autres syptômes qu'une rougeur vive à la conjonctive et aux bords libres des paupières, avec un larmoiement abondant. Ces accidens, en général peu graves, mais qui le devenaient chez les sujets très-sensibles et déjà disposés aux ophtalmies, cédaient presque constamment, en huit ou dix jours, et quelquefois en quatre, à l'emploi de quelques évacuations capillaires sanguines, de lotions d'eau fraîche et des laxatifs. Personne n'eut alors la ridicule pensée de prétendre que cette maladie avait été introduite par quelques sujets affectés d'ophtalmie. Et lorsque les circonstances qui l'avaient déterminée eurent disparu, qu'elle eut cessé ses ravages, nul ne songea qu'elle se fût propagée par contagion.

M. Omodei rapporte le fait suivant : Un enfant, qui tétait encore, fut transporté de Guensare à Milan, ayant une ophtalmie; il la communiqua à sa mère, madame la baronne Cornelia, et à ses trois sœurs. Bientôt la famille de M. Cramer, dont les enfans avaient visité ceux de M. le baron Cornelia, en fut atteinte; cette famille la transporta dans toutes celles qu'elle visitait souvent. Toutefois, cette ophtalmie diminua promptement, puisqu'on put même se dispenser de soumettre les malades à un régime antiphlogistique sévère. Elle céda à des remèdes simples, des topiques et des laxatifs. Des mesures sanitaires furent employées à temps pour s'opposer à la propagation de la contagion, et l'on parvint heureusement à en empêcher les effets.

En admettant rigoureusement toutes les particularités extraordinaires qui accompagnent ce fait, il resterait à déterminer que l'ophtalmie apportée à Milan par l'enfant qui revenait probablement de nourrice, était l'ophtalmie d'Égypte. C'est ce dont M. Omodei ne s'est pas même occupé. On la reconnaît, dit-il, à des caractères propres. Mais quels sont ces caractères? Ce sont ceux de toutes les ophtalmies accompagnées d'un flux abondant de mucosités, comme on l'observe chez les enfans, dans les cas d'ophtalmie gonorrhéique, et pendant toutes celles qui se développent chez les sujets lymphatiques. Or, si ces caractères sont communs à plusieurs des ophtalmies qui naissent dans diverses circonstances, il est impossible d'établir, d'une manière solide, qu'ils distinguent l'ophtalmie asiatique de toutes les autres. L'ophtalmie qui, dit-on, fut apportée de Guensare à Milan, y existait déjà de l'aveu même de M. Omodei, puisque, d'après son témoignage, cette ville est depuis plusieurs années ravagée par l'ophtalmie asiatique, qui y a rendu un grand nombre de personnes aveugles. Quels furent ensuite ces moyens sanitaires dont parle M. Omodei, et qui, suivant lui, arrêtèrent si merveilleusement une ophtalmie tellement légère, qu'elle fait perdre la vue à beaucoup de sujets? une ophtalmie qui, bénigne d'abord, devient chaque jour plus violente; une ophtalmie enfin qui, quoique arrêtée, règne encore dans les contrées qui l'ont vue naître! Ce médecin ne les indique pas. Des préservatifs aussi puissans que ceux qui procurèrent ces avantages, méritaient cependant d'être connus.

Veut-on un autre exemple d'ophtalmies purulentes, épidémiques, affectant à la fois un grand nombre d'hommes, et ayant tous les caractères de l'ophtalmie égyptienne ou asiatique, sans que ceux qui en furent affectés aient jamais communiqué avec l'Égypte ou l'Asie? Le voici :

Un navire, destiné à l'homicide traite des noirs, part d'Europe le 24 janvier, et arrive sur la côte d'Afrique, dans la rivière de Kalabar, devant Bouny, le 14 mars; les gens de l'équipage, composé de vingt-deux hommes, les habitans de la côte et les infortunés que l'on chargea à bord, jouissaient d'une santé parfaite, et ne présentaient aucune trace d'ophtalmie. On part. Quinze jours après, le navire étant près de la ligne, des maux d'yeux effrayans se manifestèrent. On s'aperçut que les noirs, qui étaient entassés au nombre de cent soixante dans la cale et dans l'entre-pont, avaient contracté une rougeur assez considérable aux yeux, et qui semblait se propager rapidement des uns aux autres. Ces premiers symptômes excitèrent peu l'attention; on les attribua au défaut de renouvellement d'air, et à la disette d'eau qui se faisait sentir. Des lotions d'infusion de sureau furent pratiquées sur les yeux; on voulut faire monter successivement les noirs de la cale sur le pont, afin de leur faire respirer un air plus pur. Mais il fallut, dit l'auteur de cet effroyable récit, renoncer à cette mesure, parce que ces infortunés, affectés de nostalgie, s'embrassaient alors les uns les autres, et se précipitaient ainsi à la mer, préférant la mort à l'esclavage.

La maladie, aggravée par une violente dyssenterie, se propagea successivement de la cale à l'entre-pont, et bientôt à l'équipage, et au capitaine lui-même. Un seul matelot résista, et servit à diriger la marche du vaisseau.

L'ophtalmie débutait par une démangeaison suivie de rougeur et de gonflement au bord libre des paupières. Ces premiers accidens firent de rapides progrès; la douleur devint violente; un écoulement jaunâtre, épais, purulent, se manifesta le second ou le troisième jour; la matière en devint successivement visqueuse et verdâtre, et tellement abondante qu'il suffisait aux malades d'écarter les paupières pour en voir tomber plusieurs gouttes. Des phlictènes se manifestèrent sur la cornée transparente.

Le navire le Lion, qui croisait à la même époque entre la côte d'Afrique et les Antilles, était en proie à la même maladie, et son équipage tout entier avait perdu, avec la faculté de voir, la possibilité de se diriger sur ces mers. Un seul homme restait sain à bord du bâtiment dont nous retraçons l'histoire, et la consternation y était générale.

Des cataplasmes de riz et ensuite de vermicelle bouilli; des vésicatoires à la nuque; des pédiluves synapisés; la vapeur de l'eau bouillante dirigée sur les yeux, tel fut le petit nombre de moyens que les circonstances permirent d'employer. Ils demeurèrent sans succès, et la maladie continuait sa marche et ses ravages. Certains sujets en furent atteints jusqu'à trois fois. Plusieurs matelots, ayant introduit quelques gouttes d'eau-de-vie entre leurs paupières, en furent soulagés, ce qui semblait indiquer, à la seconde période de cette ophtalmie, l'emploi des médications toniques.

Quoi qu'il en soit, arrivé aux Antilles le 21 juin 1819, l'équipage trouva dans les alimens frais, dans l'usage de lotions faites avec l'eau froide et le suc de citron, dans un air plus salubre, des remèdes efficaces contre l'ophtalmie. Mais le seul homme qui avait été épargné, et qui avait conduit ses compagnons au port, fut alors atteint de cette maladie, qui parcourut chez lui toutes ses périodes, quoiqu'à un plus faible degré.

Parmi les noirs, trente-neuf sont devenus aveugles; et désormais inutiles à leurs maîtres, ils ont été, au mépris de tous les droits de l'humanité, jetés à la mer. Douze ont perdu l'un des yeux, et quatorze ont conservé des taches indélébiles et plus ou moins larges et épaisses sur la cornée. Douze hommes de l'équipage sont devenus entièrement aveugles. Cinq sont privés de l'usage de l'un des yeux, et parmi eux se trouve le capitaine. Quatre ont des taies et des adhérences de l'iris à la conjonctive.

Nous n'avons jamais fait un vœu qui ne fût pour le bonheur des hommes; mais nous voudrions qu'un fléau semblable à celui dont nous venons de retracer les terribles effets, exerçât continuellement ses ravages entre l'Afrique et le Nouveau-Monde, et que la terreur qu'il inspirerait aux Européens, opposât, à la traite, un obstacle plus puissant et plus efficace que les lois qui la défendent.

Rien n'est plus évident, dit M. Guillié, qui a consigné l'histoire de cette maladie dans son recueil (1), que le caractère contagieux de cette ophtalmie. Il nous semble, au contraire, que rien n'est moins dé-

(1) *Bibliothèque ophtalmologique.*

montré. En effet, qu'y a-t-il de surprenant de voir tous les hommes placés sur un même vaisseau et soumis aux mêmes influences, être affectés d'une même maladie? Pour que son caractère contagieux résultât de l'observation que l'on vient de lire, il faudrait qu'elle eût été apportée dans le bâtiment par une ou plusieurs personnes, ou bien qu'arrivés aux Antilles, les noirs et l'équipage la propageassent; or, rien de semblable n'est arrivé. On ne peut donc remarquer dans cette redoutable ophtalmie qu'une inflammation due à des circonstances locales, et qui se dissipe avec elles.

Une ophtalmie naît à Paris, dans l'hospice des enfans malades, et se perpétue dans cet établissement en s'étendant aux diverses salles qui le composent. Ce fait ne démontre-t-il pas qu'il existe dans cet hospice des causes propres à déterminer l'inflammation des conjonctives? Et si les personnes qui le visitent, si celles qui y demeurent, mais qui sont plus favorablement logées, n'en sont pas affectées, on ne peut pas trop admettre que cette maladie soit contagieuse. Et dans tous les cas elle n'aurait aucun rapport avec l'ophtalmie d'Égypte.

Le sixième régiment d'infanterie de ligne italienne, en garnison à Ancône, est affecté d'une ophtalmie qui exerce de grands ravages; M. Scarpa est consulté. Il conseille de faire changer ce régiment de garnison. Ce conseil est rationnel et philosophique; mais en faut-il conclure que cette maladie fût contagieuse, et surtout qu'elle fût d'origine égyptienne? Rien n'est moins démontré, rien n'est plus absurde que ces deux propositions.

C'est dans l'asile royal militaire établi pour les enfans de l'armée de terre, près de Londres, qu'ont été observés les premiers faits concernant la contagion de l'ophtalmie d'Égypte. La maladie commença à s'y manifester en 1804 et y devint bientôt si répandue que, depuis le mois d'avril jusqu'à la fin de l'année, trois cent quatre-vingt-douze enfans en furent atteints. Elle continua de reparaître au printemps et à l'automne de 1805, 1806, 1807, 1808, 1809, 1810, et des années suivantes, pendant lesquelles elle diminua successivement. Cette ophtalmie, qui s'est constamment montrée sous les même apparences et avec les mêmes caractères, n'a offert que des nuances d'intensité qui dépendaient de la constitution particulière des sujets. Elle présentait les symptômes suivans: démangeaison au bord libre des paupières, inflammation de la conjonctive de ces organes, gonflement des glandes de Méibomius et de la caroncule lacrymale; écoulement abondant de fluide purulent; engorgement des vaisseaux sanguins de la conjonctive oculaire, formation d'un chémosis plus ou moins volumineux. Chez quelques malades les tégumens des paupières étaient enflammés. Chez d'autres, la matière de l'écoulement était si irritante qu'elle excoriait la peau des joues.

L'inflammation commençait à décroître du dixième au quinzième jour. Mais long-temps encore après que tous les accidens étaient dissipés, les malades conservaient une sensibilité extrême des yeux et une tendance singulière à contracter de nouvelles irritations de ces organes. Des ulcérations de la cornée, des nuages et des albugos qui en altéraient la transparence, étaient souvent les résultats de cette maladie parvenue à son plus haut degré. Elle était plus intense pendant les temps chauds et humides, qu'alors que l'air était froid et sec. Les sujets lymphatiques et les scrofuleux présentaient un flux plus abondant; et les ulcérations ou les taches survenaient plus particulièrement chez eux. Toutefois, sur douze cents enfans soumis à l'observation de M. Macgrégor, six seulement ont perdu la vue, et douze ont été privés de l'usage d'un œil. Chez les adultes, les résultats étaient plus fâcheux et plusgraves: sur six cent trente-cinq hommes qui eurent l'ophtalmie, d'après les observations de Velsch, dans un bataillon de sept cents hommes, cinquante restèrent aveugles, et quarante perdirent l'un des yeux.

La maladie se manifesta parmi les enfans de cinq à sept ans, et s'étendit successivement des garçons aux filles; des plus jeunes parmi les plus âgés; des enfans à ceux qui les soignaient. Les personnes qui, demeurant dans l'établissement, ne les fréquentaient pas, en furent exemptes. Les causes étaient si actives en 1804, que deux enfans venus d'Écosse, la contractèrent le quatrième jour après leur entrée dans la maison.

Qu'une ophtalmie épidémique ait régné dans l'asile royal des enfans des soldats de l'armée de terre à Londres, on ne saurait le révoquer en doute, et nous ne l'entreprendrons pas. Mais que cette inflammation des parties extérieures de l'œil ait été apportée d'Égypte, c'est ce qu'il est permis de ne pas admettre. Les médecins anglais disent en vain que l'invasion de l'ophtalmie eut lieu à l'époque où l'Asie fut fréquentée par les soldats arrivés d'Égypte, et qui venaient y visiter leurs enfans, et qu'elle se répandit dans les régimens où furent incorporés quelques-uns de ces vétérans. Il est évident que si l'établissement destiné aux enfans n'était pas soumis à l'influence de causes susceptibles de faire naître l'ophtalmie, cette maladie n'aurait pu se reproduire au printemps de chaque année, à moins de nouvelles importations. Et si elle était due à des communications avec des soldats venus de l'extérieur, elle devrait régner toute l'année, puisque ces communications ne sont pas plus difficiles dans un temps que dans l'autre.

L'armée anglaise fut plusieurs fois désolée par l'ophtalmie dont nous parlons. Pendant la campagne de 1815, quatre cents hommes du régiment des gardes en furent frappés, et cette maladie se développa dans plusieurs autres corps. L'armée française, à la même époque, n'en présenta pas de traces.

Tels sont les faits sur lesquels repose la doctrine de la contagion de l'ophtalmie, et surtout celle de sa propagation de l'Égypte à toute l'Europe. Les faits paraissent incontestables, mais les médecins anglais et italiens en ont méconnu les causes, et ont établi entre diverses épidémies d'ophtalmies, des rapports dont l'observation ne constate pas la réalité. Pourquoi donc, si les soldats revenus d'Égypte ont répandu une ophtalmie, cette affection se soustrait-elle à la loi des autres contagions, c'est-à-dire s'éteint-elle complétement pour reparaître ensuite sans que de nouvelles importations l'aient répandue? Pourquoi le régiment des gardes en fut-il affecté en 1815, alors qu'il était en France, et qu'il n'avait pas de communications nouvelles ni avec l'Égypte, ni avec les personnes qui en étaient revenues?

Les troupes ne sont-elles donc exposées que depuis le commencement de ce siècle à des ophtalmies et même à des ophtalmies purulentes? Que l'on parcoure les fastes de la médecine militaire, et l'on y trouvera des observations d'inflammations épidémiques des yeux qui ont sévi sur les soldats à toutes les époques de l'histoire des peuples.

D'un autre côté, a-t-on remarqué que du temps des croisades, les soldats qui revenaient de la Terre-Sainte et de l'Égypte, aient répandu parmi le peuple les ophtalmies dont ils étaient atteints? Les Quinze-Vingts, destinés à Paris à recevoir trois cents aveugles que saint Louis avait ramenés de sa malheureuse expédition, n'ont jamais causé d'inflammations des yeux à ceux qui venaient leur porter des secours et des consolations. Et bien qu'une aussi grande réunion de sujets affectés de l'opthalmie d'Égypte ou d'Asie dans toute sa pureté, constituât un foyer de contagion plus considérable et plus actif que ne le pouvaient faire des soldats épars et disséminés sur toute l'Europe, Paris, alors si insalubre, n'a point été ravagé par cette affection.

Quel serait d'ailleurs le genre de contagion de l'ophtalmie ? Il ne peut être que direct, c'est-à-dire produit par le transport du pus d'un œil atteint de la maladie sur un œil sain. Or, il n'est pas nécessaire de faire venir une ophtalmie d'Égypte pour observer de semblables transmissions. L'ophtalmie gonorrhéique nous en fournit chaque jour des exemples. Edmonston, Ware, et plusieurs autres, pensent que l'ophtalmie d'Égypte n'est contagieuse que de cette manière. Ware admet même qu'elle a la plus grande analogie avec l'inflammation gonorrhéique de la conjonctive, et qu'elle atteint spécialement les sujets affectés de maladies siphilitiques. Nous avons toujours cru avec le savant professeur Chaussier, que tous les produits des sécrétions des membranes muqueuses violemment enflammées, peuvent transmettre cette inflammation, lorsqu'ils sont mis en contact avec des membranes semblables, chez des sujets sains. Il y a plus, lorsque ces membranes appartiennent à des organes très-importans, leur inflammation agit sympathiquement sur tout l'organisme, modifie et altère toutes les fonctions, et les produits de toutes les sécrétions deviennent propres à répandre la maladie. C'est ainsi que s'établit la contagion de la peste, du typhus, de la fièvre jaune, etc.

Mais il n'en est pas, et il ne saurait en être ainsi de

l'inflammation des yeux. Et si le pus qui découle d'un œil enflammé peut déterminer une ophtalmie par son transport direct sur un œil sain, cette propagation ne saurait produire des effets étendus, parce qu'il est rare que l'on opère de tels transports. C'est ainsi que l'ophtalmie gonorrhéique ne se propage jamais dans les hôpitaux d'un malade à l'autre, et que si le hasard l'a fait passer à quelques sujets, cette contagion est facilement arrêtée.

Mais l'air, dit-on, peut se charger du transport des molécules contagieuses. A qui persuadera-t-on que l'atmosphère puisse dissoudre une assez grande quantité de la mucosité que fournissent les yeux enflammés, pour répandre cette maladie? D'ailleurs, s'il en était ainsi, l'ophtalmie n'atteindrait-elle pas tous ceux qui fréquenteraient le foyer d'infection? Or, c'est ce que mille expériences faites en France démontrent ne pas exister.

Il résulte des faits que nous avons cités, et des réflexions dont nous avons cru devoir les accompagner, que l'ophtalmie est une affection qui peut naître dans certains lieux, sous des influences locales particulières, et qui affecte alors un grand nombre de sujets à la fois, mais qui se dissipe constamment lorsque les malades changent de lieux, ou quand l'état de l'atmosphère éprouve des mutations plus ou moins considérables. Que ces ophtalmies, qui ont paru à diverses époques et dans plusieurs contrées de l'Europe, puissent se propager par la contagion, ou bien qu'elles soient nées d'une source commune, c'est ce que les hommes d'un esprit sévère, et qui analysent les faits, n'admettront jamais. Nous pensons que les médecins anglais, au lieu d'élever de nouveaux établissemens destinés à traiter les ophtalmies égyptiennes ou asiatiques, rendraient des services plus grands à leur patrie, en écartant les causes qui font naître et qui entretiennent la maladie, et en rendant plus salubres les établissemens qu'ils possèdent déjà.

Nous avons dû insister sur ce sujet et nous élever contre une doctrine erronée, parce que personne en France, à notre connaissance, n'a encore rempli cette tâche, et que les praticiens anglais et italiens attachent beaucoup d'importance à leur théorie relative à l'origine et à la contagion des ophtalmies purulentes. Il était utile d'essayer de démontrer combien ces théories sont vaines et contraires à ce que fait connaître la plus simple observation.

§ 2. *De l'ophtalmie purulente des enfans nouveau-nés.*

Nous ne partageons pas toutes les opinions de M. Scarpa relativement à la cause de l'ophtalmie des enfans nouveau-nés. Appuyés sur l'expérience qui est propre à l'un de nous, il nous semble que cette maladie est plus rarement produite par l'humeur leucorrhéique dont les parois du vagin peuvent être imprégnés, au moment de l'accouchement, que par les causes irritantes multipliées au milieu desquelles l'enfant se trouve placé aussitôt après sa naissance. Il est très-fréquent, en effet, de voir l'ophtalmie dont il est question se développer chez des sujets dont les mères n'étaient affectées d'aucune espèce d'écoulement purulent par le vagin; tandis que d'autres n'en sont pas atteints, bien que des écoulemens semblables existassent depuis long-temps à l'époque de la parturition. Rien n'est moins démontré, en dernier résultat, que la réalité de cette action irritante que l'on attribue dans ce cas au liquide de la leucorrhée; et tout porte à croire que cette humeur, semblable à celles que fournissent les autres membranes muqueuses irritées à un léger degré, n'est pas plus susceptible de donner naissance à de violentes ophtalmies, lorsqu'il n'existe qu'une leucorrhée simple ou un catarrhe peu intense de la membrane muqueuse vaginale, que la mucosité nasale, ou que les mucosités pulmonaires, etc. En effet, la leucorrhée est si fréquente dans les pays froids et humides, et chez les femmes molles et lymphatiques, que si elle était une cause puissante d'ophtalmie, on verrait cette maladie affecter des contrées entières.

Il est presque inutile de faire observer que nous ne voulons point parler du cas où il existerait un écoulement siphilitique vaginal; car alors une ophtalmie vénérienne pourrait être inoculée à l'enfant à l'instant de sa naissance; mais ces cas sont heureusement rares, ils peuvent être considérés comme des exceptions, et l'on ne doit confondre ni dans la théorie, ni dans la pratique, les ophtalmies de ce genre avec celles qui reconnaissent d'autres causes, et qui doivent seules recevoir le nom d'ophtalmie purulente des nouveau-nés.

Si l'on veut bien considérer quel est l'état physique de l'enfant à l'instant de sa naissance, et comparer cet état avec les circonstances où il se trouve placé, on concevra facilement comment les ophtalmies se développent si fréquemment et si facilement chez lui. Effectivement, le jeune sujet, précédemment plongé dans un liquide dont la température égale celle du corps, a toutes ses parties extérieures, molles, pulpeuses, sensibles à toutes les impressions. Tous les tissus destinés à recouvrir et à protéger l'œil, présentent à un haut degré ces particularités d'organisation. Les paupières sont minces, délicates, transparentes; leurs différens vaisseaux les abreuvent d'une plus grande quantité de liquide. La conjonctive molle, lâche, pulpeuse, toujours humide, est très-disposée à recevoir et à conserver l'irritation. Les glandes de Méibomius sont remarquables par leur développement, et par la quantité d'humeur qu'elles fournissent.

Toute cette partie de l'appareil oculaire est donc disposée le plus favorablement possible pour être le siége d'inflammations violentes et de longue durée; et si l'on ajoute à cette organisation locale, la sensibilité générale des enfans nouveau-nés, l'extrême mobilité de leur système capillaire sanguin, leur aptitude, en un mot, à être affectés d'irritations de toute espèce, il ne sera plus permis de méconnaître les causes les plus générales et les plus puissantes de l'ophtalmie dont ils sont si fréquemment atteints.

Si les sujets adultes, et par conséquent habitués au contact des agens extérieurs, contractent de violentes inflammations aux parties qui recouvrent et qui protégent l'œil, par cela seul qu'ils sont transportés de l'Europe en Afrique ou en Asie, ne doit-il pas sembler en quelque sorte naturel que l'enfant soit atteint de la même affection lorsqu'il est pour la première fois soumis à l'action de l'air et de la lumière? Si quelque chose doit étonner dans de telles circonstances, c'est que l'ophtalmie des nouveau-nés ne soit pas plus répandue; c'est que tous les sujets n'en soient pas frappés. On dit que les jeunes enfans aiment la lumière parce qu'ils dirigent l'œil du côté d'où elle vient. Cela a lieu quelques semaines après la naissance; mais à l'instant où il vient de naître, l'enfant ne perçoit pas plus les impressions de la lumière que celles des sons. Son œil n'est propre à rien distinguer encore, et l'épaisseur de la cornée transparente, ainsi que le défaut de limpidité de l'humeur aqueuse, la mollesse et le volume excessif du cristallin, sont des obstacles invincibles à ce que l'organe visuel exerce ses fonctions.

Il résulte de ces considérations, que l'ophtalmie des enfans ne saurait dépendre de l'action exclusive d'une seule cause; mais qu'il faut découvrir dans les circonstances au milieu desquelles il se trouve placé immédiatement après sa naissance, les véritables agens de cette maladie. L'air est par lui-même un corps qui irrite violemment l'œil, à l'instant où le nouveau-né se dégage pour ainsi dire des enveloppes qui le protégeaient; mais son action est rendue beaucoup plus vive et plus nuisible par les émanations des marais, par celles qui proviennent d'excrémens accumulés, ou de la réunion d'un grand nombre d'enfans dans des salles dont l'atmosphère ne se renouvelle pas. C'est ainsi que l'ophtalmie est très-répandue et presque endémique dans les hospices des enfans-trouvés, lorsque ces établissemens sont mal situés, et que la plus exquise propreté n'y règne pas constamment.

Le froid, et surtout le froid humide est peut-être la cause la plus puissante de cette ophtalmie des nouveau-nés. M. Breschet, qui a bien voulu nous communiquer plusieurs notes intéressantes qu'il a recueillies dans les hospices, sur cette maladie, accorde avec raison une haute importance à l'influence que le froid exerce sur les jeunes enfans. Suivant cet observateur, l'ophtalmie est beaucoup plus fréquente en hiver qu'en été, et l'humidité semble la provoquer d'une manière très-rapide.

Une dernière cause de l'ophtalmie des enfans, est l'habitude, qu'ont un grand nombre de femmes, de les exposer à l'action immédiate d'un foyer dont la flamme vive leur semble propre à les sécher et à les échauffer; mais qui exerce une action irritante, manifeste et très-énergique sur leurs yeux.

Si l'ophtalmie est plus commune dans les classes inférieures de la société; c'est que les causes qui la produisent sont plus répandues et plus actives chez les gens pauvres, dont les habitations sont peu saines, et où les enfans ne reçoivent pas de soins éclairés, que chez les riches, où règne une grande propreté, et parmi lesquels toutes les causes d'insalubrité sont écartées avec soin. Il en est de même des hospices élevés et entretenus par la charité publique; l'ophtalmie, qui affecte les enfans que l'on y rassemble, est due à cette réunion elle-même, ainsi qu'à toutes les causes que nous avons signalées, et qui exercent plus d'influence dans ces établissemens que dans la société.

L'ophtalmie affecte non-seulement les enfans qui viennent de naître, mais encore ceux qui sont plus âgés. Les symptômes spéciaux qu'elle présente ne sont point le résultat de ce qu'elle est d'une espèce particulière, mais bien de ce que les sujets qu'elle atteint, diffèrent, par l'état de leur organisme, des sujets adultes. On doit donc ranger parmi les ophtalmies des enfans nouveau-nés toutes celles qui se manifestent chez les jeunes sujets, avant que leur constitution se soit écartée de beaucoup de ce qu'elle était à l'époque de leur naissance. C'est à raison de cette disposition particulière de l'économie et des variétés qu'elle entraîne dans les phénomènes, et le traitement de l'ophtalmie, que cette maladie mérite d'être étudiée d'une manière spéciale chez les enfans nouveau-nés.

Elle se manifeste ordinairement du second au huitième jour après la naissance. Il n'est pas rare cependant de la voir apparaître presque aussitôt que l'enfant est soumis à l'action de l'air, et il faut alors, être, ou bien aveugle pour ne pas reconnaître la cause qui la provoque, en quelque sorte, sous les yeux de l'observateur, ou bien prévenu pour attribuer son développement à un flux leucorrhéique qui ne saurait la déterminer aussi rapidement.

Elle débute presque toujours par l'inflammation et le gonflement des glandes de Meibomius, et se propage successivement et à la conjonctive des paupières, et à celle qui revêt le globe de l'œil. Il arrive quelquefois que la douleur, la chaleur et la tuméfaction des paupières sont portées très-loin, c'est-à-dire que l'ophtalmie, ou plutôt la blépharophtalmie existe à un haut degré, alors que la conjonctive est encore intacte. Dans d'autres circonstances, au contraire, la phlogose débute manifestement par la conjonctive oculaire, et se propage de là, aux paupières et à leurs bords libres.

C'est à la sécrétion abondante d'un fluide puriforme, pendant la durée de l'ophtalmie des enfans, qu'il faut attribuer tous les efforts que les praticiens ont fait pour assimiler cette maladie à l'ophtalmie gonorrheïque et pour établir qu'elle est due au flux de la leucorrhée dont la mère était atteinte. Mais il est facile de démontrer combien l'analogie peut entraîner ici à des conséquences erronées. En effet, la sécrétion d'un fluide puriforme est un phénomène commun à toutes les ophtalmies qui affectent des sujets lymphatiques, et à celles qui ont leur siége spécial sur la conjonctive des paupières et sur les bords libres de ces organes.

Nous n'avons pas indiqué jusqu'ici les noms divers que l'on a donnés à l'ophtalmie des enfans, parce que nous voulions, en exposant d'abord les causes de cette maladie, permettre au lecteur de mieux apprécier jusqu'à quel point ont réussi les praticiens qui ont voulu lui imposer des dénominations propres à exprimer parfaitement sa nature intime. Appelée successivement blépharophtalmie, blépharo-blennorrhée, blépharopyorrhée, pyophtalmie, œil suppurant, etc., par MM. Henke, Beer, Feiler, Onstroïn, Ware, etc., l'ophtalmie qui affecte les enfans n'a pas été mieux connue; et, pour avoir voulu la considérer comme formant une espèce distincte, la plupart des écrivains que nous venons de citer ont attribué son développement à des causes exclusives, et n'ont établi ni sa véritable théorie, ni son traitement préservatif le plus rationnel et le plus efficace.

L'ophtalmie des enfans débute ordinairement par une tuméfaction, d'abord légère, des paupières et de leur bord libre; par une couleur rosée de ces parties, couleur qui a été considérée comme un signe pathognomonique de cette maladie. Le petit malade n'ouvre plus les yeux; il tient ses paupières appliquées l'une à l'autre, et fuit l'impression de la lumière. Les parties irritées sont sèches, rouges, douloureuses, pendant toute cette première période. Mais bientôt après, se manifeste un flux abondant de larmes brûlantes, qui, s'accumulant quelquefois entre les paupières et le globe de l'œil, accroissent l'irritation, ainsi que la douleur. Elles s'échappent et coulent sur ses joues à l'instant où l'on découvre le globe oculaire.

Ces symptômes font des progrès plus ou moins rapides. Les paupières acquièrent un volume si considérable qu'il n'est presque plus possible d'en découvrir les cils. Leur rougeur devient plus vive, et pendant les cris et les agitations de l'enfant elles prennent une teinte livide et brunâtre. La sécrétion muqueuse est si abondante que les yeux, et jusqu'aux joues, sont incessamment couverts d'un liquide blanchâtre, jaunâtre, et si irritant, dans certaines circonstances, qu'il rougit et excorie toutes les parties qu'il touche. Sa consistance est d'autant plus considérable que la maladie est plus ancienne. Reil et Salvermacher attribuent cette sécrétion aux glandes qui constituent l'appareil lacrymal et qui garnissent les bords des paupières; mais Feiler est d'une opinion opposée : il considère le fluide qui s'échappe alors comme du véritable pus. Les travaux de Bichat et les expériences de Schwilgué ne peuvent laisser une telle question long-temps indécise. Le premier nous a appris que toutes les membranes muqueuses irritées à un certain degré fournissent un liquide puriforme, et le second a prouvé que ce liquide est composé des mêmes élémens que le véritable pus. Il est évident que dans l'ophtalmie des enfans, la quantité de ce liquide est augmentée par les larmes et par l'humeur des glandes de Meibomius qui sont versées en plus grande quantité sur les yeux.

Chez les sujets débiles, cacochymes, affectés de syphilis ou de scrofules, la mucosité puriforme est ténue, jaunâtre ou verdâtre, offrant des stries sanguinolentes et quelquefois semblables à de la lavure de chair. Il n'est pas rare, dans les cas d'extrême irritation, de voir du sang s'échapper de l'œil à la suite de la rupture de quelques vaisseaux de la conjonctive. Mais ce phénomène, loin d'être aussi grave que le précédent, doit être considéré comme une circonstance favorable qui tend à apaiser l'inflammation, à raison du dégorgement que la saignée locale entraîne après elle.

La conjonctive, mise à découvert, paraît rouge, villeuse, solide, granulée et comme charnue; toute sa surface est souvent recouverte de mucosité; le chémosis est quelquefois porté si loin, que la cornée transparente en est entièrement recouverte, et que les paupières ne peuvent être rapprochées l'une de l'autre.

Parvenue à ce haut degré, la maladie ne se borne plus à la conjonctive; les points et les conduits lacrymaux, le sac et le canal nasal sont irrités, et quelquefois ulcérés. La cornée transparente, qui paraît plus dure et plus tendue que dans l'état naturel, s'ulcère et se rompt, dans quelques cas; le plus souvent elle s'épaissit, forme une saillie plus ou moins considérable, et se recouvre d'opacités qu'il est ensuite impossible de dissiper.

Des phénomènes sympathiques, plus ou moins nombreux, se manifestent : le petit malade est tourmenté par une insomnie continuelle et par des cris que rien ne peut apaiser, et qui aggravent incessamment son état. La fièvre se développe, le lait est rejeté par le vomissement; des coliques cruelles et la diarrhée se manifestent; et si l'on n'emploie promptement les moyens de faire cesser une inflammation aussi vive, le sujet périt en un petit nombre de jours. On sait combien les sympathies sont actives chez les enfans, et avec quelle rapidité les irritations d'une partie du corps sont réfléchies dans tout l'organisme.

Il est toutefois assez commun de voir les symptômes que nous avons décrits diminuer graduellement, et la santé se rétablir d'une manière complète. La mucosité devient alors moins abondante et plus épaisse, en même temps que la conjonctive perd sa rougeur et son volume extraordinaire. Les taches rouges et légères qui restent quelquefois sur cette membrane se dissipent promptement et avec facilité, ainsi que les nuages peu épais qui obscurcissent la cornée. Mais on observe, peut-être plus souvent, des terminaisons moins heureuses, lorsque l'ophtalmie a été portée à un haut degré. C'est ainsi que cette maladie peut passer à l'état chronique, et se perpétuer pendant un temps plus ou moins long. D'autres fois l'épiphora, la chute des cils, l'ectropion, l'entropion, le leucoma, l'albugo, le ptérigion, la procidence de l'iris, le staphylome et même la perte de l'œil peuvent en être les résultats consécutifs. Parmi ces maladies, les unes sont incurables, les autres peuvent être guéries, et leur traitement est indiqué dans le cours de cet ouvrage.

On a beaucoup insisté sur la propriété contagieuse de l'ophtalmie purulente des enfans nouveau-nés. Nous ne reviendrons pas sur cette question, que nous croyons avoir assez approfondie en traitant de la contagion de ces ophtalmies des adultes, que l'on appelle improprement ophtalmies d'Égypte : nous nous bornerons à rapporter le fait suivant, qui nous semble propre à constater de quelle manière cette contagion peut avoir lieu, en même temps qu'il doit exciter l'indignation de tous les véritables médecins : « Quatre jeunes aveugles-nés ont reçu dans leurs yeux du mucus pris sur les conjonctives d'autres enfans actuellement atteints d'ophtalmo-blennorrhée, et étant dans la seconde période; ils ont contracté la maladie, quoiqu'ils habitassent une autre maison, et fussent soumis à des régimes très-variés. » De quel droit des médecins soumettent-ils à des expériences des sujets confiés à leurs soins? On dira sans doute que ces infortunés étaient déjà aveugles. Mais n'est-ce donc rien que de les faire souffrir pendant un grand nombre de jours? n'est-ce rien que d'ajouter la difformité à la perte des organes ? Et pourquoi a-t-on tenté ces expériences? Afin de constater un fait sur l'existence duquel il ne pouvait s'élever aucun doute. Autant il convient de louer et d'encourager les hommes qui éclairent la physiologie et la pathologie à l'aide d'expériences rationnelles, pratiquées sur les animaux, autant ceux-là doivent être sévèrement blâmés par l'opinion publique, dont les tentatives cruelles et inutiles n'ont et ne peuvent avoir d'autre résultat que de tourmenter les hommes.

Les chirurgiens anglais, malgré leur violent désir de démontrer la contagion des ophtalmies, n'ont jamais osé tenter des expériences semblables à celles que nous venons de citer. Mais ils nous ont appris depuis long-temps que du pus tombé accidentellement d'un œil malade dans un œil sain, avait propagé la maladie. Il était donc inutile de renouveler, aux dépens de l'humanité, un fait que le hasard ou des accidens toujours cruels avaient mis d'avance hors de doute. Et d'ailleurs les médecins n'ont le privilége d'inoculer le principe d'une maladie, que quand celle-ci est presque inévitable, et que par ce procédé ils peuvent la rendre plus bénigne; mais dans aucun cas, pour tenter de stériles expérimentations.

Le traitement de l'ophtalmie des enfans ne diffère pas essentiellement de celui que réclame cette maladie chez les adultes, et nous aurons peu de chose à ajouter à ce que M. Scarpa a établi à cette dernière occasion.

Nous pensons que les moyens les plus efficaces de prévenir cette maladie consistent à rendre plus salubres les lieux où l'on rassemble les enfans, à préserver leurs yeux, lorsqu'ils paraissent très-sensibles, de l'impression immédiate de l'air, et surtout de l'air froid et humide. Il faut aussi se garder de les exposer à l'action du calorique rayonnant qui se dégage des foyers allumés. On ne saurait trop insister sur les lavages des paupières, mais il serait imprudent d'injecter les liquides entre elles, sur le globe occulaire; ce moyen, que rien ne rend nécessaire, serait évidemment plus propre à provoquer l'ophtalmie qu'à la prévenir.

C'est donc, en dernière analyse, dans l'application méthodique et sévère des préceptes de l'hygiène, qu'il faut chercher les véritables préservatifs d'une affection aussi douloureuse que rapidement funeste. Ces moyens seuls sont également propres à la détruire dans les établissemens où elle règne, et où l'on a adopté l'opinion erronée de sa contagion. Rien n'est plus à redouter, dans ce cas, qu'une opinion semblable, parce qu'elle éloigne les praticiens de l'usage des véritables préservatifs, et qu'elle les fait insister sur des précautions illusoires et inutiles.

Lorsque l'ophtalmie est violente, il faut insister sur les applications de sangsues à la paupière inférieure, et plus spécialement à la région temporale, près de l'angle externe de l'œil. On peut en appliquer aussi deux ou trois sur la conjonctive qui revêt la face interne de la paupière inférieure. M. Demours se loue beaucoup de ce moyen, et nous avons connaissance de plusieurs observations qui en constatent l'efficacité. Les saignées générales ne sont que très-rarement praticables chez les très-jeunes enfans; mais il convient d'y recourir peut-être plus souvent, chez les adultes, que ne le conseille M. Scarpa, et d'insister plus long-temps qu'il ne l'indique sur le traitement antiphlogistique. L'expérience de M. Demours et celle de tous les chirurgiens instruits, a prouvé qu'alors, la saignée du pied ou celle de la jugulaire est plus efficace que celle du bras. M. Larrey fait ouvrir fréquemment dans ces cas, et avec beaucoup d'avantages, l'artère temporale.

Il convient d'insister sur les boissons délayantes et sur de très-légers narcotiques, dans la double intention de modérer l'inflammation et de calmer l'agitation du système nerveux. S'il existe une diarrhée considérable et des coliques très-violentes, il est utile d'administrer fréquemment au petit malade des lavemens, presque froids, de décoction de graine de lin, afin de modérer l'irritation sympathique dont les intestins sont le siége.

Le vésicatoire que l'on emploie souvent trop promptement chez les adultes, ne convient presque jamais chez les enfans. Il détermine, ainsi que nous l'avons remarqué, sur toute la tête, une irritation plus ou moins violente qui aggrave tous les phénomènes de l'ophtalmie. On doit attendre, avant d'y recourir, que la phlogose soit entièrement dissipée. Et dans ces cas même, il est plus rationnel, chez les enfans comme chez les adultes, de l'appliquer au bras qu'à la nuque ou derrière les oreilles, ainsi qu'on le conseille généralement.

Quant à l'incision de la cornée, recommandée par Wardrop, l'expérience ne nous a pas plus permis qu'à M. Scarpa de prononcer sur le degré de confiance qu'il faut lui accorder dans la pratique. Mais si le raisonnement peut être de quelque utilité pour résoudre de semblables questions, nous dirons que l'irritation ayant son siége dans la conjonctive et dans les parties extérieures de l'œil, il ne nous semble pas que l'ouverture de la cornée doive être fort utile. Elle ne peut convenir que dans les circonstances où la sécrétion de l'humeur aqueuse ayant été augmentée, la cornée est distendue et prête à se rompre. Cette opération a été, dans ce cas, pratiquée en Egypte avec succès, par M. Larrey; elle a eu pour effet d'épargner au malade les douleurs que déterminait l'extrême distension de l'œil, et qui se prolongeaient en s'aggravant jusqu'à l'instant où se faisait la rupture de la cornée.

Nous adhérons de tout notre pouvoir à ce qu'a dit M. Scarpa, relativement à l'emploi des contre-stimulans pendant la première période de l'ophtalmie. Les substances irritantes appliquées, dans ce cas, sur l'œil, ne seraient évidemment propres qu'à rendre son irritation excessive, et à déterminer sa désorganisation complète. Les applications adoucissantes peuvent seules modérer les accidens, apaiser la douleur, rendre l'irritation moins vive et moins funeste. Il convient d'insister sur leur emploi jusqu'à ce que la rougeur des parties commençant à se dissiper, en même temps que la sécrétion est abondante et d'une consistance louable, on ait la certitude que la première violence de la surexcitation est terminée; et alors il ne faut recourir aux toniques et aux astringens qu'avec beaucoup de précautions, et en observant avec soin s'ils ne renouvellent ou n'entretiennent pas l'inflammation.

Lorsque l'ophtalmie est syphilitique, l'un des moyens les plus efficaces que l'on puisse lui opposer, est le proto-chlorure de mercure, réduit en poudre extrêmement fine. M. Dupuytren a plusieurs fois employé cette substance avec succès. Nous-mêmes, nous avons vu son usage être suivi d'une amélioration rapide, dans les cas dont il s'agit; il serait aussi facile de l'appliquer sur les yeux des enfans que sur ceux des adultes. Il faut pour cela tenir les paupières écartées, et souffler entre elles, sur le globe oculaire, une petite quantité de la poudre que l'on a placée à l'extrémité d'un petit tube de verre ou d'un tuyau de plume. Une douleur assez vive se fait d'abord sentir; la rougeur de l'œil augmente; mais bientôt cet accroissement de symptômes se dissipe, le malade se sent soulagé, et la lumière lui paraît moins pénible à supporter. Il est évident que ce moyen est un de ceux qu'il ne convient d'employer qu'à l'époque où les symptômes inflammatoires commençant à décroître, la maladie passe à sa seconde période, c'est-à-dire à celle où les tissus paraissent moins irrités que disposés à conserver le sang dans leurs vaisseaux, et à fournir une sécrétion abondante et continuelle.

Parmi les moyens qui ont été conseillés contre l'ophtalmie devenue chronique, il en est un dont on a peu parlé. Il consiste à baigner l'œil dans de l'eau aussi chaude que le malade pourra la supporter : ces bains doivent être pris cinq à six fois par jour, et durer pendant cinq à six minutes, en renouvelant le liquide à mesure qu'il se refroidit. On peut les rendre plus actifs en ajoutant à l'eau quelques gouttes d'acétate de plomb liquide, d'alcohol ou de collyre vitriolique; mais on réussit également bien avec l'eau pure. Des essais tentés à l'hôpital militaire du Val-de-Grâce à Paris, ont donné des résultats assez avantageux pour que l'on puisse ranger ce moyen parmi les plus actifs de ceux qu'il est possible d'opposer aux ophtalmies devenues latentes, et qui résistent si fréquemment à tous les secours de l'art.

Mais ce qui est beaucoup plus puissant encore, c'est la douche de vapeur simple ou aromatique dirigée sur les yeux. Ce moyen, dont l'un de nous a fait une fréquente application, est surtout précieux contre les ophtalmies anciennes, entretenues par les scrofules, et accompagnées d'engorgement considérable à la conjonctive et aux paupières. Quoiqu'il semble que le choc d'une colonne de vapeur, dirigée contre un organe aussi délicat que l'œil, doive être douloureux et suivi d'une violente irritation, nous pouvons affirmer qu'il n'en est jamais résulté le plus léger accident.

L'œil devient seulement plus rouge, plus sensible pendant les premiers instans ; mais bientôt cette rougeur se dissipe ; les vaisseaux, excités par cette vapeur dont la température est élevée et qui est chargée de molécules aromatiques, reprennent leur énergie, se débarrassent du sang qui les distendait, et l'organe reprend, avec son organisation naturelle, le libre exercice de ses fonctions.

CHAPITRE VIII.

Du petit nuage de la cornée.

Une des funestes conséquences de l'ophtalmie chronique rebelle est le petit nuage de la cornée. Il m'a paru convenable d'imposer cette dénomination à la maladie dont il s'agit, afin de la distinguer avec précision de l'*albugo* et du *leucoma*, ou de cette tache épaisse de la cornée qui, le plus souvent, n'est point accompagnée par l'ophtalmie; qui est quelquefois comme calleuse, coriace, de couleur de perle foncée; qui intéresse la substance de la cornée, et qui consiste dans l'engorgement de cette membrane par la présence d'une sorte de gluten stagnant dans son tissu intime, ou dans une cicatrice résultante d'une blessure avec perte de substance de cette même cornée (1).

Le petit nuage dont j'entends parler ici diffère de cette tache dense et obscure qui constitue l'albugo ou le leucoma, en ce qu'il n'est qu'un obscurcissement léger et superficiel de la cornée, précédé et accompagné d'ophtalmie chronique, et à travers le-

(1) Avicenne, lib. III, tract. II, cap. 17. Scias quod albugo in oculo alia est subtilis, proveniens in superficie ut apparente, et nominatur *nebula;* et alia est grossa, et nominatur *albugo* absolute.

quel on distingue (1) l'iris et la pupille. Cet obscurcissement ne prive pas entièrement les malades de la vue; il fait seulement paraître les objets comme environnés d'un voile ou d'un brouillard.

Cette maladie, ainsi que je viens de le dire, est une suite de l'ophtalmie chronique, négligée pendant longtemps, ou mal traitée, chez des sujets dont la fibre est molle, et dont les yeux sont faibles et fatigués. Les vaisseaux veineux de la conjonctive, très-relâchés dans ce stade de l'ophtalmie, cédant de plus en plus chaque jour au sang qui s'y arrête, se tuméfient par degrés, et sont plus élevés que dans l'état naturel; ensuite ils deviennent irréguliers et noueux, d'abord dans leurs troncs, puis dans leurs branches, aux confins de la cornée et de la sclérotique; enfin dans leurs plus petites radicules, lesquelles proviennent de la lame subtile de la conjonctive qui recouvre la surface extérieure de la cornée. Une dilatation semblable a-t-elle lieu ou non dans les plus petites ramifications artérielles correspondantes à ces racines veineuses? C'est ce qu'il n'est point aisé de déterminer : ce qu'on peut affirmer avec certitude, c'est que le retour du sang par les vaisseaux veineux de la conjonctive, devenus variqueux, est notablement retardé, à raison de la flaccidité de ces vaisseaux, à cause de leurs nodosités et de leurs tortuosités, et par les plis que la conjonctive relâchée affecte dans les différens mouvemens du globe de l'œil.

(1) Voyez planche 2, fig. 5 a.

Heureusement, les faibles racines que ces veines ont sur la cornée sont les dernières à devenir variqueuses, tant à raison de l'exiguité de leur calibre, à leur origine sur la lame de la conjonctive qui revêt extérieurement la cornée, qu'à cause que cette lame de la conjonctive, étroitement adossée et inhérente à la cornée, resserre et renferme en elle-même ces petites racines veineuses, les fortifie, et ne permet point qu'elles se dilatent aussi aisément que cela arrive sur le blanc de l'œil, ni qu'elles soient affaiblies par la tendance du sang à séjourner dans leur intérieur. C'est ce qui a souvent lieu au delà des confins de la cornée, sur la sclérotique, où la conjonctive, de nature très-extensible, demeure faiblement unie à l'hémisphère antérieur du globe de l'œil; d'où il arrive, mais non dans tous les cas de longues ophtalmies chroniques, que les troncs proprement dits des veines de la conjonctive étant dilatés, variqueux et noueux, leurs racines, ténues, implantées sur la lame subtile de cette membrane, qui recouvre extérieurement la cornée, ne participent point à cet état. Il n'a lieu que dans les cas où le relâchement de toute la conjonctive, y compris la portion qui passe sur la cornée, est porté au plus haut degré, de même que l'engorgement et la dilatation de ses vaisseaux.

On sait combien est grande la résistance dont je viens de parler; celle que la lame de la conjonctive étendue, et, pour ainsi dire, identifiée à la surface externe de la cornée, oppose à la dilatation contre nature des racines veineuses. Elle est démontrée par les exemples que présente l'ophtalmie aiguë, et surtout le *chémosis*, lesquels, dans un nombre très-considérable de circonstances, prouvent que la cornée conserve sa transparence, bien que les troncs des vaisseaux veineux de la conjonctive soient très-tuméfiés, agglomérés ensemble sur le blanc de l'œil, et élevés au-dessus du niveau de la conjonctive, sans pour cela que le sang vienne franchir le point de réunion de la sclérotique avec la cornée.

Dans des circonstances différentes de celle-ci, c'est-à-dire toutes les fois que, non-seulement les troncs et les rameaux des veines qui serpentent sur le blanc de l'œil, mais encore leurs racines les plus déliées sur la surface de la cornée, se sont prêtées à un gonflement et à une dilatation extraordinaires, et que, par conséquent, il commence à paraître à la surface de la cornée de petites lignes rougeâtres, autour desquelles, peu de temps après, se répand une légère humeur laiteuse ou albumineuse qui altère dans ce point la limpidité et la diaphanéité de la cornée, la tache blanchâtre, ténue et superficielle qui en résulte, est précisément ce que j'appelle un petit nuage de la cornée. Et puisque cette tache se forme tantôt sur un seul point, tantôt en plusieurs endroits de la cornée, il arrive que le petit nuage est, dans quelques cas, solitaire, tandis que dans d'autres il est formé de plusieurs points nébuleux distincts entre eux, mais qui tous ensemble obscurcissent en partie, ou en totalité, la cornée.

L'obscurcissement de cette membrane, qui quelquefois survient durant le stade inflammatoire de l'ophtalmie aiguë intense, diffère essentiellement de l'espèce d'opacité qui résulte du petit nuage dont il s'agit. Dans le premier cas, c'est une extravasation de la lymphe concrescible, épanchée des extrémités des artères dans le tissu intime et lamelleux de la cornée, et qui tend à l'altérer profondément, à la tuméfier et à la désorganiser; ou bien, c'est une action morbide propre à former dans la cornée une pustule inflammatoire, qui successivement dégénère en abcès ou en ulcère; tandis qu'au contraire, le petit nuage se forme lentement à la surface extérieure de la cornée, pendant la durée du stade chronique de l'ophtalmie long-temps prolongée. Il est précédé de la varicosité des troncs des veines répandues sur la conjonctive du blanc de l'œil, de la dilatation des racines ténues de ces mêmes veines, situées à la surface de la cornée, et enfin de l'épanchement d'une sérosité légèrement opaque ou albumineuse dans le tissu de la lame très-fine de la conjonctive, qui revêt la surface externe de la cornée, lequel épanchement ne s'élève jamais extérieurement sous la forme de pustule.

De tout ce que je viens de dire, il résulte que partout où la cornée est obscurcie par un petit nuage, il existe sur le blanc de l'œil, à l'endroit affecté, un petit faisceau de veines dilatées (1), plus élevé et plus noueux que tous les autres vaisseaux

(1) Voyez planche 2, fig. 5, b.

sanguins du même ordre. Si la cornée est nébuleuse en plusieurs points de sa circonférence, on voit autant de faisceaux veineux, distincts, dilatés, saillans sur le blanc de l'œil, correspondant parfaitement aux divers nuages, et répandus sur le contour de cette membrane. Au premier aspect, on croirait que chacun de ces petits vaisseaux veineux, si distincts, si proéminens, au-dessus des autres, a forcé le passage du sang des confins de la sclérotique sur la cornée. Je conserve un œil enlevé du cadavre d'un homme affecté d'une ophtalmie chronique variqueuse, accompagnée du petit nuage de la cornée, et qui mourut d'une inflammation de la poitrine. Or, après avoir injecté la tête par les artères et les veines, j'ai trouvé que la cire, dont étaient parfaitement remplies les veines de la conjonctive, avait trouvé un libre passage tant dans le petit faisceau plus relevé de ces mêmes veines, que dans leurs racines les plus déliées, qui rampent à la surface de la cornée, précisément à l'endroit où existait le petit nuage. Dans tout le reste de la circonférence de la cornée la cire qu'on avait injectée s'était arrêtée, ayant rencontré aux confins de cette membrane et de la sclérotique, un obstacle insurmontable. C'est une chose merveilleuse, que d'observer dans cet œil, à l'aide d'une lentille, le réseau très-délié que forme ce grand nombre de petits rameaux veineux aux limites de la cornée et de la sclérotique, où ils s'anastomosent entre eux de mille manières avec élégance tout autour de la première de ces membranes;

de telle façon, qu'excepté l'endroit où existait le petit nuage, aucun ne dépasse la ligne de démarcation tracée par la forte adhésion que prend en cet endroit la lame de la conjonctive, qui s'avance au delà, pour recouvrir extérieurement la cornée.

Le petit nuage de la cornée exige, dès le principe, les secours les plus efficaces de l'art; car lors même qu'il n'occuperait qu'un petit espace à la circonférence de la cornée, si on l'abandonne à lui-même, il fait bientôt des progrès vers le centre de cette membrane. Les petites racines des veines dilatées augmentant en nombre et en étendue, parviennent enfin à faire dégénérer la lame très-fine de la conjonctive qui revêt la surface extérieure de la cornée, en une membrane épaisse et opaque qui oppose ensuite un grand obstacle à la vue, et tend à l'intercepter entièrement.

L'indication curative que présente le petit nuage de la cornée, consiste à faire resserrer les vaisseaux variqueux de la conjonctive, jusqu'à ce qu'ils se réduisent à leur calibre ordinaire; et si l'on n'y réussit point, il faut détruire la communication des troncs les plus saillans des vaisseaux variqueux de la conjonctive avec leurs racines déliées, qui procèdent de la surface externe de la cornée, où siège la nébulosité. La première méthode de traitement s'exécute au moyen des remèdes locaux astringens et fortifians, recommandés au chapitre précédent; la pommade ophtalmique de Janin, surtout, est indiquée. On atteint par l'emploi de ces remèdes le but qu'on s'est proposé, pourvu que le petit nuage soit de peu d'étendue, et traité à son début. Mais lorsque cette nébulosité est avancée vers le centre de la cornée, et que le relâchement de la conjonctive et de ses vaisseaux est très-considérable, l'expédient le plus prompt et le plus efficace de tous ceux qu'on a proposés jusqu'à présent, est celui de la rescision du petit faisceau des veines variqueuses (1), près de ses racines, c'est-à-dire, au voisinage de la nébulosité de la cornée. Au moyen de cette rescision, on vide et on dérive immédiatement le sang, dont le cours est ralenti dans les racines des vaisseaux veineux, dilatés à la surface de la cornée; on facilite aux vaisseaux variqueux de la conjonctive le moyen de reprendre leur ton, de revenir à leur calibre naturel, et l'on favorise l'ouverture vers les limites de la cornée et de la sclérotique, d'une espèce de couloir par où s'écoule successivement tout ce qu'il y a de sérosité laiteuse ou albumineuse répandue dans la texture de la lame subtile de la conjonctive superposée à la cornée, ou même dans le tissu cellulaire qui lie ensemble ces deux membranes. La promptitude avec laquelle, moyennant l'opération dont nous venons de parler, le petit nuage de la cornée se dissipe, est vraiment surprenante; car, le plus souvent, vingt-quatre heures après la rescision du petit assemblage des vaisseaux variqueux de la

(1) Table 2, fig. 5, 6.

conjonctive, on voit disparaître de la cornée, l'obstacle qui s'opposait au libre passage de la lumière.

L'étendue qu'on doit donner à la rescision des vaisseaux variqueux de la conjonctive, dans les circonstances dont il est question, se trouvera déterminée par l'extension du petit nuage sur la cornée, et par le nombre des petits faisceaux des veines variqueuses et noueuses les plus saillantes et les plus isolées des autres, qui procèdent du voile ou brouillard de la cornée; de sorte que, si le petit nuage est d'une étendue médiocre, et qu'il n'y ait qu'un seul petit cordon de vaisseaux variqueux qui lui corresponde (1), c'est seulement lui que le chirurgien devra resciser. S'il y avait plusieurs points nébuleux sur la cornée, et par conséquent un grand nombre de faisceaux de veines variqueuses plus élevées et plus gonflées que les autres, et disposées en rayons, à différentes distances, sur toute la circonférence du blanc de l'œil, le chirurgien resciserait circulairement la conjonctive vers les confins de la cornée et de la sclérotique. De cette manière, il aura la certitude de comprendre dans la section, tous les faisceaux vasculaires variqueux. Il est à propos d'avertir que la simple incision de ces faisceaux ne satisfait pas à l'indication d'intercepter, d'une manière permanente, la communication directe qui s'est établie entre les troncs des veines de la conjonctive et leurs racines, nées de la face externe de la cor-

(1) Voyez planche 2, fig. 5, b.

née. Après l'incision faite avec la lancette, par exemple, il est bien vrai que l'une et l'autre portion des vaisseaux coupés s'écarte en sens opposé, et laisse un intervalle manifeste entre elles; mais il est également certain que peu de jours après l'incision, les bouches de ces mêmes vaisseaux se rapprochent de nouveau, et coïncident de manière à reprendre leur continuité primitive. Il résulte de là, que pour retirer de l'opération dont nous venons de parler le plus grand avantage possible, il est nécessaire d'enlever, par la rescision, une petite portion du petit faisceau variqueux, avec une quantité égale de la conjonctive qui le recouvre.

Afin d'exécuter cette opération avec promptitude, et avec le moins d'incommodité possible pour le malade, il faut abandonner la méthode usitée de percer le faisceau de veines variqueuses avec une aiguille garnie de fil; opération désagréable, qui est douloureuse pour le malade, embarrassante pour le praticien, et qui d'ailleurs n'est pas nécessaire. Le chirurgien, après avoir fait placer un aide intelligent pour écarter les paupières de l'œil affecté, et fixer en même temps la tête du malade contre sa poitrine, saisira, avec des pinces très-fines, le paquet des vaisseaux variqueux, au voisinage du bord de la cornée, et le soulèvera un peu, ce qui s'exécute facilement à cause de la laxité de la conjonctive. Ensuite, avec les petits ciseaux recourbés, il rescisera ces vaisseaux, et, avec eux, une petite portion de la conjonctive, en donnant à la section une figure sémilunaire, et autant qu'il le pourra concentrique, vers le disque de la cornée.

Si le cas exigeait qu'on attaquât plusieurs faisceaux de veines variqueuses, isolées et séparées par une distance considérable, sur le blanc de l'œil, le chirurgien relèverait lestement avec les pinces ces faisceaux l'un après l'autre, et les resciserait successivement au fur et à mesure; ou bien, s'ils se trouvaient très-près les uns des autres et occupant toute la circonférence de l'œil, il emporterait circulairement la conjonctive, sans interruption, en suivant les limites de la cornée et de la sclérotique, et en comprenant avec elle tous les paquets variqueux dont il a été question.

Cela fait, le chirurgien laissera sortir librement le sang des vaisseaux qu'il aura divisés; il en excitera même l'écoulement en appliquant sur les paupières une éponge trempée dans de l'eau tiède, avec laquelle il continuera à faire des fomentations sur l'œil, jusqu'à ce que le liquide s'arrête de lui-même. Il recouvrira ensuite l'organe d'un linge fin, et d'une bande contentive. Il ne fera ouvrir l'œil du malade que vingt-quatre heures après l'opération; et il aura très-souvent la satisfaction de voir que le petit nuage de la cornée est tout-à-fait dissipé, ou tellement diminué, qu'on pourra dire que la cornée a recouvré sa première transparence.

Les jours suivans, le chirurgien prescrira au malade de tenir constamment fermé l'œil opéré, qui demeurera couvert avec un linge fin, contenu par un bandage : on le lavera deux ou trois fois par jour, avec de l'eau de mauve tiède. S'il survient ensuite une inflammation de la conjonctive, qui couvre le blanc de l'œil, accident qui arrive ordinairement le deuxième ou le troisième jour après l'opération, on observera avec étonnement, surtout lorsqu'on a fait la rescision complète et circulaire de la conjonctive, que tandis que la plus grande partie du globe de l'œil est enflammée, un petit cercle blanchâtre, situé dans le lieu où l'opération a été faite, forme une ligne de démarcation qui s'oppose à ce que la cornée participe à l'inflammation de la conjonctive. Cet état inflammatoire cède en peu de jours, à l'emploi des remèdes antiphlogistiques internes, et de topiques émolliens. Il paraît alors sur toute l'étendue de la rescision de la conjonctive une couche de mucosité. Dès lors, toute la partie où l'opération a été faite se rétrécit incessamment, jusqu'à la cicatrisation complète. Les lotions d'eau de guimauve, d'abord tiède, ensuite froide, sont l'unique remède local qu'il convienne d'employer dans ces circonstances, jusqu'à ce que la cicatrice de la conjonctive soit achevée; toute espèce de collyre ou d'onguent stimulant retarderait la guérison.

Après que la cicatrice de la conjonctive s'est opérée, on reconnaît que non-seulement la cornée a recouvré sa transparence, mais encore, spécialement lorsque la rescision a été faite circulairement, sur toute la circonférence de l'œil, que la flaccidité contre nature de la conjonctive est totalement dissipée, ou au moins qu'elle est de beaucoup diminuée, ce qui est le produit de l'excision d'une partie de cette membrane dans une direction concentrique au bord de la cornée. D'ailleurs, la cicatrice, en se fermant, contribue à effacer cette flaccidité de la conjonctive, parce qu'elle tire cette membrane à elle, d'arrière en avant, et la tend, pour ainsi dire, sur le globe de l'œil. Cependant, si, même après la complète cicatrisation, la conjonctive qui recouvre le blanc de l'œil restait encore plus ridée que dans l'état naturel, jaunâtre, et parsemée çà et là de vaisseaux veineux, menaçant de devenir variqueux, alors on emploierait utilement les topiques astringens et fortifians, ainsi que la pommade ophtalmique de Janin, comme je viens de l'exposer dans le chapitre précédent, au sujet de l'ophtalmie chronique.

PREMIÈRE OBSERVATION.

Claire Bellinzoni de Belgiojoso, femme robuste, âgée de trente-trois ans, sujette dès l'enfance, et principalement au printemps, à des éruptions cutanées, fut affectée, il y a quelques années, d'une rougeur à l'œil droit, qui s'étendait de l'angle interne vers la cornée, et qui fut rebelle à toute espèce de remède local. Après trois ans, cette rougeur, évidemment dépendante d'un faisceau de veines variqueuses de la conjonctive, s'étendit tellement à la surface externe de la cornée, qu'elle obscurcit presque entièrement cette membrane, et envahit même les deux tiers de la pupille.

Il résulta de cet état de choses, que non-seulement la malade ne distinguait plus les objets que comme à travers un brouillard, mais aussi qu'elle éprouvait une sensation d'ardeur causée par l'irritation des parties. Ces accidens, et surtout la crainte de perdre entièrement l'usage de cet œil, la déterminèrent à venir dans cet hôpital.

Le 3 avril 1797, tandis qu'un aide tenait écartées les paupières de l'œil affecté, je saisis, avec les pinces à disséquer, tout le paquet des vaisseaux veineux qui s'étendaient de l'angle interne de l'œil vers la cornée, sur la lame très-fine de la conjonctive qui la recouvre. Ayant réuni tous ces vaisseaux en un seul pli, je les soulevai un peu, et les rescisai avec les ciseaux recourbés en forme de C, aux confins de la cornée et de la sclérotique. Je laissai dégorger le sang, et j'en facilitai même l'issue, en appliquant sur les paupières une éponge molle, imbibée d'eau chaude; ensuite, je recouvris le tout d'une compresse soutenue par une bande.

Le jour suivant, les paupières de l'œil opéré parurent très-gonflées, rouges et couvertes d'un érysipèle qui s'étendait sur le côté droit de la face. Cet état était accompagné de fièvre et d'une chaleur extrêmement vive à la peau, incommodité dont la malade était fréquemment atteinte depuis quelques années, mais qu'elle avait d'abord tenue secrète.

Je la mis à une diète rigoureuse, et lui prescrivis une livre de décoction de chiendent avec un grain de tartre émétique, à prendre à doses réfractées pendant plusieurs jours consécutifs, et j'appliquai sur les paupières tuméfiées des cataplasmes d'herbes émollientes. Je ne pus avoir aucune connaissance de l'état de la cornée, à cause de la tuméfaction considérable, et de la tension extrême des paupières.

Huit jours après l'opération, l'érysipèle se termina par la desquammation de la peau du visage. Ce fut alors que la malade put ouvrir librement l'œil droit, et que je trouvai, à ma grande satisfaction, la cornée de cet œil transparente de toute part, de sorte que les objets pouvaient être clairement et facilement distingués.

L'endroit où la rescision avait eu lieu suppura modérément, et je n'employai pour tout remède, jusqu'à la parfaite cicatrisation de la conjonctive, que des lotions d'eau de guimauve. Le lieu où avait été faite la section de la conjonctive, aux confins de la cornée et de la sclérotique, étant consolidé, je prescrivis à la malade de faire usage, plusieurs fois par jour, du collyre vitriolique avec addition d'une petite quantité d'esprit-de-vin camphré. Sous l'influence de ce remède, la conjonctive reprit sa première vigueur, et la cornée, son entière transparence. La femme dont je parle étant parfaitement rétablie, sortit de l'école de chirurgie pratique de cette ville, dans les premiers jours de mai, un peu plus d'un mois après l'opération.

DEUXIÈME OBSERVATION.

Jean Bonfasani de Saint-Lanfronio, âgé de cinquante, ans, fut tourmenté d'une ophtalmie aiguë intense aux deux yeux, quinze ans avant d'éprouver l'accident dont je vais parler. Lorsque cette ophtalmie eut cessé, elle laissa après elle un *albugo*, dense, peu étendu, et incurable, situé à la base de la cornée de l'œil droit. L'œil gauche se maintint en bon état; mais l'autre ne cessa point d'être maculé çà et là par de petits vaisseaux variqueux de la conjonctive. Un petit faisceau de ces veines variqueuses, situé du côté de l'angle externe, plus élevé, plus engorgé que les autres, fit pendant plusieurs années de tels progrès en approchant de la cornée, qu'enfin il s'éleva au-dessus d'elle, et y détermina un petit nuage au travers duquel le malade pouvait à peine distinguer les objets. D'autres vaisseaux de la conjonctive menaçaient aussi de devenir variqueux, ce qui déterminait une sensation désagréable de démangeaison, et causait un larmoiement continuel.

J'entrepris le traitement de cet homme le 8 mai 1798. Procédant selon ce que je viens d'exposer, je rescisai, vers les confins de la cornée et de la sclérotique, le faisceau des veines variqueuses qui occasionait le petit nuage de la cornée, ayant soin de favoriser l'écoulement du sang au moyen des fomentations d'eau tiède.

Le jour suivant, le petit nuage de la cornée était presque entièrement dissipé. Le malade se plaignait d'une pesanteur à l'estomac, et d'amertume à la bouche; je lui prescrivis de prendre par intervalle une livre et demie de décoction de racine de chiendent avec une dragme de crème de tartre soluble, et un grain de tartre émétique, ce qui lui procura quelques évacuations favorables.

Pendant les quinze premiers jours, je lavai la partie seulement avec l'eau de guimauve plusieurs fois par jour, et le lieu où avait été faite la rescision de la conjonctive, aux confins de la cornée et de la sclérotique, se cicatrisa. Après cela, je prescrivis au malade de s'injecter dans l'œil, plusieurs fois dans le jour, du collyre vitriolique animé d'un peu d'esprit-de-vin camphré; ce qu'il fit pendant deux semaines consécutives fort utilement. En effet, la cornée reprit tout-à-fait sa première transparence, excepté à cette partie de sa base qui était occupée par un *albugo* dense et incurable. Le malade, voyant assez bien de cet œil, sortit de l'hôpital trente-six jours après avoir subi l'opération.

Il est à remarquer qu'après les quatre premiers jours qui suivirent la rescision du faisceau des vaisseaux variqueux, cet homme ne garda plus le lit, et se conduisit comme font les convalescens.

TROISIÈME OBSERVATION.

Nunciata Staffa de Genzone, d'une constitution faible, âgée de dix-sept ans, irrégulièrement menstruée, et qui avait été plusieurs fois affectée de fluxions aux yeux, se présenta le 2 janvier 1799 à l'école de chirurgie pratique de cette ville pour se faire traiter d'un petit nuage à la cornée de l'œil gauche, qui depuis deux mois était accompagné d'ardeur, de larmoiement, et d'un obscurcissement de la vue.

Le petit nuage occupait les deux tiers, environ, du disque de la cornée, et il était manifestement entretenu par un faisceau large et assez élevé de vaisseaux variqueux de la conjonctive, qui s'étendait depuis l'angle externe de l'œil jusque sur la cornée. D'ailleurs, dans l'espace occupé par le petit nuage, il y avait un point plus dense, plus blanchâtre et plus opaque que le reste de cette tache superficielle.

Je soulevai, à l'aide de pinces à disséquer, le faisceau de veines variqueuses dont je viens de parler; je le rescisai avec les ciseaux recourbés, vers les confins de la cornée et de la sclérotique, et j'excitai l'écoulement du sang par le moyen des fomentations d'eau tiède.

A peine vingt-quatre heures s'étaient-elles écoulées, qu'en ôtant le premier appareil, on trouva le petit nuage de la cornée presque tout-à-fait dissipé. L'œil fut bassiné plusieurs fois par jour avec l'eau de guimauve, et recouvert d'un linge.

Le troisième jour, l'endroit où avait été pratiquée la rescision commença à suppurer, sans qu'il survînt aucun symptôme de quelque importance; et dans l'espace de quatorze jours, la cicatrice se consolida. L'usage du collyre vitriolique pendant quelques semaines après la cicatrisation, contribua à perfectionner la guérison, en rétablissant complétement la transparence de la cornée, excepté dans la partie de cette membrane où il existait dans le principe un point plus dense et plus opaque que n'était le reste du petit nuage.

QUATRIÈME OBSERVATION.

Jacob Deamici de Pavie, tisserand, âgé de cinquante-deux ans, bossu et maigre, après avoir été tourmenté pendant plusieurs années d'une ophtalmie chronique à l'œil droit, finit par avoir la vue considérablement obscurcie, et enfin presque totalement perdue de ce côté. Lorsqu'il se transporta dans cette école de chirurgie le 2 décembre 1794, son œil droit était dans un état si déplorable qu'on n'espérait que peu ou même rien des secours de l'art. Effectivement, la cornée de cet œil était très-nébuleuse, et empreinte, çà et là, de points blanchâtres profondément opaques; les vaisseaux de la conjonctive étaient relâchés et variqueux dans toute la circonférence de l'œil, d'où ils se prolongeaient sur la cornée, sous la forme de petites lignes rougeâtres.

J'entrepris toutefois la rescision de ces vaisseaux,

en soulevant, avec des pinces, la conjonctive flasque qui les recouvrait, et en emportant avec les ciseaux recourbés, une portion de cette membrane dans toute la circonférence de l'œil, aux confins de la cornée et de la sclérotique. Après cette rescision, une grande quantité de sang s'écoula. Le jour suivant, je trouvai la cornée beaucoup moins nébuleuse qu'elle ne l'était auparavant.

Depuis le 4 jusqu'au 29 de décembre, le malade ne fit usage d'autre remède externe que des lotions d'eau de guimauve, et l'on maintint l'œil à l'abri du contact de l'air et de la lumière, en le recouvrant d'un linge. Le malade ne garda point le lit, et se comporta à la manière des convalescens.

A l'époque indiquée, la cicatrice de la conjonctive fut tout-à-fait achevée, et la cornée avait recouvré, presque partout, sa transparence, à l'exception de deux petites taches blanchâtres, dont chacune n'était pas plus grande que la pointe d'une aiguille. Le malade fit usage utilement, pendant quelque temps, du collyre vitriolique, et ensuite il sortit de l'hôpital.

CINQUIÈME OBSERVATION.

Dominique Robola de Pavie, cordonnier, âgé de quarante ans, excessivement adonné au vin, fut reçu a l'école pratique de cette ville, le 22 mai 1795, à cause d'une ophtalmie chronique qui l'avait rendu tout-à-fait inhabile à exercer son état.

Cette maladie avait commencé, six ans auparavant, par une rougeur prurigineuse aux yeux, accompagnée de gonflement, de pustules aux bords des paupières, et de cette indolence, très-commune parmi les gens du peuple, surtout lorsqu'ils sont adonnés à la crapule. Celui-ci négligea sa maladie jusqu'à ce qu'il eut perdu, presque tout-à-fait, la vue. Il avait la conjonctive des deux yeux très-relâchée, et les vaisseaux sanguins, dans toute la circonférence du globe de l'œil, étaient variqueux et tuméfiés. Ils débordaient le contour des confins de la cornée, et s'étendaient visiblement sur une partie de la lame mince de la conjonctive qui la recouvre. La cornée, d'ailleurs, était toute nébuleuse et ternie, les paupières se maintenaient engorgées, et les glandules de Méibomius étaient plus développées qu'à l'ordinaire.

Je rescisai circulairement la conjonctive des deux yeux de cet homme: cette opération, dans des cas semblables, est de l'exécution la plus facile, attendu que la membrane relâchée se laisse aisément saisir avec les pinces, et soulever en forme de pli tout autour des confins de la cornée et de la sclérotique. Je favorisai l'écoulement du sang, d'abord, à l'aide de fomentations d'eau tiède, puis, par l'application de cataplasmes d'herbes émollientes.

Le jour suivant, je trouvai la cornée des deux yeux très-éclaircie; deux jours après, le malade se plaignait de dégoût et d'amertume à la bouche. Je lui prescrivis, à prendre par intervalles, une livre de décoction de chiendent, contenant deux dragmes de tartrate acide de potasse, et un grain de tartrate de potasse et d'antimoine. Ce minoratif fut répété, avec avantage, pour le malade, deux jours après.

La suppuration muqueuse qui a lieu ordinairement sur le petit cercle blanchâtre que laisse la rescision de la conjonctive, ne parut que huit jours après l'opération. Vingt-deux jours ensuite, en faisant seulement usage de lotions d'eau de guimauve froide, et en tenant les yeux du malade couverts par un linge suspendu sur son front, le lieu où avait été faite la rescision de la conjonctive se resserra sur lui-même et se cicatrisa. Alors, je mis en usage, le matin et le soir, la pommade ophtalmique de Janin, et le collyre vitriolique camphré pendant le jour. En deux autres semaines, la cornée des deux yeux, et surtout celle de l'œil gauche, s'éclaircit au point que l'homme dont il est question distinguait très-bien les objets, même les plus petits, et fut en état de reprendre l'exercice de son métier.

SIXIÈME OBSERVATION.

Le 12 avril 1796, un mendiant, âgé d'environ cinquante ans, vint dans cet hôpital, ayant la cornée de l'œil droit tout obscurcie par un petit nuage, à la suite d'une ophtalmie chronique obstinée, qui, depuis deux mois, s'était exaspérée à l'occasion d'une éruption cutanée sur tout le côté droit de la face. La cornée, comme je viens de le dire, paraissait toute nébuleuse à sa surface; un peu au-dessus de son centre, il y existait un point blanchâtre, plus opaque que tout le reste. Les vaisseaux sanguins de la conjonctive paraissaient fortement engorgés, variqueux, et relâchés, et on les voyait surmonter la cornée dans toute la circonférence du blanc de l'œil. Les bords des paupières étaient d'ailleurs gonflés; l'œil était larmoyant et chassieux.

J'entrepris le traitement, en rescisant la conjonctive et les vaisseaux tout autour du blanc de l'œil, près du bord de la cornée. Il s'écoula une quantité considérable de sang, ce qui soulagea beaucoup le malade, lequel se plaignait auparavant d'une sensation désagréable d'ardeur à l'œil. J'appliquai ensuite sur cet organe des sachets d'herbes émollientes.

Le jour suivant, la cornée se présenta avec un degré de transparence qui surpassa mon attente autant que celle des assistans.

Trois jours après, je trouvai une abondante mucosité séparée par les glandules de Méibomius, et par l'endroit de la conjonctive où avait été pratiquée la rescision; de sorte qu'il fallut faire de fréquentes lotions à l'œil avec de l'eau de guimauve. La cornée, par ce moyen, acquit de jour en jour une transparence plus grande; et pour détourner plus efficacement l'afflux des humeurs des paupières, je fis appliquer un séton à la nuque du malade.

Dans l'espace de trois autres semaines, le lieu où avait été faite la rescision circulaire de la conjonctive se cicatrisa parfaitement; et alors, je pus faire usage du collyre vitriolique, et de l'onguent ophtalmique de Janin, remèdes qui achevèrent la guérison, en dissipant l'engorgement des petites glandes de Méibomius, et en fortifiant la conjonctive. Le point blanchâtre, opaque, placé un peu au-dessus du centre de la cornée, demeura stationnaire, mais il n'opposa point un grand obstacle à la vision.

CHAPITRE IX.

De l'albugo et du leucoma.

L'ALBUGO et le leucoma diffèrent essentiellement du petit nuage de la cornée, ainsi que je l'ai fait remarquer dans le chapitre précédent, en ce que l'albugo et le leucoma ne sont pas le produit d'une ophtalmie chronique et lente, accompagnée de varices des veines de la conjonctive, et de l'effusion d'une sérosité terne, et laiteuse, dans la texture de la lame subtile de la conjonctive qui recouvre la cornée (1). Ces deux maladies sont des produits de l'ophtalmie aiguë inflammatoire, à raison de laquelle il s'o-

(1) D'après les recherches de M. le docteur Ribes, il est présumable que cet épanchement dont parle l'auteur, a lieu entre les lames les plus superficielles de la cornée transparente; car M. Ribes, anatomiste aussi exact que savant et habile, n'admet point que la conjonctive passe au-devant de la cornée, où il n'a jamais pu la découvrir, à l'aide des dissections les plus minutieuses et les plus variées. Peut-être que, dans le cas dont parle M. Scarpa, la cornée transparente éprouve une véritable désorganisation, dans une partie plus ou moins considérable de son tissu propre, au lieu d'être le siége d'un épanchement dont il est aussi difficile de constater la réalité que d'expliquer la cause. (*Note des traducteurs.*)

père, des extrémités artérielles dans le tissu de la cornée, un suintement, tantôt superficiel, tantôt profond, d'une lymphe dense et concrescible. Dautres fois, la maladie n'est autre chose qu'une véritable cicatrice dure et calleuse de la cornée, résultante d'ulcère, ou de blessure, avec perte de la substance à cette membrane. C'est surtout au premier de ces cas qu'appartient la dénomination d'*albugo*, et au second celui de *leucoma;* surtout si la cicatrice ou la tache dense occupe toute la cornée, ou sa plus grande partie.

L'*albugo* récent, produit par la violence de l'ophtalmie aiguë inflammatoire, qui cédant à l'emploi des remèdes généraux, et des topiques émolliens, a laissé une tache sur la cornée, est d'une couleur laiteuse, claire. L'*albugo* invétéré acquiert une couleur de terre crayeuse-blanche, ou celle de la perle. Parmi ces derniers il en est qui paraissent n'avoir plus aucune relation avec le système vasculaire de la cornée, puisqu'ils demeurent isolés au milieu de la transparence de cette membrane, sans causer au malade, ni ardeur, ni sensation désagréable, sans conserver le moindre dépendance avec les vaisseaux de la conjonctive, sans que le reste du globe de l'œil en paraisse affecté d'aucune manière, et sans que la nature tente aucune espèce d'absorption.

Lorsque l'extravasation de la lymphe concrescible, provenant de l'irritation des extrémités artérielles enflammées, n'a point désorganisé la texture intime de la cornée, l'albugo récent se dissipe, le plus souvent, à l'aide des mêmes moyens par lesquels on achève le traitement du premier et du second stade de l'ophtalmie aiguë intense; c'est-à-dire, dans le premier stade, par les saignées générales et partielles, les remèdes antiphlogistiques, et les topiques émolliens; dans le second stade, par les topiques astringens, légèrement irritans et fortifians. Le stade inflammatoire ayant cessé, si, par l'influence des remèdes locaux dont nous venons de parler, l'action du système vasculaire absorbant de la cornée s'est ranimée, la lymphe concrescible, stagnante dans cette membrane, et qui formait l'*albugo*, étant dissipée, la cornée recouvre sa première transparence. La cornée a une grande analogie d'organisation avec les parties ligamenteuses. Elle est douée, de même que les ligamens, de peu de vitalité; elle est dépourvue de vaisseaux rouges, et c'est seulement dans son état d'inflammation qu'elle semble jouir d'une sensibilité très-développée. L'inflammation, dans cette membrane, comme dans les parties ligamenteuses, douées de peu de vitalité, se résout très-lentement. C'est pour cela qu'elle laisse facilement après elle une portion de lymphe concrescible, qui, pendant le stade inflammatoire, s'est extravasée dans le tissu de la cornée, et y produit une opacité qui ne peut se dissiper autrement, après que l'inflammation a disparu, que par l'absorption, laquelle ne saurait être excitée que par le moyen des topiques stimulans.

Cependant, bien que cette absorption s'obtienne

souvent dans l'*albugo* récent, la guérison n'est rien moins que facile, lorsque, par la longue durée de la maladie, l'action du système absorbant de la cornée s'est engourdie, dans la partie affectée; ou bien lorsque la texture intime de cette membrane a été désorganisée par l'extravasation d'une lymphe dense et ténue qui s'est faite des extrémités artérielles. Que l'humeur qui forme l'*albugo* soit alors absorbée ou non, la cornée, qui a été endommagée dans sa texture intime, conserve pour toujours une tache opaque.

Il y a une autre espèce d'*albugo*, qui survient à la suite des ophtalmies chroniques variqueuses, et dans laquelle, non-seulement, les vaisseaux sanguins qui rampent sur la lame de la conjonctive recouvrant la cornée, sont dilatés outre mesure, mais encore ceux qui entrent dans la texture de la même cornée. Dans ce plus haut degré de la maladie, où le sang, plutôt que la lymphe concrescible, a été versé dans le tissu intime et spongieux de la cornée, si l'on rescise les plus gros troncs variqueux de la conjonctive vers les confins de la cornée et de la sclérotique, on vide sur-le-champ ceux des vaisseaux qui serpentent sur la première de ces membranes. Mais peu après, ces veines paraissent de nouveau remplies de sang, comme elles l'étaient auparavant, parce qu'elles communiquent avec d'autres vaisseaux plus petits, et situés plus profondément. La preuve de cette assertion est que si l'on fait des piqûres sur la cornée, on voit sortir du sang de chacune d'elles, comme d'une éponge qui en est imprégnée. Cette espèce d'*albugo* qui résulte du très-haut degré de varicosité des vaisseaux superficiels et profonds des membranes les plus extérieures de l'œil, résiste à tous les moyens de l'art, employés jusqu'à présent, pour rétablir la transparence de la cornée; il résiste à l'efficacité de la rescision des troncs variqueux, et à celle des topiques astringens et fortifians.

Par conséquent, de toutes les circonstances qui favorisent le plus le traitement de l'albugo, c'est d'abord l'époque récente de la maladie, exempte de désorganisation de la texture de la cornée, ou de la lame de la conjonctive qui la recouvre; en second lieu, l'âge encore tendre des sujets qui en sont affectés, ou la constitution robuste des personnes dont le système lymphatique est susceptible d'agir avec la plus grande promptitude, et chez qui l'action du système absorbant peut être rendue plus active qu'à l'ordinaire, par l'emploi des stimulans externes.

J'ai observé maintes fois, chez les enfans, ces taches ou *albugo*, à la suite d'ophtalmies aiguës, intenses, varioleuses. Elles persistaient, après que l'ophtalmie avait disparu, isolées au milieu de la transparence de la cornée, et s'effaçaient insensiblement dans l'espace de quelques mois; plusieurs même se dissipaient spontanément, contre toute attente de ma part. La même observation a été faite par Heister (1), par Langguth (2),

(1) *Instit. chirurg.*, tom. I, cap. LVIII.

(2) Dissert. de oculorum integritate improvidæ puerorum ætati sollicite custodienda. Parag. 21.

par Richter (1). Ce phénomène ne peut être, sans doute, attribué qu'à l'action vigoureuse du système lymphatique absorbant, chez les enfans; et à ce que dans les cas mentionnés, il n'y a point eu de désorganisation de la texture intime de la cornée, au lieu où existait l'engorgement ou l'effusion de lymphe concrescible.

Parmi tous les remèdes locaux propres à favoriser l'absorption indiquée, soit dans l'*albugo* récent, et lorsqu'il n'est plus associé à l'inflammation du globe de l'œil, soit dans celui qui est invétéré, ceux dont j'ai retiré les plus grands avantages, sont le collyre Zaphyrin (2); l'onguent fait avec la tutie, l'aloès, le mercure doux et du beurre frais (3); celui de Janin; le fiel de bœuf, de brebis, de brochet, de barbeau, portés sur la cornée, au moyen d'un petit pinceau mou, deux ou trois fois par jour, afin qu'ils n'irritent pas trop. Le fiel de bœuf et de brebis est un stimulant plus actif que celui des poissons (4). Chez quelques

(1) *Élémens de chirurgie*, tom. III, chap. IV.

(2) C'est une solution de deux scrupules de muriate d'ammoniaque, et de quatre grains d'acétate de cuivre dans huit onces d'eau de chaux qu'on filtre, après avoir laissé ensemble ces ingrédiens pendant vingt-quatre heures.

(3) *Reci tutiæ s. p. dragmam* 1.

Aloes. s. p. } *an. gr. duo.*
Merc. dulc. }

Buthir. recent. unc. semis m. f. unguent.

(4) Depuis plus de deux mille cinq cents ans, on a toujours fait usage des topiques stimulans avec avantage, pour le trai-

sujets, dont les yeux étaient très-irritables, et qui ne pouvaient soutenir sous aucune forme l'action des remèdes que je viens d'indiquer, j'ai employé avec avantage l'huile de noix un peu rance, en en faisant injecter deux ou trois gouttes toutes les deux heures pendant quelques mois de suite. Chez d'autres, j'ai trouvé utile le jus de la petite centaurée, uni au miel. J'ai employé, avec succès, chez quelques personnes, un liniment fait avec deux dragmes d'huile de noix, une demi-dragme de fiel de bœuf, et deux grains de sel de corne de cerf. En général, pour peu que les circonstances paraissent favorables à la guérison de l'*albugo*, il faut insister, avec toute l'exactitude possible, pendant trois ou quatre mois au moins, sur l'usage des remèdes locaux et généraux, qu'on jugera les plus appropriés à la nature de la maladie et à la sensibilité particulière de l'œil du malade, avant de perdre toute espérance de succès, et de déclarer le mal incurable.

Au reste, tous les moyens qui ont été proposés jusqu'à présent, pour le traitement de l'albugo invétéré, solide, ou à proprement parler, du *leucoma*, ainsi que de celui qui est le produit d'une cicatrice, ces moyens, dis-je, consistant, ou dans la dissection et

tement de l'albugo; mais ce n'est que de nos jours qu'on connaît les principes rationnels de cette manière d'agir déduits des notions exactes que nous avons sur l'action des systèmes sanguin et absorbant, dans l'état de santé, comme dans l'état pathologique.

l'excision des lamelles de la cornée, ou dans la perforation, ou dans l'ulcération artificielle excitée sur une portion du même *leucoma*, sont d'une entière inutilité, et ont été inventés dans l'ignorance de la structure des parties intéressées dans cette maladie, puis prônés par le charlatanisme. En effet, soit qu'on amincisse la cornée, au moyen de la dissection ou de la rescision, on ne peut rendre en aucune manière, à cette membrane, la transparence qu'elle a perdue. Lors même, qu'aussitôt après l'opération, une petite quantité de lumière entrerait dans l'œil par la cornée, cet avantage ne serait que momentané; car, la plaie produite par la dissection ou par la rescision, se cicatrisant de nouveau, et redevenant calleuse, reproduirait sur la cornée l'état primitif d'opacité. En outre, l'ulcère artificiel établi sur le *leucoma* lui-même, serait inutile si la maladie dépendait seulement d'une lymphe dense et stagnante. Mais les faits démontrent le contraire, et prouvent que le *leucoma* qui n'est pas le produit d'une cicatrice, est formé par une humeur condensée, et par la désorganisation de la texture intime de la cornée. C'est en quoi, comme nous venons de le dire, consiste surtout la différence qu'il y a entre l'*albugo* et le *leucoma*.

CHAPITRE X.

De l'ulcère de la cornée.

L'ULCÈRE de la cornée est une conséquence très-ordinaire de l'ouverture du petit abcès qui se forme souvent sous la lame subtile de la conjonctive qui couvre la cornée, ou dans la substance de cette membrane elle-même, à l'occasion d'une ophtalmie aiguë interne. Il est à remarquer que très-rarement la conjonctive se prête à l'ulcération en d'autres parties que là où elle est tendue, c'est-à-dire, vers les bords des paupières, aux confins de la cornée ou à la surface de la cornée même. Quelquefois l'ulcère de cette membrane est produit par le contact de matières corrosives, tranchantes ou piquantes, qui se sont introduites dans l'œil, comme la chaux vive, des portions de verre ou de fer, des épines et autres causes de cette espèce qui sont propres à produire une solution de continuité.

Le petit abcès de la cornée est accompagné des mêmes symptômes que l'ophtalmie inflammatoire intense, surtout d'une sensation incommode de tension à l'œil, au sourcil, à la nuque, d'une ardeur brûlante, d'un larmoiement abondant, d'aversion pour la lumière, d'une forte rougeur de la conjonctive, surtout vis-à-vis et aux approches du petit abcès.

Ordinairement, cette petite pustule inflammatoire, comparée à celles qui se forment sur les autres parties de la surface du corps, tarde à s'ouvrir, même après que la suppuration est formée. L'expérience a démontré que pour hâter l'issue de la matière qui s'y trouve contenue, il ne convient pas d'ouvrir la petite pustule avec la pointe de la lancette, ni avec tout autre instrument, comme le pratiquent la plupart des chirurgiens. En effet, bien que ce petit abcès semble parvenu à son plus haut degré de maturité, la matière qu'il contient est si tenace, et pour ainsi dire si enracinée dans la substance de la cornée, qu'elle ne sort point par l'ouverture que l'on y a pratiquée. Au contraire, cette opération exaspère plutôt la maladie, augmente l'obscurcissement de la cornée, et détermine souvent la formation d'un autre petit abcès dans le voisinage du premier. En de semblables circonstances, l'expédient le plus sûr est de temporiser, jusqu'à ce que ce petit abcès s'ouvre extérieurement de lui-même, terminaison que l'on peut provoquer au moyen des fomentations fréquentes, des ablutions avec l'eau de guimauve tiède, et des applications de cataplasmes d'herbes émollientes sur l'œil.

L'ouverture spontanée du petit abcès de la cornée est très-souvent annoncée par une augmentation soudaine de tous les symptômes de l'ophtalmie, principalement par une sensation d'ardeur insupportable à la partie de la cornée où existait auparavant le petit abcès. Cette ardeur augmente par les mouvemens que le malade fait faire au globe de l'œil, ou même aux paupières. On peut s'assurer jusqu'à l'évidence, de la réalité de ces faits, en observant que dans la partie de la cornée où existait la petite pustule blanchâtre, il se forme une excavation qui devient plus manifeste, lorsqu'on regarde de profil l'œil affecté.

Les corps étrangers qui sont entrés dans l'œil, et qui ont simplement divisé une partie de la cornée, ou qui se sont implantés dans sa substance, n'y laissent pas ordinairement d'ulcère, pourvu qu'on ait eu soin de les retirer de suite; alors la partie qui a été blessée, se consolide par première intention. Ceux qui effleurent, qui brûlent la surface de cette membrane, ou qui, s'y étant implantés, n'en ont pas été assez tôt enlevés, occasionent des ophtalmies aiguës, ensuite de la suppuration autour du lieu de la lésion, ou de celui où les corps étrangers se sont implantés, et enfin l'ulcère.

L'ulcère de la cornée prend, à sa première apparition, une couleur livide et cendrée; il a cela de commun avec les solutions de continuité ulcéreuses de la peau, où cette membrane est fine, tendue, et douée à la fois d'une sensibilité exquise. Son contour est rouge, ses bords tuméfiés et irréguliers; il détermine une douleur très-vive, fournit, au lieu de pus, une sérosité âcre, et tend à s'élargir, et à se creuser profondément. Tels sont précisément les caractères des ulcères de la cornée; ils ressemblent à ceux des bouts des mamelles, du gland, des lèvres, de l'extrémité de la langue (*aphtes*), des tarses, de l'entrée du conduit auditif, des narines, et des autres parties, où la peau, mince et ténue, est très-sensible et forme des replis.

Les petits ulcères de cette espèce, abandonnés à eux-mêmes, ou mal traités, s'élargissent en peu de temps, deviennent profonds, et détruisent les parties qu'ils occupent. Ceux de la cornée, s'ils s'étendent à sa superficie, détruisent promptement la transparence de cette membrane; s'ils deviennent profonds, en forme de petits tubes, ils pénètrent dans la chambre antérieure, occasionent l'écoulement de l'humeur aqueuse, et successivement la fistule de la cornée. S'ils font une plus grande ouverture, outre l'écoulement de l'humeur aqueuse, il survient une autre maladie encore plus grave que l'ulcère même, c'est-à-dire la procidence d'une portion de l'iris, la sortie du crystallin et du corps vitré; en un mot la destruction totale de l'organe de la vue. Cet accident très-grave n'est point rare à la suite de l'ophtalmie aiguë, laiteuse, gonorrhéique, compliquée de l'atonie, ou du défaut de vitalité de la cornée. Il résulte de ces affections, que cette membrane devient insensible à l'action des remèdes internes et externes, administrés pour arrêter les progrès de l'ulcération, et que celle-ci, nonobstant les moyens les mieux indiqués, s'étend sur la cornée avec une étonnante promptitude, et va même jusqu'à détruire entièrement cette membrane.

C'est pour cela qu'il est de la plus grande importance, lorsqu'un ulcère paraît sur la cornée, d'en arrêter sur-le-champ les progrès, autant, du moins, que la nature de la maladie le permet, et d'intervertir sa marche, de manière, qu'au lieu de tendre à la destruction de la cornée, elle devienne favorable à la cicatrisation. Cet objet exige d'autant plus d'attention de la part du chirurgien, que la difficulté de changer cette tendance morbifique de la nature en procédé curatif, augmente en raison de la largeur et de la profondeur de l'ulcère; et que, même en parvenant, en peu de temps, à obtenir la guérison d'une ulcération étendue, l'obstacle que la vaste cicatrice qui en résulte apporte à la vision, est irréparable.

A l'égard du traitement de l'ulcère de la cornée, je crois que c'est une grande erreur que celle de tous ces maîtres en chirurgie qui enseignent qu'on ne peut faire usage avec fruit d'aucun remède externe propre à guérir cette maladie avant que l'ophtalmie soit totalement, ou en grande partie, dissipée. L'expérience démontre précisément le contraire, et enseigne qu'on doit, avant toute autre chose, appliquer sur l'ulcère des remèdes locaux qui soient propres à détruire promptement, ou à modifier la sensibilité qui s'y trouve augmentée, et à borner, en même temps, sa marche destructive. Il faut employer ensuite les moyens qui sont propres à dissiper l'ophtalmie, si elle ne disparaît pas d'elle-même, à mesure que l'ulcère marche vers la guérison. C'est un fait confirmé par des observations certaines et réitérées, que l'ulcération entretient l'ophtalmie, et non l'ophtalmie l'ulcère (1). Il est vrai qu'à l'ouverture du petit abcès de la cornée, les symptômes de l'ophtalmie aiguë s'exaspèrent, que la rougeur de la conjonctive augmente, ainsi que l'intumescence des vaisseaux de cette membrane; mais il est également certain que ces phénomènes ne résultent que d'une augmentation d'afflux, causée par l'accroissement de la sensibilité de la partie ulcérée de la cornée. Au contraire, aussitôt que cet excès de sensibilité de l'ulcère cesse, ou diminue de sa force, l'ophtalmie diminue aussi en égale proportion; et enfin, tandis que la plaie se déterge et se cicatrise, l'ophtalmie se résout, s'évanouit, et n'exige, tout au plus, vers la fin du traitement, que l'usage, continué pendant plusieurs jours, de quelque collyre astringent et fortifiant.

Tous les jours nous avons sous les yeux des exemples semblables à celui-ci, dans les petites ulcérations situées à des parties du corps autres que la cornée, surtout dans les petits ulcères sordides de l'intérieur des lèvres, dont j'ai déjà parlé, dans ceux de la pointe de la langue, ainsi que des mamelles et du bout du gland. Ces ulcères, comme on vient de le dire, se

(1) Excepté le cas où l'érosion paraît à l'époque du plus haut degré de l'ophtalmie aiguë intense, et où l'indication première est toujours d'abattre, avec toute la diligence possible, la force de l'inflammation, avant de traiter l'ulcère.

recouvrent, à leur première apparition, d'une pellicule cendrée, excitent de l'inflammation tout autour de la partie qu'ils occupent, et occasionent une sensation de démangeaison et d'ardeur brûlante très-incommode. Nous ne faisons autre chose, de même que le vulgaire, pour enlever cette inflammation, que d'émousser promptement l'excès de sensibilité, et d'intervertir la marche de l'ulcère qui tend à s'agrandir et non à se cicatriser. Après quoi l'inflammation dont la petite plaie était comme entourée, cesse et se dissipe sur-le-champ, sans qu'on ait besoin de recourir aux autres remèdes propres à la combattre.

Le moyen qui, dans ces cas, produit le plus prompt et le meilleur effet, est le caustique. Il détruit immédiatement les extrémités des nerfs, qui sont à découvert dans la partie ulcérée, et enlève promptement cet excès morbifique de sensibilité qui domine au voisinage. Il convertit la surface cendrée de l'ulcère, ainsi que l'humeur âcre dont celui-ci est abreuvé, en une croûte, en une escarre qui remplit les fonctions d'épiderme, et modère le contact des parties voisines sur l'ulcère même. Il convertit enfin la marche destructive de ce dernier en celle de la granulation et de la cicatrisation.

Pour cautériser l'ulcère de la cornée, le caustique qu'on doit préférer à tout autre est le nitrate d'argent fondu. On taille la pierre comme un crayon, et avec sa pointe, après avoir bien écarté les paupières, et avoir suspendu la supérieure au moyen de l'élévateur de Pellier (1), on touche l'ulcère de la cornée, en y appuyant suffisamment pour former une escarre. Si quelque petite quantité de la pierre se dissout avec les larmes, on l'enlève ensuite au moyen des lotions de lait.

Pendant la cautérisation, le malade se plaindra d'éprouver une douleur des plus vives; mais ce surcroît d'incommodité est amplement compensé par le calme qu'il éprouvera peu de minutes après l'application du caustique; car la chaleur brûlante de l'œil affecté cesse comme par enchantement. Il pourra mouvoir sans peine le globe de l'œil, ainsi que les paupières. Le flux des larmes diminuera aussi-bien que le gonflement des vaisseaux de la conjonctive; le sujet supportera une lumière modérée, et prendra enfin du repos. Ces avantages dureront autant de temps que l'escarre se maintiendra adhérente à la surface de l'ulcère.

La chute de l'escarre n'a lieu que deux, trois ou quatre jours après la cautérisation; alors les premiers symptômes de la maladie se reproduisent, et principalement la sensation de piqûre et d'ardeur dans la partie ulcérée de la cornée; le larmoiement copieux, la difficulté de mouvoir le globe de l'œil et les paupières, l'aversion pour la lumière. Mais toutes ces incommodités sont un peu moins intenses que les

(1) Voyez planche 3, fig. 1.

premières. A leur apparition, le chirurgien, sans admettre de temporisation, touchera de nouveau l'ulcère avec le nitrate d'argent fondu, en tâchant de déterminer une escarre aussi forte et aussi adhérente que la première, sur toute la surface de la plaie. Le calme de l'œil succédera, comme précédemment, à cette opération, et si le cas l'exige on recommencera une troisième fois la même pratique, c'est-à-dire, si, à la chute de la seconde escarre, l'excessive sensibilité de l'ulcère ne paraît point suffisamment apaisée, et si sa marche rongeante et destructive n'est pas bornée.

Lorsque la marche de la nature est favorable, c'est un phénomène constant, dans le traitement de cette maladie, qu'à la chute de chaque escarre, la sensibilité morbifique de l'œil se trouve diminuée, et que l'ulcère devient en même temps de moindre grandeur, et d'une plus petite profondeur qu'auparavant. D'ailleurs la plaie ayant perdu son premier aspect livide et cendré, prend une teinte légère de lavure de chair; indice certain que la marche destructive qui prédominait en elle, s'est convertie en celle de la granulation et de la cicatrisation. En outre, le gonflement des vaisseaux de la conjonctive diminue d'un pas égal, et l'ophtalmie se dissipe, à mesure que l'ulcère tend à la guérison.

A cette époque, c'est-à-dire, pendant les progrès de la granulation, le chirurgien commettrait une erreur grave, s'il continuait plus long-temps l'application du caustique, dans l'intention d'accélérer par un moyen jusqu'alors si utile, la guérison de l'ulcère de la cornée. Maintenant, tout le contraire arriverait, c'est-à-dire que ce procédé réprimerait la granulation, réveillerait les douleurs de l'œil, ainsi que l'inflammation et le larmoiement; l'ulcère reprendrait cet aspect sordide et cendré qu'il avait d'abord, et ses bords redeviendraient irréguliers et tuméfiés. Ce fait a été remarqué par Platner (1); voici comme il s'exprime : *Necesse est, ut hoc temperatâ manu, nec crebrius fiat, ne nova inflammatio, novaque lacryma his acrioribus concitetur*. Aussitôt que le calme est revenu à l'œil, et que la granulation commence, soit après la première, la seconde, ou la troisième cautérisation, le chirurgien doit s'abstenir tout-à-fait de l'application de tout violent caustique, et il ne fera usage d'autre topique que du collyre vitriolique, c'est-à-dire de celui qui est formé de quatre grains de sulfate de zinc dissous dans quatre onces d'eau de plantain, avec addition d'une demi-once de mucilage de semence de coings ou de *psilium*. On devra en injecter dans l'œil toutes les deux heures, et empêcher, au reste, le malade d'exposer cet organe au contact de l'air et de la lumière, par le moyen d'une légère compresse et d'une bande contentive. Dans le cas où, indépendamment de l'ulcère de la cornée, il existe un peu de relâchement à la conjonctive et à ses vaisseaux, il est très-utile, sur la fin du traitement, de faire usage de la pommade de Janin, qu'on introduit

(1) *Institutiones chirurg.* 8. 314.

entre les paupières et le bulbe de l'œil, à une dose convenable, tant sous le rapport de la quantité, que relativement à la force du remède, laquelle doit être proportionnée à la sensibilité particulière du sujet.

Toutefois, il ne convient pas d'employer le caustique pour traiter celles de ces excoriations fort superficielles de la cornée, qui ne présentent aucun enfoncement dans la substance de cette membrane, et qui ne sont autre chose qu'un soulèvement de l'épiderme superposé à la lamelle de la conjonctive qui recouvre la cornée. Il suffit, dans ces cas, d'employer le collyre vitriolique uni au mucilage, ou celui qui est formé de sulfate de zinc et de blanc d'œuf battus ensemble, avec addition d'eau de rose ou de plantain. Les symptômes qui accompagnent ces légères excoriations, ou plutôt ces soulèvemens de l'épiderme, sont de peu de durée; et pourvu que le malade ait le soin de s'injecter toutes les deux ou trois heures de l'un ou de l'autre de ces remèdes, de défendre ses yeux d'une lumière trop vive, et des vicissitudes de l'atmosphère, elles guérissent en peu de temps.

Jusqu'ici nous avons parlé des ulcères de la cornée, et de la meilleure manière de traiter ceux qu'on rencontre le plus fréquemment dans la pratique. Cependant quelquefois, soit à cause de la violence de la maladie, soit à raison d'un traitement vicieux, l'ulcère, déjà étendu d'une manière remarquable, a la forme d'une fongosité élevée sur la cornée, et qui semble entretenu par une traînée de vaisseaux sanguins de la conjonctive, qui, à cause de cet aspect, donnent souvent lieu à une erreur fort grave, parce qu'on confond la maladie avec le véritable ptérygion. Cette affection, abandonnée à elle-même ou traitée par de légers astringens, entraîne très-souvent la perte de tout le globe de l'œil. Elle exige donc le prompt emploi d'un moyen efficace, propre à détruire en peu de jours toute la fongosité de la cornée, y compris les vaisseaux de la conjonctive qui se dirigent vers le lieu affecté, et qui, en même temps, arrête les progrès de la corrosion. Ce moyen consiste, en premier lieu, dans la rescision, avec les ciseaux à cuiller, de toute la fongosité qui s'élève de la surface de la cornée, en prolongeant en même temps la section sur la conjonctive, de manière à ce qu'elle suffise pour enlever, avec la fongosité, toute la traînée de vaisseaux sanguins qui paraissait l'alimenter. Cela fait, et après avoir bien laissé couler le sang, on appuie fortement le nitrate d'argent fondu sur toute cette partie de la cornée qui avait été occupée par la fongosité, de telle sorte qu'il s'y forme une forte escarre, qu'il convient de renouveler après sa chute, si tout le fond morbifique n'a point été détruit. Il faudra répéter la cautérisation jusqu'à ce que la tendance ulcéreuse de la cornée se change en celle d'une bonne granulation.

Pour bien exécuter une aussi forte cautérisation, il ne suffit point ordinairement de faire maintenir la paupière supérieure relevée par un aide, et de tenir l'inférieure abaissée ; il faut que l'opérateur introduise une petite spatule entre la paupière supérieure et le bulbe de l'œil, et soulève ainsi la première avec la main gauche, tandis que de la droite il porte le caustique sur la base fongueuse de l'ulcère, et l'y retient aussi long-temps qu'il est nécessaire pour qu'il y forme une escarre forte et profonde.

Il est vrai que dans les cas très-graves de cette nature, on ne peut pas toujours calculer avec précision l'action des caustiques, et que, de là, il arrive qu'avec la fongosité on détruit à la fois une portion de toute l'épaisseur de la cornée. Lorsque cet inconvénient a lieu il ne manque jamais d'être suivi d'un autre, c'est-à-dire de la procidence d'une portion de l'iris, à travers l'ouverture faite à la cornée. Cet accident, quelque grave qu'il puisse paraître à quelques personnes, n'est toutefois point tel, qu'il n'admette point de moyens réparateurs, comme cela sera démontré au chapitre de la *procidence de l'iris*. Ainsi, pourvu que le chirurgien parvienne à obtenir à l'endroit où existait l'excroissance, une cicatrice solide, qui s'oppose à une nouvelle apparition de la fongosité, et à la destruction totale du globe de l'œil, il aura pleinement satisfait à l'indication qu'il s'était proposée.

PREMIÈRE OBSERVATION.

Antoine Caravo de Pavie, âgé de quatorze ans, fut reçu dans cette école de chirurgie pratique. Il éprouvait de très-vives douleurs, et courait le danger de perdre l'œil droit, à cause de deux petits ulcères qui étaient survenus à la cornée de cet œil, à la suite d'une ophtalmie aiguë intense.

L'un de ces ulcères occupait le segment inférieur de la cornée, l'autre, la partie externe de cette membrane. Tous les deux étaient sordides et d'une couleur cendrée. Les vaisseaux sanguins de la conjonctive, et surtout ceux qui répondaient à la partie ulcérée de la cornée, étaient dans un état d'engorgement considérable. Ce jeune homme accusait des douleurs acerbes à l'œil et à la tête, et il évitait la lumière, même la plus modérée.

Je le fis coucher à la renverse, la tête un peu élevée, et j'ordonnai à un aide de lui soulever la paupière supérieure avec l'élévateur de Pellier, pendant qu'avec ma main gauche je lui abaissais la paupière inférieure. Ce n'est que par ce moyen, surtout chez les enfans, qu'on peut fixer suffisamment le globe de l'œil, afin de porter avec précision le caustique sur les points ulcéreux de la cornée. Ensuite, avec le nitrate d'argent fondu, aminci en forme de crayon, je cautérisai les deux ulcères, de manière à y produire une escarre assez profonde et adhérente. Immédiatement après, je lavai l'œil à plusieurs reprises avec du lait froid. Pendant l'opération, le malade donna des signes d'une douleur très-aiguë; mais une demi-heure après, il se trouva dans l'état du calme le plus parfait sous tous les rapports.

Le jour suivant, il soutint une lumière modérée, et les vaisseaux sanguins de la conjonctive parurent bien moins engorgés qu'avant la cautérisation.

Trois jours après, à la chute de l'escarre, les premières douleurs se renouvelèrent, mais avec moins de force qu'auparavant. Je touchai de nouveau les petits ulcères avec le nitrate d'argent fondu, et cette opération occasiona moins d'incommodités au malade que la première. La même chose arriva quatre jours ensuite.

A la chute de la dernière escarre, les ulcères étaient fort diminués, et leur fond, d'un rouge pâle, s'était élevé au niveau de la surface de la cornée. Alors je substituai au caustique le collyre vitriolique avec le mucilage de semences de coing, injecté dans l'œil toutes les deux heures.

Dans le cours de dix autres jours, les petits ulcères se cicatrisèrent parfaitement, et l'ophtalmie se dissipa tout-à-fait. Afin d'assurer davantage le succès du traitement, j'ordonnai que le malade fît usage, encore pendant un mois, du collyre, et qu'avant de se coucher, on lui introduisît, entre les paupières et l'œil, une petite portion d'onguent ophtalmique de Janin.

SECONDE OBSERVATION.

Un enfant mendiant, de 11 ans, d'une constitution débile, qui était atteint, de temps à autre, de fièvres périodiques, et chez qui la variole, quelques années auparavant, avait laissé une sensibilité morbifique à l'œil gauche, fut attaqué d'une forte ophtalmie aiguë au même œil. A cette occasion, il se forma un petit abcès entre les lamelles de la cornée, lequel s'ouvrit spontanément, et y laissa un ulcère sordide, cendré, de figure ovale, qui s'étendait du bord correspondant à l'angle interne de l'œil jusque presque vis-à-vis du centre de la pupille. L'enfant se plaignait beaucoup, surtout à l'aspect de la lumière, et il éprouvait un larmoiement abondant à l'œil malade. D'ailleurs, il avait les vaisseaux de la conjonctive très-engorgés, principalement du côté de l'angle interne de l'œil. Je lui cautérisai l'ulcère avec le nitrate d'argent fondu, et je limitai l'action du caustique, au moyen de lotions repétées faites avec le lait, et par l'application de cataplasmes d'herbes émollientes. La douleur très-aiguë, produite par le caustique, dura environ une demi-heure, ensuite survint le calme; le malade passa tranquillement le reste de la journée, et dormit de même pendant toute la nuit suivante. Le lendemain il ouvrait librement l'œil, et supportait une lumière modérée, sans éprouver d'incommodité; l'ophtalmie et le larmoiement étaient déjà de beaucoup diminués.

L'escarre étant tombée, les premiers symptômes reparurent, et surtout la douleur aiguë de l'œil, l'aversion pour la lumière, et le larmoiement. J'eus recours à une nouvelle cautérisation, avec un succès égal à celui que j'avais obtenu la première fois.

Trois jours après, l'escarre s'étant détachée pour la seconde fois, je trouvai l'ulcère de la cornée très-resserré, peu douloureux, et ayant perdu son fond cendré. Il était alors d'une couleur rouge pâle, et granuleux. Je prescrivis le collyre vitriolique avec addition de mucilage, à injecter dans l'œil, toutes les deux heures, en maintenant la partie à l'abri du contact de l'air et de la lumière, à l'aide d'un petit plumasseau contenu par une bande. En peu de jours la granulation passa à l'état de cicatrice.

Les vaisseaux sanguins de la conjonctive, un peu variqueux, entretenaient encore de la rougeur sur le blanc de l'œil, et l'enfant fut pris d'une fièvre tierce, avec frisson violent et convulsif. Je lui donnai le quinquina, avec quelques gouttes de laudanum liquide, au moyen de quoi la fièvre cessa; néanmoins, je continuai l'usage de cette écorce pendant long-temps, à petites doses. Comme remède local, outre le collyre vitriolique, j'employai la pommade de Janin, qui ne contribua pas peu à fortifier les vaisseaux de la conjonctive, et à dissiper tout-à-fait la rougeur chronique du blanc de l'œil. La cicatrice de la cornée, bien qu'elle avançât jusqu'aux approches de la pupille, ne la couvrait point, et ne privait pas cet enfant de la faculté de voir encore avec l'œil gauche.

TROISIÈME OBSERVATION.

Joseph Reale de Saint-Léopard, paysan, âgé de 22 ans, pléthorique et vigoureux, fut pris d'une ophtalmie aiguë intense, aux deux yeux, accompagnée de fièvre et de très-fortes douleurs. Le septième jour, et après s'être fait saigner, il se fit transporter dans cette école de chirurgie. Son œil droit était fort enflammé, et, en outre, atteint d'un ulcère peu profond, au bord inférieur de la cornée; l'œil gauche, pareillement enflammé, était aussi affecté d'un ulcère situé à la partie externe de la même membrane. Ce second ulcère, dont la surface n'avait pas plus d'étendue qu'un grain de millet, était creux et profond; le pouls était dur, vibrant; la fièvre continuelle, accompagnée d'envies de vomir.

Je lui fis tirer sur-le-champ dix-huit onces de sang du bras; et vers le soir, encore douze onces du pied. Les yeux furent recouverts de sachets d'herbes émollientes; la nuit fut moins agitée que les précédentes; le pouls s'amollit, devint onduleux et la peau humide. Comme le malade accusait des nausées, je lui fis donner de l'émétique, ce qui procura une évacuation copieuse et salutaire de matières bilieuses, de telle sorte que le quatrième jour de son entrée à l'hôpital, le stade inflammatoire de l'ophtalmie pouvait être regardé comme terminé.

Ce fut alors que je touchai les deux ulcères de la cornée avec le nitrate d'argent fondu; le jour suivant, afin d'entretenir chez le malade le ventre libre, et favoriser la transpiration, je prescrivis une livre de décoction de racine de chiendent, contenant deux drachmes de crème de tartre, et un grain de tartre émétique à prendre à doses réfractées, pendant plusieurs jours consécutifs.

La cautérisation calma la violence de la douleur des yeux. A la chute de l'escarre, je touchai de nouveau les petits ulcères avec le même caustique, et je répétai cette opération trois fois dans l'espace de huit jours. Par ce moyen, l'ophtalmie diminua; le fond granuleux du petit ulcère de l'œil gauche s'éleva au niveau de la surface de la cornée, et celui de l'œil droit était presque cicatrisé. Le collyre vitriolique, avec le mucilage de semences de psillium, injecté dans les yeux toutes les deux heures, suffit dès lors pour compléter le traitement; les cicatrices de la cornée, ne s'étendant point jusqu'à la pupille, n'opposent pas d'obstacle ultérieur à la vision.

QUATRIÈME OBSERVATION.

Célestine Pacciarotti, de Pavie, âgée de deux ans et demi, fut portée par sa mère à l'école de chirurgie de cette ville, afin que je lui examinasse l'œil droit, qui tout récemment, après une éruption varioleuse, abondante, était resté rouge, douloureux et larmoyant. J'y observai, sur la cornée, du côté correspondant au nez, un petit ulcère de couleur cendrée, de l'étendue d'un grain de millet, et au côté externe, vers la tempe, je reconnus un petit abcès commençant.

J'ordonnai que le petit ulcère fût aussitôt cautérisé au moyen du nitrate d'argent fondu. La mère se chargea de bassiner l'œil de son enfant avec du lait, et de le rapporter tous les matins dans l'école à l'heure de la visite médicale.

La petite fille, après l'application du caustique, éprouva du calme pendant trois jours consécutifs. A la chute de l'escarre elle redonna des signes d'une vive douleur, et de cette ardeur qu'on éprouve en pareil cas à l'œil. On en revint à l'application du précédent caustique, et à la chute de la seconde escarre, ce qui arriva quatre jours après, je trouvai l'ulcère si rapetissé et si superficiel, qu'on pouvait le regarder comme près de la cicatrice. En effet, quatre jours ensuite, et au moyen du collyre vitriolique uni au mucilage seulement, injecté dans l'œil, l'ulcère se cicatrisa totalement.

Le petit abcès qui occupait le côté opposé de la cornée du même œil, et qui était jusqu'alors demeuré stationnaire, se souleva et rappela dans cet organe de la tension et de la douleur; puis il s'ouvrit et dégénéra en un ulcère semblable au premier. Je ne tardai point un instant à y porter, comme j'avais fait précédemment, le nitrate d'argent fondu. J'appliquai, en outre, à l'enfant un vésicatoire à la nuque, et je le purgeai à différentes reprises avec le sirop de chicorée et de rhubarbe. Il fallut toucher deux fois le nouvel ulcère avec le même caustique, avant qu'il montrât la disposition à une granulation salutaire et au resserrement, ce qui fut obtenu dans l'espace de six jours, après la chute de la seconde escarre. Je complétai enfin le traitement, par l'usage non interrompu, pendant deux semaines, du collyre vitriolique avec le mucilage; et ce remède contribua puissamment, non-seulement à cicatriser complétement la seconde ulcération, mais encore à fortifier les vaisseaux de la conjonctive, et à rendre tout le blanc de l'œil plus brillant et plus clair.

CINQUIÈME OBSERVATION.

Joseph Barbieri, de Pavie, sellier, âgé de vingt-trois ans, d'une habitude de corps grêle, et sujet, de temps en temps, à des atteintes de fièvres intermittentes, fut pris, sur la fin du mois de septembre 1796, d'un érysipèle au côté droit de la face, d'où résultait un gonflement considérable, qui se communiqua aux paupières et à la conjonctive de l'œil de ce côté. Le malade se délivra de cette incommodité, dans l'espace de dix jours, par la diète, et, selon la pratique du vulgaire, par l'application sur la face de l'écorce interne du sureau.

Un mois après, s'étant exposé à un vent fort et froid, le même œil droit s'enflamma violemment. Il répéta les mêmes remèdes; mais, remarquant que nonobstant leur emploi la douleur augmentait ainsi que la chaleur, l'insomnie, le larmoiement, la fièvre et l'aversion pour la lumière, il se transporta à l'hôpital.

Je trouvai sur la partie latérale extérieure de la cornée de l'œil droit, un petit ulcère de la longueur d'une ligne, et d'un quart de ligne de largeur, mais très-profond. Ne pouvant en ce moment procurer un lit au malade dans cette école, je touchai l'ulcère avec le nitrate d'argent fondu, et lui donnai les instructions convenables pour qu'il pût continuer le traitement chez lui. Il ne revint me demander mon avis que dix jours après, par conséquent long-temps après la chute de l'escarre; et je le trouvai dans un état plus grave qu'auparavant. Je lui assignai un lit, et je commençai par lui faire appliquer sur les paupières un cataplasme de mie de pain et de lait, afin de diminuer l'excès de tension où se trouvait alors l'œil et ses parties adjacentes. Je purgeai ensuite à plusieurs reprises le malade avec des poudres résolutives, formées de crème de tartre et de tartre émétique.

Cet excès d'inflammation des paupières cessa en moins de trois jours, et aussitôt je touchai l'ulcère avec le nitrate d'argent fondu, de manière à le recouvrir d'une escarre profonde. Avant que la plaie perdît son aspect cendré et se disposât à la granulation et à la cicatrice, il fallut la toucher avec le même caustique encore trois fois dans l'espace de onze jours. Je dus à cette pratique la diminution graduée de la douleur de l'œil et de l'ophtalmie chronique, résultant du relâchement des vaisseaux de la conjonctive, ainsi que le resserrement successif de l'ulcère.

Aussitôt que le fond granuleux de la petite plaie fut élevé presque au niveau de la surface de la cornée, je prescrivis au malade de s'injecter toutes les deux heures du collyre vitriolique, avec addition de mucilage de semences de coing. Au moyen de l'emploi de ce remède, l'ulcère se cicatrisa parfaitement, et le malade jouit bientôt de l'usage complet de son œil.

CHAPITRE XI.

Du ptérygion.

Les chirurgiens appellent ptérygion cette membranule contre nature, d'un rouge cendré, de figure triangulaire (1), qui, partant le plus souvent de l'angle interne de l'œil, près de la caroncule lacrymale, s'étend peu à peu sur la cornée, et s'oppose d'une manière notable à l'exercice de la vision.

Quoique le plus ordinairement cette petite membrane provienne de l'angle interne de l'œil, cependant il n'est pas rare de la voir procéder de l'angle externe (2) et dans quelques cas de l'hémisphère supérieur ou inférieur du globe oculaire. Cependant, de quelque part qu'elle provienne, il est constant qu'elle a toujours la forme d'un triangle, dont la base appuie sur le blanc de l'œil, et le sommet sur la cornée, tantôt à une plus grande, tantôt à une plus petite distance du centre de cette membrane et de la pupille. Dans quelques cas rares, on rencontre deux ou trois ptérygions de plusieurs grandeurs

(1) Voyez planche 2, fig. 3. a.

(2) Voyez planche 2, fig. 3. b.

sur un même œil, disposés à des distances différentes entre eux, sur toute la circonférence du bulbe oculaire, et dont les sommets sont dirigés vers le centre de la cornée. Et si par malheur ils s'y réunissent, ils couvrent toute la surface de cette membrane d'un voile épais, qui occasione la perte totale de la vue. C'est précisément, ce me semble, à cette complication que les anciens médecins ont donné le nom de *pannus*, ou *voile de l'œil*.

Entre l'ophtalmie chronique, variqueuse, le relâchement avec épaississement de la conjonctive, le petit nuage de la cornée et le ptérygion, il n'y a d'autre différence, à proprement parler, que celle du plus petit au plus haut degré de la même maladie. Toutes les trois consistent en une varicosité des vaisseaux de la conjonctive dans une certaine étendue de cette membrane, et en un degré déterminé de relâchement et d'épaississement contre nature de la conjonctive. Dans l'état d'ophtalmie chronique, variqueuse, l'ampleur contre nature et la nodosité des vaisseaux veineux, ainsi que la flaccidité et l'épaississement de la conjonctive, se bornent au blanc de l'œil. Dans le petit nuage de la cornée, une certaine masse de vaisseaux veineux, variqueux de la conjonctive continue à se dilater; ils deviennent noueux dans une étendue quelconque, même sur la lamelle subtile de la conjonctive qui revêt extérieurement la cornée. Dans le ptérygion, aux vaisseaux veineux variqueux, étendus sur un certain espace de la surface de la cornée, se joint le développement contre nature de la lamelle de la conjonctive, sur laquelle ces vaisseaux veineux et variqueux sont appuyés. D'où il résulte, que le ptérygion, à son origine, ressemble à une membrane qui se serait formée sur la cornée, tandis qu'il n'est autre chose que la lamelle subtile de la conjonctive qui forme l'enveloppe extérieure naturelle de cette membrane, dégénérée ainsi par l'action de l'ophtalmie chronique, de transparente qu'elle était, en une tunique épaisse et opaque, entrelacée de vaisseaux sanguins variqueux. Par conséquent, aucune production nouvelle n'a eu lieu sur l'œil à l'occasion du ptérygion; seulement il y a eu altération de la finesse et de la transparence de quelques-unes des membranes qui le recouvrent naturellement. Une preuve convaincante de ce que je viens d'affirmer, c'est que le ptérygion commençant, peut être traité de la même manière que le petit nuage de la cornée, c'est-à-dire, sans l'enlever de la surface de cette membrane, mais en le rescisant seulement, aux confins de la cornée et de la sclérotique, comme on le fait pour détruire la communication des racines des veines variqueuses de la conjonctive avec leurs troncs. Et ces racines étant aussi variqueuses, produisent et entretiennent le petit nuage de la cornée, ainsi que je l'ai dit à l'occasion de cette maladie.

Le ptérygion serait une affection non moins fréquente que l'ophtalmie chronique variqueuse, qui si souvent occupe le blanc de l'œil, si la lamelle fine et transparente de la conjonctive qui revêt extérieurement la cornée, n'était point, comme elle l'est naturellement, d'une texture beaucoup plus ferme et plus compacte que le reste de cette même conjonctive, partout où elle recouvre la sclérotique; et si pareillement, les vaisseaux répandus sur la lamelle de la conjonctive qui est extérieurement appliquée à la cornée, n'étaient plus fins, mieux soutenus, et moins facilement distensibles que ne le sont les troncs des mêmes vaisseaux sur le reste de la conjonctive, qui recouvre l'hémisphère extérieur du bulbe de l'œil. C'est pourquoi, eu égard à la fréquence des ophtalmies chroniques variqueuses, les cas où le ptérygion a lieu sont rares. Néanmoins, si les vaisseaux très-déliés de la lamelle transparente de la conjonctive qui recouvre la cornée cèdent une fois à l'impulsion du fluide qui y circule, et deviennent variqueux, il en résulte constamment que le tissu cellulaire, qui enveloppe ces vaisseaux, se gonfle peu à peu, et que la lame transparente de la conjonctive qui est au devant de la cornée, se transforme en une tunique pulpeuse et rougeâtre, telle qu'est précisément celle du ptérygion.

D'ailleurs, que le ptérygion ne soit véritablement autre chose que l'expansion naturelle de la lamelle fine et transparente de la conjonctive, convertie, dans une certaine étendue de la cornée, en une membrane molle, flasque et variqueuse; c'est ce que font supposer les plis du ptérygion, correspondant à ceux qui appartiennent à la conjonctive, toutes les fois que la bulbe de l'œil affecté exerce un mouvement vers l'origine de la maladie, tandis qu'un effet contraire a lieu par la tension qui s'opère à la conjonctive et au ptérygion, lorsque l'œil se dirige en sens contraire. Cette opinion se confirme de nouveau, lorsque l'œil étant dans la première de ces positions, on saisit avec les pinces à disséquer, et l'on élève en forme de pli, et le ptérygion, et la portion de la conjonctive correspondante, variqueuse, relâchée et rougeâtre. Sur les cadavres des sujets qui avaient été affectés de la maladie qui nous occupe, après avoir rescisé et détaché avec soin la portion flasque et épaissie de la conjonctive, sur le côté du blanc de l'œil, qui correspond à la portion de la cornée devenue opaque, j'ai toujours pu constater qu'on enlève le ptérygion (1) avec autant de facilité sur la cornée que la conjonctive sur le reste de l'œil. La cornée reste alors entièrement à nu, et évidemment dépouillée de la tunique très-fine qu'elle reçoit naturellement de la conjonctive, tandis que, dans l'état naturel, je n'ai jamais pu réussir à la dépouiller de son enveloppe extérieure. En outre, lorsqu'il y a plusieurs ptérygions sur le même œil, situés à des distances relatives différentes, on rencontre sur le bulbe autant de points où la conjonctive est flasque, variqueuse et pulpeuse; tandis que le surplus de la

(1) Voyez planche 2, fig. 4. a. b.

même conjonctive qui recouvre le blanc de l'œil est uni et tendu sur cet organe. On n'aperçoit alors aucun vaisseau variqueux sur l'hémisphère antérieur de l'œil, excepté dans les parties où le relâchement de la conjonctive, et les nodosités de ses vaisseaux, ont pour ainsi dire jeté au loin les racines et les rudimens du ptérygion.

C'est une chose digne d'attention que cette affection, quelle que soit son intensité, ainsi que son étendue, et sur quelque point de la circonférence du globe de l'œil qu'elle ait son siége, a constamment une forme triangulaire, sa base s'appuyant sur le blanc de l'œil, et son sommet sur la cornée. La constance de ce fait dépend, ce me semble, de ce que les adhérences de la lame très-fine de la conjonctive à la cornée qu'elle recouvre, sont d'autant plus considérables qu'elle s'approche davantage de la circonférence au centre de cette dernière membrane. En effet, il doit nécessairement résulter d'une telle structure un degré différent de cohésion, qui existe effectivement dans les yeux sains; et, alors les progrès du ptérygion doivent être, dans tous les cas, beaucoup plus lents sur la cornée que sur le blanc de l'œil. En second lieu, le ptérygion rencontrant toujours une résistance d'autant plus grande qu'il tend à se prolonger vers le centre de la cornée, doit, par une nécessité mécanique, affecter la forme d'un triangle, dont la base repose au blanc de l'œil, et dont le sommet est dirigé vers le centre de la cornée. Forestus (1) a exactement remarqué la constance de ce phénomène, et en parlant du ptérygion, il s'exprime ainsi : *Non cooperit oculum, nisi in forma sagittæ.*

De cette apparence, et par cette configuration que prend constamment la maladie dont il s'agit, dérive un de ses principaux caractères diagnostiques, au moyen duquel on distingue le véritable du faux ptérygion, ou de toute autre excroissance molle, fongueuse, rougeâtre, qui obscurcit extérieurement la cornée. Effectivement, il se forme quelquefois sur cette membrane des excroissances qui, par leur couleur, comme par leur consistance, ressemblent beaucoup au ptérygion, bien qu'elles en diffèrent infiniment, et qu'elles ne soient, à proprement parler, que le tissu même de la cornée, dégénéré en une substance molle et fongueuse. Mais, outre que ces espèces de fausses pellicules sont presque toujours plus élevées sur la cornée que le ptérygion, elles ont toujours une forme irrégulière, raboteuse, et ne représentent jamais un triangle, dont le sommet est dirigé du bord vers le centre de la cornée, comme est le véritable ptérygion.

Un autre caractère distinctif de cette affection se remarque dans la facilité avec laquelle, au moyen d'une pince, on peut rassembler complétement et élever en forme de pli sur la cornée la membrane qui la forme, tandis que toute autre espèce d'excroissance

(1) *Opera med.*, lib. XI, observ. 6.

adhère fortement à la cornée, et ne se laisse en aucune manière reployer sur elle-même, et soulever sur la partie antérieure de l'œil. La connaissance de cette particularité est de la plus grande importance pour le traitement de la maladie, puisque le véritable ptérygion doit être combattu par des moyens simples; et que ce n'est qu'avec une grande difficulté, comme je l'ai dit à la fin du chapitre précédent, qu'on parvient à déraciner et à cicatriser parfaitement les excroissances fongueuses de la cornée. Plenk a dit fort à propos à ce sujet : *De morb. ocul.*, à la page 97, *pterygia quæ filamentis solummodo adhærent, facilè abscinduntur, difficillimè quæ ubique accreta sunt corneæ, ac in plicam elevari non possunt* (1). Si cette excroissance, bien qu'ayant la forme triangulaire et constituant un véritable ptérygion, est fortement adhérente à la cornée, et affecte une couleur rouge foncé, comme celle de la laque; qu'elle saigne facilement lorsqu'on la touche, et qu'elle détermine des douleurs lancinantes, qui se propagent sur l'œil et sur la tempe, alors, elle menace de prendre un caractère cancéreux, malin, ou même elle l'a déjà revêtu; c'est pourquoi il ne convient de lui opposer que des palliatifs, ou l'extirpation de l'hémisphère antérieur de l'œil, ou celle de la totalité de cet organe.

La guérison du véritable ptérygion bénin, c'est-à-

(1) Avicenne, lib. 3, Jen. 3, cap. XXIII, a dit en parlant de la cornée : *Duræ denudatio, quando non est facilis, perducit ad nocumentum.*

dire, de celui qui a une figure triangulaire, dont la couleur est cendrée, ou d'un rouge pâle, qui n'est pas douloureux, et qu'on peut soulever en forme de pli à la surface de la cornée, s'obtient en rescisant exactement la petite membrane opaque, triangulaire, qui le constitue. Mais puisque, d'après ce qui a été dit, le ptérygion n'est autre chose qu'une portion de la lamelle subtile et transparente de la conjonctive, convertie, à raison de la force de l'ophtalmie chronique variqueuse, en une tunique dense et opaque, il s'ensuit qu'on ne peut, par aucun artifice de l'art, enlever le ptérygion sans que la partie de la cornée qu'il occupait ne soit dépouillée de son enveloppe naturelle extérieure. Et puisque l'absence de cette pellicule sur la cornée rend inévitable une cicatrice dans cette partie, il s'ensuit pareillement qu'il n'est pas possible de traiter cette incommodité par l'excision, sans que la cornée reste plus ou moins obscurcie, à l'endroit où existait le ptérygion. Les jeunes chirurgiens, pour lesquels j'écris, ne s'en laisseront donc pas imposer par ce que rapportent de spécieux ceux qui affirment avoir enlevé cette maladie par l'excision, en restituant à la cornée sa transparence primitive. Il est incontestable qu'après avoir excisé et traité le ptérygion, la cornée se montre, dans cette partie, moins opaque qu'auparavant; mais qu'elle conserve une nébulosité, un obscurcissement qui résulte de la cicatrice, qui, quelque superficielle qu'elle soit, est néanmoins indélébile. L'avantage qui résulte de l'opération, ne laisse pas, malgré cela, d'être considérable. On oppose, en effet, au moyen de l'excision et d'une cicatrice solide, un obstacle aux progrès de la maladie, à la varicosité ultérieure et à l'épaississement de la lamelle transparente de la conjonctive qui recouvre la cornée. On détruit à la fois la cause locale d'irritation et d'afflux à l'œil, et l'on prévient l'opacité complète de la cornée. S'il est arrivé qu'après la rescision d'un vaste ptérygion le malade a recouvré la vue, cela doit s'entendre d'une partie de cette fonction, et en proportion de la différence qui existe entre une membrane dense et épaisse que la lumière ne saurait traverser, et une cicatrice mince et superficielle qui n'intercepte pas entièrement le passage des rayons lumineux.

La seule chose que je puis affirmer comme vraie et constante à ce sujet, et d'après un grand nombre d'observations, c'est qu'il résulte de la rescision du ptérygion, que la tache superficielle et indélébile qui demeure dans cette partie de la cornée, est toujours moins étendue que l'espace qu'occupait d'abord la maladie. Soit que cet effet dépende de ce que la lamelle transparente de la conjonctive, n'étant affectée que de nébulosité, aux environs du ptérygion, et n'étant pas entièrement désorganisée, mais seulement imprégnée d'humeur grossière, se dégorge, à la faveur de la rescision, de l'humeur tenace dont elle était abreuvée, et reprenne sa transparence; soit que la cicatrice, dans la partie où le ptérygion a été rescisé, devienne effectivement, comme il arrive en général dans toutes les plaies, moins étendue que la division que l'on a faite. Quoi qu'il en soit, il est de fait, et ce phénomène est constant, dans la maladie dont nous parlons, que, dans le grand nombre de ptérygions que j'ai opérés, et dont quelques-uns se prolongeaient de deux lignes, d'autres de deux lignes et demie sur la cornée, vers son centre, la guérison étant achevée, la cicatrice ainsi que l'obscurcissement de la cornée ont été moindres, et n'outre-passèrent jamais une ligne et demie, ou un peu plus, dans les cas de ptérygion prolongé à deux lignes.

La rescision du ptérygion est une opération d'une exécution très-facile. Il n'est pas nécessaire de recourir à l'aiguille courbe enfilée de soie, que la plupart des chirurgiens conseillent d'employer pour traverser la petite membrane, afin de former une anse qui sert à soulever la base de la pellicule qu'on veut retrancher. Ce moyen n'est point favorable, puisqu'il prolonge de beaucoup l'opération, et surtout parce que le sang qui sort des points par lesquels l'aiguille a passé, ne permet pas de voir, avec toute l'exactitude nécessaire, les confins des parties qu'on veut resciser. Des pinces à disséquer et de petits ciseaux (1) bien aiguisés, suffisent pour cette opération.

On enlève communément le ptérygion en le divisant sur la cornée, et en continuant l'incision sur le

(1) Voyez planche 3, fig. 3.

blanc de l'œil dans toute l'étendue de la base de la maladie; de telle sorte que, lorsqu'elle prend naissance vers l'angle interne de l'œil, la section est prolongée par le plus grand nombre des chirurgiens, jusqu'à la caroncule lacrymale. Il résulte de cette pratique, premièrement, le désavantage que le blanc de l'œil demeure découvert dans un trop grand espace; deuxièmement, qu'à cause de la grande quantité de substance de la conjonctive, qu'on a emportée à la base du ptérygion, et de la direction qu'on a donnée à l'excision, la cicatrice, qui en résulte, forme sur la sclérotique une bride relevée comme une petite bande, qui oblige, après que la plaie s'est fermée, le bulbe de l'œil à se diriger vers la caroncule lacrymale, et le prive de la faculté d'exercer avec promptitude ses mouvemens, spécialement de dedans en dehors.

Afin d'éviter cet inconvénient, dans le traitement des ptérygions dont la base est fort étendue sur le blanc de l'œil, j'ai trouvé convenable de ne les resciser que depuis leur sommet jusqu'aux confins de la cornée et de la sclérotique, et de les séparer ensuite à leur base, au moyen d'une section demi-circulaire (1) de la conjonctive, large d'environ une ligne, et pratiquée dans une direction concentrique au bord de la cornée. J'ai observé qu'en opérant ainsi, le traitement consécutif a été plus court que quand on suit la mé-

(1) Voyez planche 2, fig. 3.

thode ordinaire; que d'ailleurs, la cicatrice ne forme point une bride, et que la conjonctive tendue également et circulairement sur le blanc de l'œil, par l'effet de la cicatrice, est débarrassée de ce relâchement, de cette varicosité, desquels le ptérygion tirait son origine. Cependant, ce soin n'est point nécessaire quand il s'agit de resciser un petit ptérygion, dont la base ne s'étend pas beaucoup sur le blanc de l'œil.

Le malade, placé sur un siége, un aide lui relevera avec le second doigt et celui du milieu la paupière supérieure, et des mêmes doigts de la main opposée, il abaissera l'inférieure. Le chirurgien, supposons qu'il ait à opérer l'œil droit, se placera au-devant du patient, assis ou debout, selon la position qui lui conviendra le mieux. Il ordonnera ensuite au malade de tourner et de diriger le globe de l'œil un peu du côté correspondant à la base du ptérygion, et, au moyen des pinces qu'il tiendra un peu écartées, avec la main gauche, il saisira le ptérygion, et le pressera, pour y former un pli, à une ligne environ de son sommet. Ce pli doit être élevé et tiré doucement en haut et à soi, jusqu'à ce que l'on sente un petit craquement qui indique que le ptérygion s'est détaché de la lamelle celluleuse qui l'unissait à la cornée subjacente. Armant alors sa main droite des petits ciseaux, le chirurgien rescisera le pli le plus près qu'il pourra, en rasant la cornée dans la direction du sommet à la base de la maladie. La section étant parvenue aux confins de la cornée et de la sclérotique, il élevera de nouveau et plus fortement le pli, et d'un coup de ciseaux, le plus concentrique possible au bord de la cornée, et le plus rapproché de ce même bord, il emportera, avec le ptérygion, une portion de la conjonctive relâchée qui formait sa base. Cette seconde section aura la figure d'un croissant (1), dont les deux extrémités s'étendront à quelque lignes au delà de la portion de la conjonctive relâchée, en suivant la courbe du globe de l'œil.

La rescision faite, après avoir favorisé l'écoulement du sang au moyen de lotions d'eau tiède, le chirurgien couvrira l'œil opéré avec un plumasseau de charpie sèche, ou trempée dans l'eau végéto-minérale, et soutenue par une bande qui ne comprime pas trop la partie.

S'il ne survient point de symptômes remarquables, comme de la douleur, de la tension à l'œil, une forte tuméfaction aux paupières, il suffira de faire laver trois ou quatre fois par jour le bulbe de l'œil, et l'intérieur des paupières avec de l'eau de guimauve tiède. Il faudra aussi que ces parties soient soigneusement défendues du contact de l'air, sans être, néanmoins, comprimées. S'il se manifestait quelques-uns des symptômes dont je viens de parler, il faudrait avoir recours au régime antiphlogistique dans toute son étendue, aux applications, sur l'œil, des cataplasmes d'herbes émollientes, et à l'introduction, entre les

(1) Voyez planche 2, fig. 3.

paupières, du blanc d'œuf, ou du mucilage des semences de *psillium*, mêlé avec de l'eau de guimauve.

Le plus souvent, le cinquième ou le sixième jour après l'opération, toute la surface de la rescision du ptérygion paraît d'une couleur jaunâtre, et enduite de mucosité. Cette manière de suppurer est propre aux membranes en général, et à celles du globe de l'œil en particulier. Les bords de la division et le reste de la conjonctive avoisinante prennent une couleur rougeâtre. Par la suite, la surface de la section se resserre chaque jour de plus en plus, jusqu'à sa disparition totale, époque où la cicatrisation est accomplie.

Pendant ce temps, c'est-à-dire durant le traitement consécutif à l'opération, il ne convient d'employer d'autre topique que les lotions d'eau de guimauve tiède, trois ou quatre fois par jour. Des observations répétées m'ont appris que les collyres astringens et les poudres tant vantées, comme celles d'iris de Florence et d'alun, causent de grandes irritations à l'œil opéré, des engorgemens et des fongosités à la conjonctive; incommodités qui toutes s'opposent directement à la guérison. Ce qui est très-désagréable, c'est que les moyens excitans déterminent de petits groupes de fongosités au milieu de la surface même de la rescision, qui ensuite se répriment et se cicatrisent difficilement. J'ai vu tous ces inconvéniens produits par une seule application de nitrate d'argent fondu qui n'était pas nécessaire. Au contraire, en ne faisant usage dans tout le cours du traitement que des lotions d'eau de guimauve, la guérison marche d'une manière régulière; la surface jaunâtre de la rescision se resserre de plus en plus tous les jours, et la cicatrice s'achève sans trouble, dans l'espace de trois ou quatre semaines, tout au plus. C'est seulement après que la cicatrice est achevée qu'il est utile, afin de fortifier la conjonctive et ses vaisseaux, de faire injecter dans l'œil opéré, trois ou quatre fois par jour, le collyre vitriolique animé par quelques gouttes d'esprit-de-vin camphré.

J'ai fait remarquer, dès le principe, que le ptérygion commençant n'est proprement autre chose que le petit nuage de la cornée, dans lequel les vaisseaux veineux de la portion de conjonctive qui correspond à la maladie, sont un peu plus dilatés qu'à l'occasion de cette dernière affection, et que la densité et l'opacité acquises dans ce point par la lame fine de la conjonctive, sont plus grandes que lorsqu'elle n'est que nébuleuse (1).

Pour m'exprimer d'une manière précise, le ptérygion, dans ce cas, n'est pas formé par une membrane dense et opaque, mais par une pellicule fine comme une toile d'araignée, parsemée çà et là de vaisseaux sanguins et variqueux et derrière laquelle on aperçoit

(1) Cet état moyen, entre le petit nuage de la cornée et le ptérygion confirmé, était appelé *sabel* par les médecins arabes. *Sabel*, a dit Avicenne, *est panniculus accidens in oculo ex inflammatione venarum ejus apparentium in superficie conjonctivæ et corneæ; et texitur quiddam in eo, quod est inter eas, sicut fumus*, lib. 3, par. 3, tract. 2, cap. xv.

encore l'iris. Dans cet état, le ptérygion commençant n'exige pas que la cornée soit dépouillée de son enveloppe naturelle. Il suffit, comme on le pratique pour la guérison du petit nuage de cette membrane, d'enlever, par le moyen de la rescision, la communication que les radicules veineuses dilatées du ptérygion ont avec les vaisseaux variqueux étendus sur le blanc de l'œil. C'est ce qu'on obtient en faisant, avec le secours de pinces et de petits ciseaux, une rescision de figure semi-lunaire à la conjonctive, au point d'union de la cornée et de la sclérotique, précisément à la base du ptérygion et absolument comme on procède en traitant le petit nuage. On observe qu'après avoir fait cette opération, le ptérygion encore commençant se dissipe par degrés, et se convertit en un léger obscurcissement de la cornée, dans un certain espace du siége qu'il occupait. Cet obscurcissement, le plus souvent, est beaucoup plus léger que celui que laisse une cicatrice de la cornée. Acrell rapporte, dans ses observations chirurgicales, avoir traité par cette méthode, avec un heureux succès, un ptérygion commençant. J'ai obtenu plusieurs fois un semblable résultat; mais j'ai cru plus opportun d'insister sur les détails des guérisons du petit nuage de la cornée, que sur ceux qui sont relatifs au ptérygion, pour les motifs déduits plus haut, et surtout parce que l'état morbifique de la lamelle de la conjonctive excède peu dans ces circonstances celui où se trouve cette enveloppe de la cornée, lorsqu'elle est seulement affectée du petit nuage. C'est pour cela que, quand le ptérygion est commençant, on peut, dans beaucoup de cas, arrêter ses progrès, en employant, en temps utile, les topiques astringens propres à réduire à leur juste calibre les vaisseaux de la conjonctive un peu dilatés et variqueux ; tels sont l'onguent de Janin et la teinture thébaïque.

PREMIÈRE OBSERVATION.

Antoine Cantoni de Casarati, paysan, âgé de quinze ans, se présenta à l'école de chirurgie-pratique, le 12 novembre 1792 avec un ptérygion qui de l'angle externe de l'œil droit s'étendait sur la cornée, très-près de la pupille.

Le 14 du même mois, après avoir fait asseoir le malade, je saisis la petite membrane triangulaire avec les pinces, à la distance d'une ligne et demie de son sommet; je la soulevai à une hauteur convenable, je l'excisai exactement et l'enlevai de la cornée. Ensuite, je saisis de nouveau avec les pinces la portion de la conjonctive variqueuse et relâchée, qui formait la base du ptérygion sur le blanc de l'œil, et l'ayant un peu soulevée, j'en fis la section en forme de croissant, dans le voisinage, et selon la direction du bord de la cornée.

Durant les jours suivans, aucun gonflement remarquable n'étant survenu à l'œil ni aux paupières, le malade ne fit usage d'autre topique que des lotions d'eau de guimauve, et de l'application d'un plumasseau soutenu par quelques tours de bande.

La surface de la section, tant sur la cornée, que sur le blanc de l'œil, se rétrécit de jour en jour, et la cicatrice fut complète le 10 décembre. Il est remarquable que, sur la cornée, la cicatrice ne s'approchait pas si près de la pupille que le faisait le sommet du ptérygion.

DEUXIÈME OBSERVATION.

Mauro Pisani, paysan robuste, âgé de quarante-cinq ans, négligea pendant si long-temps un ptérygion, qui s'était formé vers l'angle interne de son œil droit, qu'il parvint enfin à couvrir les deux tiers de la pupille; ce qui produisit une grande diminution de la vue.

Le 22 janvier 1793, j'en entrepris la rescision, et me servant des pinces et des petits ciseaux, je séparai exactement cette petite membrane de la cornée, j'emportai ensuite en forme de demi-lune une portion de la conjonctive tuméfiée et variqueuse, qui formait la base du ptérygion sur le blanc de l'œil. Cette rescision détermina l'écoulement d'une quantité de sang plus considérable qu'on ne semblait devoir l'attendre de l'incision d'une semblable partie.

Le cinquième jour, après l'opération, la surface de la section parut recouverte de cet enduit de mucosité jaunâtre, indice certain de suppuration. Pendant tout le traitement, le malade ne fit usage d'autre remède externe que de lotions d'eau de guimauve répétées trois fois dans le jour; il ne garda jamais le lit.

En vingt-huit jours toute la surface de la rescision fut parfaitement cicatrisée. La cornée, selon l'ordinaire, resta nébuleuse dans tout l'espace, qui avait été obscurci par le ptérygion, avec cette différence que la cicatrice s'étant achevée, elle occupait un espace un peu moins grand sur la pupille, et par conséquent le malade vit moins confusément qu'avant l'opération.

TROISIÈME OBSERVATION.

Un menuisier de trente-quatre ans, d'un tempérament vigoureux, portait, depuis un assez grand nombre d'années, sur l'œil droit, un ptérygion qui s'étendait de l'hémisphère inférieur du globe de l'œil, point où celui-ci est recouvert par la paupière inférieure, vers le centre de la cornée, jusqu'à recouvrir environ un quart de la pupille, lorsque l'œil recevait une lumière modérée.

Le 12 de mars 1794, ayant fait asseoir le malade à l'école-pratique, les paupières étant tenues écartées, principalement l'inférieure, je saisis avec les pinces le ptérygion, à une ligne et demie de son sommet, et l'ayant soulevé en forme de pli, je l'excisai avec les petits ciseaux, un peu au delà du bord de la cornée. Ayant, alors, saisi la conjonctive qui revêt le blanc de l'œil, j'emportai avec la base du ptérygion un segment de cette membrane, en suivant une courbe concentrique au bord de la cornée.

Je laissai couler le sang; l'œil opéré fut ensuite recouvert de charpie imbibée d'eau végéto-minérale, et soutenue par une bande.

Le jour suivant, les paupières parurent gonflées, rouges et douloureuses. Je fis pratiquer une saignée abondante, et l'œil fut couvert de cataplasmes d'herbes émollientes; le lendemain le malade fut pansé. L'inflammation se dissipa le septième jour; la conjonctive conserva cependant beaucoup de tuméfaction et de rougeur, et la surface de la section ne parut pas encore enduite de mucosité.

Le douzième jour, cette suppuration muqueuse commença à se manifester, et depuis cette époque la partie où avait été faite la rescision de la conjonctive se resserra.

On ne fit usage pendant tout le traitement, excepté les cataplasmes des herbes émollientes, qui furent employés au commencement, d'autre remède topique que de l'eau de guimauve. Dans l'espace de cinq semaines, la cicatrice fut achevée. Cependant le malade fut encore traité pendant quinze jours : je le soumis aux injections de collyre vitriolique, uni avec le mucilage des semences de coing, et lui fis oindre le soir les bords des paupières avec l'onguent ophtalmique de Janin. Dans ce cas encore, la cicatrice étant achevée, la pupille fut notablement moins embarrassée qu'elle ne l'était par la présence du ptérygion.

QUATRIÈME OBSERVATION.

François Vecchi de Calignano, paysan, âgé de cinquante-sept ans, d'une constitution faible, demanda, vers les premiers jours de mars 1795, à être traité, étant affecté sur chaque œil d'un large ptérygion qu'il portait depuis plusieurs années, dont il était défiguré, et qui le menaçait enfin de cécité. Effectivement, celui de l'œil droit couvrait les deux tiers de la pupille, lorsqu'elle était éclairée par une lumière modérée; celui qui occupait l'œil gauche en enveloppait la moitié. Ces deux ptérygions prenaient leur naissance près de la caroncule lacrymale. D'ailleurs, cet homme était affecté aux deux yeux d'une ophtalmie chronique habituelle.

Je fis la rescision de l'un et de l'autre ptérygion, de la manière indiquée dans les observations précédentes.

Le lendemain, les paupières et la conjonctive de chaque œil se gonflèrent énormément; ces parties étaient rouges, douloureuses, et le pouls fébrile. Je fis pratiquer une saignée au bras et appliquer ensuite des sangsues aux environs des paupières. Le malade fut mis à une diète sévère, et je lui prescrivis un grain de tartre émétique, dissous dans une livre de décoction de racine de chiendent, à prendre à doses réfractées extérieurement. Je lui fis appliquer des cataplasmes d'herbes émollientes.

Le calme se rétablit le huitième jour; car le stade

inflammatoire de l'ophtalmie avait cessé, et les paupières s'abaissèrent d'une manière remarquable.

Cependant la conjonctive était fort rouge, tuméfiée, et comme fongueuse; la surface jaunâtre de la rescision ne s'était pas encore couverte de mucosité. Comme j'étais persuadé que le retard de la suppuration dépendait en partie de la laxité des vaisseaux de la conjonctive, j'étais tenté de faire usage de quelque topique astringent; mais je fus retenu par le souvenir d'autres cas semblables, où le collyre astringent, après la rescision du ptérygion, loin de dissiper l'ophtalmie chronique due au relâchement de la conjonctive, avait, au contraire, reproduit l'inflammation. Par conséquent, je me contentai, chez ce malade, et comme j'en avais l'habitude, de ne faire usage que de lotions d'eau de guimauve, et de porter un point d'irritation sympathique à la nuque, moyennant un large vésicatoire que j'eus soin d'entretenir pendant long-temps, et même de renouveler derrière les oreilles.

Le dix-neuvième jour après l'opération, la tuméfaction de la conjonctive étant de beaucoup diminuée, la surface de la section commença, aux deux yeux, à suppurer et à se couvrir de mucosité. Depuis cette époque, jusqu'au cinquante-troisième jour, temps qu'on employa pour le traitement, le lieu de la rescision des ptérygions se resserra par degrés, jusqu'à ce qu'il se cicatrisât tout-à-fait.

Aussitôt que la cicatrice fut achevée, je fis injecter plusieurs fois par jour dans les yeux de cet homme le collyre vitriolique, d'abord simple, ensuite avec addition d'une petite quantité d'esprit-de-vin camphré; et enfin, je lui fis employer tous les soirs l'onguent ophtalmique de Janin. Au moyen de ces remèdes, qui furent continués pendant deux semaines, la conjonctive reprit de la vigueur, et la rougeur chronique, qui résultait du relâchement de cette membrane et de ses vaisseaux, disparut.

La cicatrice de la cornée de l'œil droit ne couvrait qu'un tiers ou un peu plus de toute la circonférence de la pupille, sous l'influence d'une lumière modérée; celle de la même membrane du côté gauche ne causait d'opacité que sur le quart de la pupille.

CHAPITRE XII.

De l'encanthis.

L'ENCANTHIS, dans son commencement, n'est qu'une petite excroissance molle, rougeâtre, quelquefois un peu livide, et qui prend son origine de la caroncule lacrymale et, en même temps, du pli semi-lunaire de la conjonctive qui l'avoisine. L'encanthis invétéré est ordinairement d'une grosseur (1) très-considérable; il étend ses racines au delà de la caroncule lacrymale et du pli semi-lunaire, même jusqu'à la membrane interne de l'une et de l'autre paupière, ou de toutes les deux. Cette excroissance, eu égard à son origine et

(1) Purmann, dans sa *Chirurgia curiosa*, page 133, nous a donné la description et la figure d'une tumeur de la grosseur du poing, qui prenait naissance à l'angle interne de l'œil gauche par un très-petit pédoncule, et pendait sur la joue. Cependant, l'obscurité qui règne dans toute la description qu'il fait de cette maladie, et le peu d'exactitude du dessin, donnent lieu à douter que cette énorme tumeur tirât vraiment son origine de la caroncule lacrymale et du voisinage du pli semi-lunaire, ou bien plutôt des tégumens situés immédiatement hors de la commissure interne des paupières. Purmann dit avoir extirpé heureusement cette tumeur, premièrement en la liant près de sa racine, ensuite par l'application sur cette même racine d'un petit bouton de fer rouge muni de sa canule.

à son interposition entre les commissures internes des paupières, qu'elle tient nécessairement écartées du côté du nez, cause une très-grande incommodité au malade. Elle entretient, d'ailleurs, l'ophtalmie chronique, empêche l'action des paupières, principalement celle qui est nécessaire pour clore parfaitement l'œil. En outre, en comprimant d'une part, et de l'autre en déviant les orifices des points lacrymaux, elle oppose un obstacle au libre écoulement des larmes de l'œil dans le nez.

Cette excroissance, à sa première apparition, est très-souvent granuleuse comme une mûre, ou formée de petits lambeaux frangés. Lorsqu'elle a pris un degré assez considérable d'accroissement, elle présente également, dans une certaine étendue, la forme granuleuse; et dans le reste elle n'offre que l'aspect d'une substance lisse, de couleur blanchâtre ou cendrée, striée de vaisseaux sanguins variqueux. Elle s'avance quelquefois sur la conjonctive, qui recouvre l'œil du côté du nez, et parvient jusqu'aux confins de la cornée et de la sclérotique. Lorsqu'elle est arrivée à un degré aussi avancé, l'encanthis intéresse constamment, avec la caroncule lacrymale, le pli semi-lunaire et la membrane interne de l'une et de l'autre paupière, ou de toutes les deux. C'est pour cela qu'en de semblables circonstances, on observe que cette tumeur, outre les racines qu'elle reçoit de la caroncule lacrymale, du pli semi-lunaire et de la conjonctive du globe de l'œil, jette un prolongement ou un appendice relevé, et consistant au toucher, le long de la face interne de la paupière supérieure ou de l'inférieure, dans la direction de leurs bords, ou bien que la partie du milieu, c'est-à-dire, en d'autres termes, que le corps de l'encanthis se divise, au voisinage de la cornée, en forme de queue d'hirondelle, et présente deux appendices ou prolongemens, dont l'un s'étend le long de la surface interne de la paupière supérieure, par le bord de laquelle il est recouvert, et dont l'autre parcourt la face interne de la paupière inférieure qui le cache, suivant la direction d'une ligne, qui de l'angle interne de l'œil s'étendrait à l'externe.

Le corps de l'encanthis ou cette portion du milieu de toute l'excroissance, qui de la caroncule lacrymale et du pli semi-lunaire dè la conjonctive inclusivement, s'étend sur le globe de l'œil, presque jusqu'aux confins de la cornée et de la sclérotique, est quelquefois aussi relevée qu'une noisette ou une châtaigne. Tantôt, elle est grosse, mais déprimée et comme écrasée dans son corps, qui cependant conserve l'apparence granuleuse qu'il avait à son début, tandis que l'une ou l'autre, ou même ses deux appendices, qui se prolongent sous les paupières, offrent, comme on vient de le dire, plutôt l'aspect d'une substance *lipomateuse* que granuleuse. En renversant les paupières, ces appendices, ou ces prolongemens de l'encanthis forment un relief qui fait saillie en avant, et lorsqu'elles présentent, toutes les deux, cette disposition, elles constituent presque un anneau lipomateux adossé au globe de l'œil. Fabrice de Hilden connut et traita avec succès cette maladie, à laquelle il donna le nom de *ficus scirrhosus ad majorem oculi canthum* (1).

Cependant il paraît que dans le cas rapporté par Hilden, la tumeur n'avait qu'un seul appendice situé le long de la face interne, au-dessous du bord de la paupière supérieure.

Quelquefois l'encanthis, comme je l'ai dit du ptérygion, dégénère à l'état cancéreux. Ce caractère se déduit de la couleur de l'excroissance qui devient d'un rouge obscur et comme plombé, de sa dureté extraordinaire, des douleurs lancinantes qui en partent

(1) Centur. 1. obs. 2. an. 1598. 20 febb. ad ædes D. Petri Dumantii verbi divini ministri ad quadragenarium, habentem tumorem scirrhosum ad magnum oculi canthum, castaneæ magnitudine, colore livido, et multis venis capillaribus intertextum vocatus fui. Ille autem tumor ab una parte adhærebat conjunctivæ membranæ usque ad iridem; ab altera vero hærebat palpebræ superiori, et lacrymali glandulæ : ita ut ad oculi motum totam cooperiret pupillam scirrhus ille. Nos (ægro purgato, prout in præcedente observatione fusius declaravimus), incisa item cephalica in sinistro brachio, institutaque optima victus ratione, præsente M. Nicolao Fevotto, e Daniele Le Clerc, Lausannensibus, forcipe nostra oculari hic delineata tumorem apprehendimus. Tum attracta paulatim forcipe, et inversa superiori palpebra, tumorem cultello separatorio ad id aptato commode separavimus. Postea albumen ovi aqua rosacea mixtum imposuimus. Inde collyriis anodinis et abstersivis, et tandem exsiccantibus oculum intra septi-

et qui se propagent au front, à tout l'œil, aux tempes, principalement après que l'excroissance a été touchée, même légèrement. On reconnaît encore ce caractère à la facilité avec laquelle elle saigne, à l'ulcération de quelques-uns de ses poin .. d'où s'élève une substance fongueuse, et d'où suinte une humeur ténue et très-âcre. Cette très-mauvaise espèce, ou pour mieux dire cette dégénération de l'encanthis, n'admet qu'un traitement palliatif, à moins qu'on ne veuille en tenter l'extirpation totale, dans laquelle il faudrait comprendre tout ce qui est contenu dans la cavité de l'orbite ; opération dont le succès serait fort douteux.

manas tres, visu plane illæso, persanavimus. Interim tamen purgationes aliquoties iteravimus, et cucurbitulas cum largiori flamma scapulis et nuchæ admovimus. Defensivum item fronti, et temporibus applicuimus.

Collyrium anodinum.

Rec. mucilag. sem. cydon. plantag. cum aqua rosacea extractæ; Lactis muliebris, ana oncias II. Camphoræ, croci, ana scrupulum dimidium. Misce, et applica tepide.

Collyrium exsiccans.

Rec. aquarum plantag. Rosar. ana uncias quatuor, Tutiæ præparatæ, cornu, servi usti et præparat. Cerusæ lotæ, ana drachmam unam. Misce, fiat collyrium. Hic monitos velim chirurgos, collyria in quæ ingreditur lac, æstate singulis, hyeme vero alternis diebus iteranda esse. Accessit enim lac, et acre efficitur : hinc dolores, et inflammationes excitat.

L'encanthis bénin, petit ou grand, doit être traité au moyen de la rescision. Celui qui est petit, commençant, granuleux comme une mûre, ou bien à franges, ayant l'un et l'autre leur origine à la caroncule lacrymale, ou au pli semi-lunaire de la conjonctive, ou dans ces deux parties à la fois, et même tant soit peu aux ourlets des paupières, qui forment leur angle interne où leur commissure, du côté du nez; ces deux encanthis, dis-je, doivent être soulevés avec des pinces, et emportés d'un coup de ciseau à cuiller, en rasant les parties, tout près de leur base, dans toute l'étendue de leurs pédicules. Pour pratiquer cette opération, il n'est pas nécessaire, comme le font quelques chirurgiens, de traverser avec une aiguille et du fil la petite excroissance, afin de la soulever, et ensuite de resciser avec précision toutes ses origines et toutes ses adhérences, puisqu'on obtient le même effet à l'aide des pinces, sans incommoder le malade par la piqûre de l'aiguille et par le passage du fil, afin de former une anse. Cependant, en faisant la rescision du petit encanthis, il est nécessaire, pour cette portion qui tire son origine de la caroncule lacrymale, de ne pas comprendre, dans la section, plus de substance de la caroncule qu'il n'en faut pour déraciner avec précision la maladie, parce qu'en emportant une trop grande quantité de ce corps on donnerait lieu à un larmoiement inguérissable.

Aussitôt qu'on aura rescisé la petite excroissance dans toutes ses racines, on lavera l'œil à plusieurs reprises avec de l'eau froide, afin d'en enlever le sang, puis on le couvrira avec un linge et une bande contentive. Le cinquième, le sixième ou le septième jour, aussitôt que la période inflammatoire causée par l'opération aura cessé, il se manifestera une suppuration muqueuse dans les parties où a été faite la rescision. Alors on touchera les plaies avec un petit bouton de sulfate d'albumine, aminci en forme de crayon; et on injectera plusieurs fois par jour dans l'œil opéré, du collyre vitriolique uni au mucilage de semences de coing. Si ces moyens ne produisent pas l'effet qu'on en attend, c'est-à-dire la cicatrisation, et qu'au contraire les petites plaies existantes sur la caroncule et sur la commissure interne des paupières deviennent ou baveuses ou stationnaires, on les touchera plusieurs fois avec le nitrate d'argent fondu, en ayant soin d'épargner, autant qu'il sera possible, la conjonctive, surtout si elle a été un peu intéressée dans la rescision. Après qu'on aura détruit la fongosité, on achevera le traitement avec le collyre mentionné, ou en introduisant trois fois par jour, entre le globe de l'œil et l'angle interne des paupières, une pommade faite avec du beurre frais, de la poudre de tutie et du bol d'arménie. Bidloo se loue fort de l'application de la poudre de nitrate de chaux simple, ou combinée avec le sulfate d'albumine brûlé. (*Exercit. anot. chirurg.*, decad. 2).

L'encanthis invétéré, d'une grosseur considérable, écrasé dans son corps, ou bien relevé comme une noisette ou une châtaigne, avec un ou deux appendices lipomateux, situés le long de la membrane interne de l'une ou de l'autre paupière, ou de toutes les deux, doit être traité aussi par la rescision. La ligature ne peut jamais être un moyen curatif préférable à la section de cette excroissance, car l'encanthis, gros et invétéré, n'a jamais un col ou pédicule assez mince pour qu'on puisse y placer une ligature. Au contraire, lorsque cette excroissance est très-volumineuse, ses racines s'étendent constamment de la caroncule lacrymale, du pli semi-lunaire, de la conjonctive qui recouvre le globe de l'œil, jusque près de la cornée. En outre, l'encanthis a un ou deux appendices lipomateux qui s'étendent le long de la membrane interne de l'une ou de l'autre paupière, ou de toutes les deux à la fois. C'est par cette raison que si l'on faisait tomber par le moyen de la ligature le corps de l'encanthis, l'un ou l'autre, ou tous les deux appendices lipomateux resteraient toujours à extirper. Cette seconde opération ne pourrait s'exécuter autrement que par le moyen de l'excision. C'est une crainte mal fondée que celle de l'hémorrhagie à laquelle se livrent les fauteurs de la ligature, puisqu'il existe un si grand nombre d'observations d'encanthis gros et invétérés, excisés, sans qu'il soit jamais survenu d'accident à l'occasion de la perte de sang.

Je pourrais joindre à ces observations les miennes propres, qui sur ce point ne peuvent plus laisser maintenant subsister aucun doute ni aucune discussion (1). Fabrice de Hilden, dans le cas cité précédemment, d'encanthis volumineux et invétéré, où il n'y avait qu'un seul appendice lipomateux, le long de la membrane interne de la paupière supérieure, aussitôt qu'il eût saisi avec sa tenaille, et attiré à lui le corps de la tumeur, et qu'il eût fait renverser la paupière supérieure, de telle sorte que la tumeur devint saillante en devant dans toute son étendue, sépara avec un petit bistouri l'appendice de l'intérieur de la paupière supérieure, et du même trait il détacha le corps de l'encanthis, de la conjonctive qui couvrait le globe de l'œil, du pli semi-lunaire, et de la caroncule lacrymale. Cette opération suivie du plus heureux succès, doit servir de modèle et de guide aux chirurgiens pour le traitement de cette maladie.

Quand ensuite l'encanthis est invétéré et fort volumineux, et qu'il présente deux appendices lipomateux, dont l'un placé le long de la face interne de la

(1) Pellier (*Recueil d'observations sur les maladies de l'œil*, 2ᵉ partie) rapporte un cas de rescision de l'encanthis, où l'opération, quoique bien faite, par un habile oculiste, fut pourtant, dit-il, suivie d'une dangereuse hémorrhagie. Cependant il n'entre dans aucun détail sur la nature de la maladie, ni sur le manuel de l'opération, de laquelle on aurait pu déduire la cause d'un accident qui n'est pas ordinaire. « En effet, ajoute le même auteur, j'ai souvent fait cette » opération à des excroissances de cette nature, et jamais je » n'ai éprouvé un pareil accident. »

paupière supérieure, et l'autre au même endroit de la paupière inférieure, il faut procéder de la manière suivante. On fait asseoir le malade; un aide lui renverse la paupière supérieure de manière à ce qu'un des appendices de l'encanthis ressorte en dehors. Alors, au moyen d'un petit bistouri (1), on l'incise profondément, dans la direction du bord des paupières; puis, après l'avoir saisi et tiré en avant avec les pinces, on le sépare entièrement de la face interne de la paupière supérieure dans le sens de sa longueur, en procédant de l'angle externe de l'œil vers l'interne, jusqu'au corps ou à la portion moyenne de l'encanthis. On procède de la même manière par rapport à l'autre appendice lipomateux situé à la face interne de la paupière inférieure. Ensuite, on soulève le corps de la tumeur, au moyen des petites pinces, si on le peut; autrement on se sert de la double airigne, après quoi, en partie avec le petit bistouri, en partie avec les petits ciseaux à cuiller, on sépare entièrement la portion moyenne de l'encanthis de la conjonctive subjacente qui recouvre le globe de l'œil, du pli semi-lunaire, et de la caroncule lacrymale, en pénétrant plus ou moins dans la substance de cette dernière, selon que l'exigeront la dureté ou la profondeur des racines du volumineux et ancien encanthis. Il faut le dire clairement, quand il s'agit d'encanthis invétéré et d'une grosseur considérable, profondément enraciné dans

(1) Voyez planche 3, fig. 12.

la caroncule, il n'est pas toujours au pouvoir du chirurgien d'épargner une assez grande quantité de cette substance folliculaire, pour que la plaie étant cicatrisée il ne reste aucune espèce de larmoiement.

On lave l'œil plusieurs fois avec de l'eau froide. Le traitement consécutif de l'encanthis volumineux extirpé, est à peu près le même que celui que nous venons d'indiquer en parlant du traitement de celui qui est petit et commençant.

Les fréquentes lotions faites avec l'eau de guimauve, et les collyres anodins et détersifs, sont les remèdes locaux qui conviennent le plus, jusqu'à ce que la suppuration muqueuse soit bien établie à l'endroit où a été faite la rescision. On peut ensuite prescrire l'usage des légers astringens et de la pommade déjà indiquée. En général, les remèdes locaux les plus doux sont les plus convenables, soit pendant, soit après le premier stade de la suppuration, surtout lorsque, avec l'encanthis, on a emporté une portion considérable de la conjonctive qui recouvre le globe de l'œil vers le nez, et à laquelle était fortement uni le corps de l'excroissance.

Ce chapitre s'éclaircira encore davantage par l'observation suivante de Marchettis (1). *Curavi quemdam canonicum polonum laborantem meliceride magnitudinis jujubæ, quæ a caruncula anguli majoris oculi ad totam pupillam porrigebatur. A*

(1) *Observ. med. chirurg. syllag.*, obs. 21.

multis tentata curatio medicamentis, decoctis licet, collyris et aliis hujusmodi; omnia tamen octo mensium spatio incassum adhibita. Cum vero me consuluisset, ipsum tumorem evellendum censui; quod cum reformidaret, spe tamen salutis operationem admisit, quam statim molitus sum, corpore prius expurgato accuratissime ab aliis medicis. Paravi itaque hamulum, quo ipsam meliceridem perforavi, et manu apprehendi, altera vero forcipe eamdem cum folliculo sectione separavi tum a caruncula, tum a tunica adnata et ipsa pupilla; atque ita totum tumorem eduxi sine ulla offensa ipsius oculi; a quibus statim applicui gossypium imbutum aqua rosacea cum ovi albumine agitata, et portiuncula croci, patiente tres dies hoc modo fascia vincto; adhibito postmodum collyrio cum aqua rosarum, et pulvere tutiæ præparatæ; quibus spatio octo dierum omnino convaluit æger; increpante licet meam præceptore meo ab Aquapendente *audaciam, cum tamen brevi spatio temporis id præstiterim, quod alii medici non potuerunt perficere; idque præsentibus præclarissimo* Joanne Dominico Sala *cum multis studiosis.*

CHAPITRE XIII.

De l'hypopion.

J'ENTENDS, avec tous les chirurgiens, par hypopion, cet amas d'humeurs glutineuses jaunâtres, semblables à du pus, et qui se forme dans la chambre antérieure de l'humeur aqueuse, et même assez souvent dans la chambre postérieure, à la suite d'une ophtalmie grave, principalement de l'ophtalmie interne. En effet, ainsi que je l'ai dit en parlant de l'inflammation des yeux, quoique dans le plus grand nombre des cas l'ophtalmie aiguë intense intéresse principalement les parties externes de l'œil; cependant elle envahit quelquefois, avec une égale véhémence, les membranes externes et internes de cet organe, principalement la choroïde et l'uvée. Dans ce dernier cas, si la diathèse inflammatoire, dont l'œil est intérieurement affecté, n'est pas arrêtée et réprimée promptement par l'emploi des moyens les plus énergiques de l'art, il arrive qu'il transsude de la choroïde et de l'uvée, vivement enflammées, une lymphe concressible qui, à mesure qu'elle est versée dans les cavités de l'œil, se porte dans la chambre de l'humeur aqueuse, passe au delà de la pupille, et descend au fond de la chambre antérieure, dont elle remplit tantôt un tiers, tantôt la moitié de la capacité ; quelquefois elle s'y élève à une telle hauteur, qu'elle obscurcit et cache en totalité l'iris et la pupille.

Cette matière tenace de l'hypopion se nomme communément pus, non-seulement par le vulgaire, mais encore par les chirurgiens. Cependant, à mon avis, c'est très-improprement, du moins dans le sens où l'on prend généralement le mot *pus*. En effet, dans le cas dont il est question, la matière de l'hypopion n'est point le produit d'un abcès ou d'une ulcération des membranes internes ou externes du globe de l'œil, mais simplement le résultat d'une transsudation de lymphe concrescible de la surface interne de la choroïde et de l'uvée enflammées. Ce qui s'observe ici arrive ordinairement dans toutes les autres membranes du corps, gravement enflammées, comme par exemple la dure-mère, la pie-mère, le péricarde, la plèvre, le péritoine, la membrane propre des viscères, etc. Lorsqu'elles sont gravement enflammées, ces membranes se couvrent d'une surface glutineuse, d'un vernis de lymphe concrescible, qui ne diffère pas de la matière visqueuse qui s'accumule dans les chambres de l'humeur aqueuse, et qui constitue l'hypopion. Dans les cas au moins les plus fréquens d'hypopion, aucun des chirurgiens les plus exacts et les plus expérimentés, n'a jusqu'à présent démontré que la maladie dont nous parlons ait été précédée d'un abcès des membranes internes de l'œil; de même qu'aucun des meilleurs praticiens n'a observé l'hypopion à la suite d'ulcère de la choroïde ou de l'uvée. Que si, malgré ces faits, quelques personnes prétendent encore qu'il n'existe aucune différence essentielle entre la lymphe concrescible, qui s'écoule d'une membrane gravement enflammée, et le pus, elles devraient convenir, du moins, qu'il existe des cas où le pus se forme sans qu'il y ait d'abcès ou d'ulcération, et que l'hypopion est précisément une maladie de cet ordre.

Les signes qui font craindre qu'il puisse se former une transsudation de lymphe concrescible dans l'intérieur de l'œil, c'est-à-dire un hypopion, sont les mêmes que ceux de l'ophtalmie aiguë intense, élevée au plus haut degré; telles sont la grande tuméfaction des paupières, la rougeur et le gonflement de la conjonctive, comme dans le chémosis; une chaleur brûlante à l'œil, avec douleurs pulsatives acerbes, se propageant au sourcil et à la nuque; la fièvre, l'insomnie, l'aversion pour la lumière la plus faible, la constriction de la pupille.

Aussitôt que l'hypopion commence à se former, on découvre au fond de la chambre antérieure de l'humeur aqueuse, une petite ligne jaunâtre, en forme de croissant, et qui, à mesure que l'humeur glutineuse transsudant des membranes internes enflammées de l'œil, passe à travers la pupille, et se précipite dans l'humeur aqueuse, augmente dans toutes les dimensions, et peu à peu cache l'iris, d'abord à son hémisphère inférieur, ensuite jusqu'à la pupille, et enfin dans toute sa circonférence. Tant que dure le stade inflammatoire de l'ophtalmie aiguë intense, l'hypopion ne cesse d'augmenter; mais aussitôt que ce stade ayant cessé, l'ophtalmie entre dans sa seconde période, celle où a lieu la faiblesse locale, la quantité de lymphe concrescible qui forme l'hypopion, au lieu d'augmenter, se dispose au contraire à diminuer.

Ce fait indique assez de quelle importance il est, pour arrêter les progrès de l'hypopion, d'employer avec la plus grande diligence, les moyens les plus efficaces de l'art, qui sont propres à suspendre et à réprimer l'ophtalmie aiguë intense dans sa première période. Dans des cas semblables, on doit pratiquer promptement d'abondantes saignées générales et locales, ainsi que la section de la conjonctive, s'il y a chémosis. On a ensuite recours aux résolutifs doux, au vésicatoire à la nuque, aux cataplasmes d'herbes émollientes, et aux autres moyens de cette classe, qui ont été indiqués lorsque nous avons parlé du premier stade de l'ophtalmie aiguë intense. On reconnaîtra que l'on a atteint le but proposé, si l'on observe que quelques jours après ce traitement, malgré la rougeur qui subsiste encore à la conjonctive et aux paupières, les douleurs lancinantes de l'œil ont cessé; que la chaleur ainsi que la fièvre ont beaucoup diminué; que le malade se livre au sommeil; qu'il éprouve un calme général; que les mouvemens de l'œil sont faciles, et qu'enfin la masse de l'humeur tenace qui forme l'hypopion est devenue stationnaire. Il n'est pas rare de voir, surtout dans la classe pauvre, des malades entrés dans la seconde période de l'ophtalmie aiguë intense, porter avec la plus grande indifférence cet amas de lymphe concrescible déposée dans les chambres de l'humeur aqueuse, et n'accuser aucun des symptômes qui caractérisent le stade aigu de l'ophtalmie intense. C'est seulement à cette époque, comme je le disais, ou après le stade aigu de l'ophtalmie intense, que cesse l'accroissement de l'hypopion, et que la matière glutineuse de laquelle il se forme commence à se dissoudre et à se disposer à être absorbée, pourvu que cette opération bienfaisante de la nature ne soit pas empêchée ou retardée par un régime intempestif de la part du malade.

Il paraîtra certainement à ceux qui sont le moins versés dans le traitement des maladies des yeux, que le moyen le plus expéditif et le plus efficace pour traiter l'hypopion, devenu stationnaire dans la seconde période de l'ophtalmie aiguë intense, doit être celui de l'incision de la cornée dans sa partie inférieure, afin de donner une prompte issue à la matière contenue dans les chambres de l'humeur aqueuse, d'autant plus que c'est la doctrine la plus ordinairement enseignée dans les écoles de chirurgie. Cependant l'expérience prouve le contraire, et démontre que l'incision de la cornée, dans ces circonstances, est rarement suivie d'un heureux succès, et qu'au contraire, très-souvent, elle donne lieu à des accidens plus funestes que l'hypopion lui-même. Cela a lieu, malgré la modification suggérée par Richter (1), qui consiste à ne pas vider tout à la fois la matière de l'hypopion, ni d'en hâter l'issue à travers la section de la cornée, soit par des compressions répétées, soit enfin par le moyen des injections; mais de laisser sortir lentement et d'elle-même cette lymphe tenace. Un grand nombre d'observations sur ce sujet m'a démontré que l'incision pratiquée au bas de la cornée, pour donner issue à la matière de l'hypopion, quelque petite qu'elle soit, renouvelle fort souvent l'ophtalmie aiguë intense, et favorise une plus grande extravasation qu'auparavant de lymphe concrescible dans les chambres de l'œil. Si l'on permet, après la section de la cornée, à la matière de l'hypopion de sortir lentement d'elle-même, et goutte à goutte, elle emploiera, vu sa ténacité, plusieurs jours avant de s'écouler complétement. Pendant ce temps, la lymphe glutineuse entretient dilatées les lèvres de l'ouverture de la cornée, les fait suppurer, et l'ouverture dégénère en un ulcère, par lequel s'écoule l'humeur aqueuse située derrière la lymphe tenace et concrescible; après elle, sort, à travers l'ulcère, une partie de l'iris. La section de la cornée ne fait donc, en dernier résultat, que changer l'hypopion en un ulcère de la cornée, avec procidence de l'iris, et quelquefois même avec déplacement du cristallin (2).

(1) *Obs. chirurgicorum fasciculus primus*, cap. VII.

(2) Richter dit, dans le même endroit, *Aliquando vero*

Et ce n'est pas parce que, dans quelques cas particuliers, la matière de l'hypopion s'est frayée un chemin d'elle-même avec un heureux succès par une fente étroite de la cornée, qu'on doit conclure qu'il faut pratiquer une ouverture artificielle à cette membrane, au moyen de l'incision, à propos d'un hypopion stationnaire dans la seconde période de l'ophtalmie aiguë intense; car on sait par expérience qu'il y a une grande différence entre les effets de l'ouverture spontanée d'une cavité, ou celle qui est faite soit par le caustique, soit par l'instrument tranchant. Dans les deux premières manières, les symptômes consécutifs sont constamment plus bénins que dans celle qui a été le produit de l'incision. En outre, comme dans le cas de rupture spontanée de l'hypopion à travers la cornée, il n'est pas rare que cet accident soit suivi de l'écoulement de l'humeur aqueuse, et ensuite de la procidence de l'iris, l'ouverture spontanée de l'œil ne peut servir de règle pour fonder le traitement de l'hypopion. Je ne vois qu'un seul cas où l'on puisse regarder non-seulement comme utile, mais même comme nécessaire l'incision de la cornée, pour donner issue à la matière de l'hypopion, c'est celui d'un amas si considérable de lymphe concrescible

cum operationem hypopii post ophtalmiam vehementem orti instituerem, accidit ut incisa cornea, et elapso humore aqueo, rem chrystallina in cameram oculi anteriorem prolaberetur, et dilatato corneæ vulnusculo eximi ex oculo deberet.

dans les cavités de l'œil, que l'excès de distension de cet organe occasione des symptômes tellement graves, qu'ils menacent non-seulement le globe oculaire d'une destruction totale, mais encore la vie du malade, comme j'aurai l'occasion de le démontrer à la fin de ce chapitre. Mais ce cas particulier ne peut servir de guide pour le traitement de l'hypopion ordinaire, ou celui qu'on rencontre le plus souvent dans la pratique.

Au reste, s'il est vrai, ainsi que je le crois, que le sang extravasé dans l'œil, à la suite de quelque percussion, ou que les amas de flocons membraneux de la cataracte capsulaire poussés avec l'aiguille de la chambre postérieure dans l'antérieure, se dissolvent, et sont enfin tout-à-fait absorbés, comme je le prouverai au chapitre de la cataracte, et qu'il en soit de même des cataractes laiteuses, caséeuses, et du cristallin lui-même, dépouillé de sa capsule, et enfoncé dans le corps vitré par le moyen de l'opération ; si toutes ces choses, dis-je, sont démontrées, il n'y a pas de motifs de douter que la même absorption ne puisse avoir lieu à l'occasion d'un amas de lymphe concrescible extravasée dans les chambres de l'humeur aqueuse, toutes les fois que la source d'où elle provenait est tarie, et qu'en même temps la force du système absorbant de l'œil s'est rétablie.

A mon avis, il résulte clairement de ces faits, que la résolution de l'hypopion, au moyen de l'absorption, forme l'indication primaire vers laquelle doivent être dirigées les prescriptions du chirurgien dans le traitement de cette maladie, dans laquelle je confonds les cinq espèces comprises dans la division de Richter. Nous avons remarqué que, pour en arrêter les progrès, le moyen uniquement et véritablement efficace, est de s'opposer le plus promptement possible au développement de l'inflammation, et d'abréger la période aiguë de l'ophtalmie intense au moyen du traitement antiphlogistique, largement administré; ou bien de combattre la période subintrante de l'ophtalmie purulente, de quelque espèce qu'elle soit, à l'aide des astringens et des répercussifs, ainsi que je l'ai déjà exposé en traitant de l'ophtalmie. Si ce plan curatif répond à l'attente du praticien, comme cela a lieu dans la plus grande partie des cas, l'amas commençant de lymphe concrescible, versée dans le fond de la chambre antérieure de l'humeur aqueuse, cesse non-seulement d'augmenter, mais encore, à mesure que l'ophtalmie se dissipe, le système absorbant, s'empare de l'humeur hétérogène versée dans l'œil, et la tache blanche ou jaunâtre, en forme de croissant, située au bas de la chambre antérieure, diminue peu à peu, et disparaît enfin totalement. Janin (1), dans des circonstances semblables, regardait comme un dissolvant spécifique de l'hypopion, l'infusion des fleurs de guimauve appliquée sur

(1) *Mémoires et observ. sur l'œil*, sect. 9, pag. 405.

l'œil enflammé et affecté de cette maladie. Mais à présent, on sait que toute application émolliente externe, pourvu qu'elle soit combinée avec le traitement antiphlogistique interne, le plus exact et le plus propre à réprimer le stade aigu de l'ophtalmie intense, produit un effet aussi favorable que la décoction de fleurs de guimauve. L'eau tiède simple est tout aussi avantageuse. « Une jeune personne, dit le célèbre praticien feu Nannoni, fut frappée dans l'œil par un épi de grain. De cette simple cause résulta une inflammation qui produisit un pus blanc, qu'on voyait en forme de demi-lune derrière la cornée, sans qu'on pût juger si elle avait son siége dans les lamelles de cette membrane, ou dans la chambre antérieure. On me demanda si l'on pouvait l'évacuer par le moyen de l'incision, d'autant que la malade se plaignait d'une forte douleur qui lui prenait depuis l'œil jusqu'au front. La malade étant à l'hôpital, je dis, en présence du sieur Lalli et d'un grand nombre d'étudians en chirurgie, que la grande douleur dont elle se plaignait n'était pas l'effet du pus, mais de la cause qui l'avait produit. Cette cause consistait en une inflammation qui se serait probablement augmentée en ouvrant à l'air extérieur une plus grande voie que celle qu'il avait par les parties internes, les parties externes étant intactes. En fomentant l'œil et le front avec de l'eau tiède, l'inflammation cessa, et le pus disparut : c'est ce que nous avons vu tant de fois par la suite, que nous pouvons citer comme un triomphe, la simplicité de cette médication.»

Telle est, en effet, la terminaison heureuse de l'hypopion toutes les fois que cette maladie est convenablement traitée, dès son apparition, et que le traitement antiphlogistique interne, et les applications émollientes sur l'œil, arrêtent et répriment promptement le stade aigu de l'ophtalmie intense. Mais, soit parce que la période inflammatoire de l'ophtalmie s'est montrée plus rebelle qu'à l'ordinaire aux secours les mieux indiqués, soit parce que les moyens de l'art n'ont été employés que trop tard, il arrive quelquefois que la lymphe concrescible versée dans l'œil, et réunie dans les chambres de l'humeur aqueuse, s'y trouve accumulée en une quantité si considérable, même lorsque le stade inflammatoire de l'ophtalmie intense a tout-à-fait cessé, qu'elle continue, pendant long-temps à obscurcir l'humeur aqueuse, et à intercepter la vision.

J'ai très-souvent vu des malades, surtout dans la classe pauvre, comme je l'ai dit précédemment, qui négligent de demander des secours, ou qui, étant mal traités, sont restés fort long-temps après la cessation du stade inflammatoire de l'ophtalmie intense, ayant la chambre antérieure de l'humeur aqueuse presque entièrement remplie de la matière visqueuse de l'hypopion, attendu qu'après la résolution de l'inflammation, ils couraient par les rues presque avec indifférence, sans accuser de douleur considérable ou incommode dans l'œil, et n'éprouvant que de la difficulté à voir par l'organe affecté. Il est évident que dans ce second stade de l'ophtalmie, la résolution de l'hypopion ne peut s'obtenir par les mêmes moyens, ni avec la même promptitude que dans le premier; car alors, tant par l'abondance que par la densité de la matière visqueuse épanchée, aussi-bien que par l'atonie du système vasculaire de l'œil, il est nécessaire de laisser du temps à la nature pour qu'elle puisse opérer dans l'humeur aqueuse la dissolution de la matière abondante, épaisse et tenace de l'hypopion, et qu'elle puisse la disposer ensuite de manière à ce qu'elle soit insensiblement absorbée avec l'humeur aqueuse qui se renouvelle incessamment. Il faut donc, par les moyens de l'art, ranimer la force affaiblie des systèmes vasculaires du globe de l'œil, et surtout celle du système lymphatique absorbant. Ce travail exige plus ou moins de temps, selon qu'il s'agit d'un sujet avancé en âge, languissant, dont la fibre est relâchée, ou bien d'une personne jeune et d'une forte constitution.

Cependant, le chirurgien, dans le second stade de l'ophtalmie aiguë intense, se bornera à éloigner de l'œil tout ce qui pourrait l'irriter et y rappeler l'inflammation. Il emploiera seulement les moyens qui pourront contribuer à dissiper ce stade, entretenu par le relâchement de la conjonctive et de ses vaisseaux, et en même temps à réveiller l'action du système lymphatique absorbant. Pour cela, dans cet état de choses, il appréciera d'abord avec soin, le degré de sensibilité de l'œil affecté d'hypopion, en introduisant entre les paupières et le bulbe, quelques gouttes de collyre vitriolique uni au mucilage de semences de coings. S'il observe que l'œil en est fortement irrité, il devra aussitôt renoncer à ce moyen, et il se bornera, pendant quelque temps, à l'application de cataplasmes de guimauve tiède, avec addition de quelques grains de camphre, faisant usage par intervalle des vapeurs aromatiques, ou spiritueuses, indiquées dans le chapitre de l'ophtalmie. Enfin, il reviendra à l'application d'un vésicatoire à la nuque. Lorsque l'excessive sensibilité morbifique de l'œil aura cessé, il prescrira de nouveau le collyre vitriolique, d'abord simple, ensuite animé avec une petite quantité d'esprit-de-vin camphré. Pendant ce traitement, le chirurgien sera à portée d'observer qu'à mesure que l'ophtalmie chronique se dissipe, et que l'action du système absorbant de l'œil se réveille, la matière tenace de l'hypopion se divise, d'abord en plusieurs portions ou petites masses, ensuite en parties plus fines; qu'elle diminue dans sa quantité, s'abaisse vers le segment inférieur de la cornée, et qu'elle disparaît enfin entièrement.

Le chirurgien ne peut pas toujours se promettre d'obtenir avec un égal succès la guérison de l'hypopion, soit que cette maladie ait été prise dans le premier ou dans le second stade de l'ophtalmie aiguë, lorsque la lymphe tenace versée, dans un court espace de temps, est en si grande quantité, que non-seulement elle remplit la totalité des deux chambres de l'humeur aqueuse, mais encore qu'elle les distend fortement de dedans en dehors, et qu'elle exerce surtout une forte pression contre la cornée. Cette fâcheuse combinaison, malgré les meilleurs secours de l'art, propres à la période dans laquelle se trouve la maladie, est souvent suivie d'un autre inconvénient encore plus grave que l'hypopion; c'est l'ulcération, l'obscurcissement et la crevasse de la cornée, dans sa circonférence ou à son centre, contre la pupille, ou dans le point où elle résiste le moins à la pression.

La cause la plus immédiate de cet incident tient moins à la nature âcre, comme quelques-uns le prétendent, de la matière de l'hypopion, qu'à la pression excessive que cette matière exerce contre la cornée de dedans en dehors, ce qui donne lieu à l'ulcération, à l'obscurcissement, à la corrosion et à la crevasse de cette membrane. Feu Jean Hunter (1), qui nous a laissé des réflexions importantes sur ce point de pathologie chirurgicale, a remarqué que les matières étrangères, qui s'insinuent dans quelques parties du corps animal, quoique non nuisibles par leur figure et par leur nature, sont incessamment dirigées et poussées par les forces de la nature vers la surface du corps. D'ailleurs un certain degré de pression qui, étant appliqué extérieurement au corps ani-

(1) A treatise on the blood, inflammation, and gun-shot wounds.

mal, ne produit point d'ulcération à la peau, si elle a lieu de dehors en dedans, quelle que soit sa faiblesse, déterminera l'ulcération de la partie comprimée, qui aura lieu constamment de dedans en dehors. La matière des glandes de Méibomius, par exemple, réunie en grande abondance, et distendant le sac lacrymal pourrait facilement forcer le passage par le canal nasal; mais sa présence détermine plutôt, à raison de la pression qu'elle exerçe de dedans en dehors, l'ulcération du sac; or, celui-ci résisterait indubitablement au même degré de pression exercé à l'extérieur. La matière renfermée dans les sinus frontaux, au moyen de la pression qu'elle exerce de dedans en dehors, corrode plutôt les os et les tégumens du front, qu'elle ne force la voie naturelle dans le nez. Une balle de plomb perdue entre les muscles, se trouve par la suite poussée sans aucune incommodité vers la surface du corps; mais à peine presse-t-elle la peau de dedans en dehors, que sa présence donne lieu à l'ulcération de cette membrane, par où elle s'ouvre enfin un passage. C'est précisément de la même manière, et en conformité de la même loi, que la lymphe concrescible, qui forme l'hypopion, versée dans la cavité de l'œil, est dirigée sans cesse vers la cornée; et si cette matière est tellement abondante que la pression qu'elle exerce soit portée au delà d'un certain degré qu'il n'est pas facile de déterminer, le tissu de cette membrane est aussitôt attaqué par le système absorbant qui l'ulcère et la corrode.

Quand cela a lieu, l'ulcération de la cornée se fait ordinairement avec une telle célérité, que le chirurgien a rarement assez de temps pour la prévenir. Il se forme alors une érosion, une crevasse, sur quelque point de la cornée, et la lymphe concrescible renfermée dans l'œil (1) s'évacue par cette voie, ce qui soulage le malade. Cependant cet avantage n'est pas de longue durée; car l'humeur glutineuse qui distendait énormément tout l'œil et surtout la cornée, est à peine sortie, qu'elle est suivie d'une portion de l'iris qui passe à travers l'ulcère, forme bientôt une saillie à l'extérieur, et y constitue la maladie qu'on appelle procidence de l'iris, dont je parlerai en détail au chapitre suivant.

Si, dans des circonstances aussi urgentes, la cornée, déjà attaquée par la cause ulcérante, obscurcie, et en grande partie désorganisée, tarde à s'ouvrir, la véhémence des symptômes qui dérivent de l'excessive distension du globe de l'œil, oblige le chirurgien à inciser cette membrane, afin de délivrer le malade d'un état aussi grave, et en même temps afin d'écarter de lui le danger de perdre la vie (2). Le

(1) C'est pour cela que l'hypopion est appelé, par la plus grande partie des chirurgiens, *empyème* de l'œil, lorsqu'il est parvenu à ce haut degré.

(2) Je passai quelques jours dans une ville de guerre, où deux sœurs, demoiselles de condition, eurent en même temps petite-vérole à l'âge de vingt à vingt-quatre ans : la matière varioleuse avait porté sur les yeux; les pustules étaient

chirurgien exécutera cette opération avec d'autant moins d'hésitation, que dans des cas semblables il ne peut que peu ou point compter sur la conservation de l'organe de la vue. La douleur de l'œil et de toute la tête est si acerbe et si véhémente en de telles circonstances, que souvent elle produit le délire, et donne des motifs de craindre que d'autres parties internes de la tête puissent être aussi affectées.

Si après que l'humeur tenace a été évacuée au moyen de l'incision de la cornée, il y avait espoir de

desséchées sur tout le corps, et l'on n'aurait eu aucun doute sur l'heureuse terminaison de la maladie, si les yeux n'eussent pas été affectés. Leur tuméfaction causa de la fièvre, de violentes douleurs accompagnées de chaleur et de pulsations. Appelé en consultation avec plusieurs maîtres en chirurgie de la ville, et deux ou trois chirurgiens majors de la garnison, je proposai l'ouverture des yeux pour sauver la vie. Mon avis ne fut point goûté ; j'eus beau représenter que ces organes étaient perdus sans ressource : la plus forte objection qu'on m'opposa, fut qu'on n'avait jamais ouï parler d'une telle opération. Un médecin, surtout, trouva fort étrange que j'eusse proposé de crever les yeux ; mais la mort très-prompte de l'une de ces demoiselles, donna quelques regrets aux parens d'avoir cédé à l'avis des plus nombreux. L'autre sœur eut le bonheur d'échapper par la bienfaisance de la nature : il se fit une ouverture spontanée par laquelle le pus formé entre les tuniques de l'œil s'évacua. Ses yeux conservèrent la forme globuleuse et leur volume naturel ; mais elle est restée aveugle, après avoir couru le plus grand risque de perdre la vie. (*Mém. de l'acad. de chirurg.*, vol. XIII, pag. 279, in-12.)

rétablir, au moins en partie, la transparence de cette membrane et en même temps l'action des autres parties qui composent l'organe principal de la vision, il serait certainement de la prudence du chirurgien de faire la section au bas de la cornée, comme on la pratique pour l'extraction de la cataracte; mais dans le cas d'empyème de l'œil dont nous parlons, lorsque la cornée, menacée partout d'ulcération opaque, est prête à tomber en une espèce de pourriture, il ne reste aucun espoir qu'elle puisse reprendre en aucun point sa première transparence. Le meilleur parti, pour soulager promptement le malade des douleurs atroces qui l'accablent, c'est d'inciser avec un petit bistouri la cornée à son centre, dans une étendue d'une ligne et demie; de soulever ensuite avec les pinces le bord rescisé, et de l'emporter en rond au moyen d'un seul coup de ciseau, en laissant au centre de la cornée une ouverture de la grandeur d'une lentille.

Par cette ouverture, dont les lèvres ne sont point adossées comme celles de la simple incision, la portion la plus fluide de la matière qui distendait énormément le globe de l'œil s'écoule immédiatement au dehors. Ensuite, peu à peu, la lymphe dense et concrescible se fraie le même chemin, le cristallin la suit, et après lui l'humeur vitrée. C'est pour cela qu'il est très-utile que le chirurgien s'abstienne de comprimer fortement le bulbe de l'œil, afin d'accélérer l'évacuation du corps vitré, l'expérience ayant démontré qu'il est utile que, dans des cas semblables, cette humeur s'échappe d'elle-même.

Aussitôt après l'opération, le chirurgien couvrira l'œil affecté d'un cataplasme fait avec de la mie de pain et du lait, qu'il renouvellera toutes les deux heures. Il ne négligera point l'usage de ces remèdes généraux qui sont propres à arrêter les progrès d'une forte inflammation, et à calmer le trouble du système nerveux. L'intérieur de l'œil entre graduellement en suppuration, et à mesure que celle-ci s'opère peu à peu, le bulbe se flétrit, se retire et s'enfonce dans l'orbite. Enfin il se cicatrise en laissant toute la facilité nécessaire pour placer un œil artificiel. Cependant on doit inférer de tout ce que nous venons de dire, qu'autant l'incision de la cornée est nécessaire et utile dans le cas d'empyème de l'œil, accompagné des très-graves symptômes que nous venons d'indiquer, et de l'obscurcissement insurmontable de cette même cornée, en grande partie désorganisée, autant elle est contre-indiquée et nuisible dans le cas d'hypopion, tel qu'on le rencontre le plus souvent dans la pratique. Le chirurgien ne doit pas se conduire différemment lorsqu'il traite un épanchement de sang dans l'œil, à la suite d'une percussion sur cet organe ou sur les parties voisines. Si l'épanchement n'excite ni douleurs pongitives, ni spasmes au fond de l'orbite, on peut espérer la terminaison par absorption de la matière épanchée, comme dans le cas de l'hypopion, et le traitement en est le même; mais si l'abondance du sang versé dans l'œil détermine des symptômes très-graves, semblables à ceux produits par l'empyème, il est de toute nécessité de faire une incision à la cornée, comme on la ferait pour extraire le cristallin, afin de donner issue à un sang abondant et coagulé.

PREMIÈRE OBSERVATION.

Une paysanne, d'une vigoureuse complexion, âgée de trente-cinq ans, fut transportée à l'hôpital de cette ville, sur la fin du mois d'avril 1796, pour y être traitée d'une ophtalmie aiguë intense qu'elle avait aux deux yeux, et qui l'affligeait depuis trois jours. Il existait un gonflement considérable aux paupières, et de la rougeur à la conjonctive; l'œil était très-douloureux; et la malade, privée de sommeil, avait de la fièvre. Je ne pus obtenir de renseignemens sur la cause d'où dérivait la maladie.

Je fis saigner abondamment cette femme, du bras et du pied, indépendamment des saignées capillaires locales au moyen des sangsues appliquées dans le voisinage de l'angle de chaque œil; en outre je la purgeai. Ces moyens apportèrent du soulagement et l'avantage d'abattre l'état inflammatoire de l'ophtalmie. Toutefois, il se manifesta dans la chambre antérieure de l'humeur aqueuse, une extravasation de lymphe jaunâtre, glutineuse, qui remplissait un tiers de cette cavité.

Les fréquentes lotions d'eau de guimauve tiède,

l'application non interrompue des cataplasmes d'herbes émollientes bouillies dans du lait, la diète et la réitération des purgatifs doux, composés d'un grain de tartre émétique dissout dans une livre de décoction de racine de chiendent, calmèrent les symptômes de l'ophtalmie, et le onzième jour la malade pouvait supporter une lumière modérée.

J'insistai sur les topiques émolliens indiqués, et la matière de l'hypopion commença à diminuer. Elle disparut graduellement et presque tout-à-fait dans l'espace de douze jours. Je jugeai alors opportun d'ajouter à la force des remèdes locaux, en introduisant dans les cataplasmes de guimauve quelques grains de camphre, ce qui produisit un très-bon effet; car en moins d'une semaine la rougeur de la conjonctive disparut, et avec elle cette ligne blanchâtre étroite, ayant la forme d'un croissant, qui était restée au bas de la cornée, et qui dépendait d'un reste de l'humeur de l'hypopion.

SECONDE OBSERVATION.

Madeleine Bignagni, jardinière des environs de Pavie, âgée de quarante ans, d'une faible constitution, fut attaquée à l'œil gauche d'une ophtalmie aiguë intense, qui, malgré quelques saignées, détermina l'hypopion de la chambre antérieure de l'humeur aqueuse, tellement que la cornée de ce côté paraissait presque tout-à-fait opaque. On transporta la malade dans cette école pratique, le septième jour après l'invasion de l'ophtalmie : elle accusait des douleurs vives et lancinantes à l'œil et à la tempe correspondante.

Je lui fis appliquer des sangsues aux angles des paupières, et je la purgeai doucement avec deux drachmes de crème de tartre, et un grain de tartre émétique dissout dans une livre de décoction de racine de chiendent, à prendre à doses réfractées. J'appliquai d'ailleurs sur l'œil le cataplasme de mie de pain et de lait avec un peu de safran. Le stade aigu de l'ophtalmie intense cessa dans l'espace de quatre jours, et en même temps la douleur lancinante de l'œil et de la tempe, mais l'hypopion demeura stationnaire. Je ne prescrivis à la malade qu'une nourriture facile à digérer, et lui fis appliquer sur l'œil des cataplasmes de guimauve qu'on renouvelait à mesure qu'ils se refroidissaient. A l'aide de ces moyens simples, la matière de l'hypopion, qui remplissait la plus grande partie de la chambre antérieure, commença à se fondre et à être absorbée, et dans l'espace de dix-huit jours, en comptant du moment où le stade inflammatoire de l'ophtalmie avait cessé, la pupille fut à découvert.

Il restait encore de cette matière tenace dans le fond de la chambre antérieure, et, à la conjonctive, de la rougeur produite par l'ophtalmie, et dépendante du relâchement des vaisseaux. Je fis ajouter aux cataplasmes de guimauve quelques grains de camphre qui contribuèrent évidemment à accélérer l'absorption et à éclaircir le blanc de l'œil dans l'espace de treize jours. Aussitôt que l'hypopion fut totalement dissipé, je prescrivis, avec avantage à la malade, le collyre fait avec de l'acétate de plomb, dissout dans l'eau de plantain avec addition de mucilage de semences de coing, afin de resserrer et de fortifier davantage la conjonctive et ses vaisseaux.

TROISIÈME OBSERVATION.

Une robuste paysanne, âgée de vingt ans, fut blessée à l'œil droit par un morceau de bois, ce qui occasiona une inflammation violente, et successivement un hypopion qui occupait environ la moitié de la chambre antérieure de l'humeur aqueuse. D'ailleurs, au côté externe et inférieur de la cornée, et selon toutes les apparences à l'endroit où le coup avait porté, il existait un petit ulcère cendré, profond, de la circonférence d'un grain de millet; la conjonctive paraissait très-rouge et gonflée. On transporta la malade dans cet hôpital, cinq jours après qu'elle eut éprouvé l'accident dont je viens de parler.

Je la fis saigner abondamment du bras et du pied, et la purgeai à plusieurs reprises, avec le tartrite acidule de potasse, uni au tartre émétique, à doses réfractées; je lui fis appliquer sur les paupières un cataplasme de mie de pain, de lait et de safran.

Le quatrième jour de l'entrée de la malade à l'hôpital, le stade inflammatoire de l'ophtalmie pouvait être considéré comme terminé, à l'exception de quelques picotemens passagers à l'œil.

Le dixième jour, je trouvai la malade plus tranquille qu'à l'ordinaire : après avoir enlevé le cataplasme, et ayant ouvert l'œil, je reconnus que l'hypopion était de beaucoup diminué, et j'observai qu'une petite goutte de la matière tenace qui le formait se présentait pour sortir par l'ouverture qui, comme je l'ai déjà dit, existait à la cornée, et qui ne s'était pas formée de dedans en dehors, mais de dehors en dedans. Je m'abstins de toute pression sur le globe de l'œil qui eût pu contribuer à une trop prompte évacuation de cette humeur, dans la crainte que l'iris ne la suivît. Je continuai à fomenter l'œil avec des cataplasmes d'herbes émollientes, jusqu'à ce que toute la matière de l'hypopion se fût insensiblement évacuée par cette voie : c'est ce qui eut lieu dans l'espace de sept jours. A cette époque je touchai le petit ulcère avec le nitrate d'argent fondu, et de manière à produire une escarre profonde et fort adhérente. La vive douleur qu'éprouva la malade, et la rougeur qui augmenta subitement à la conjonctive, me firent craindre une nouvelle inflammation; mais les lotions répétées de lait tiède et les applications de cataplasmes émolliens, ainsi que l'administration d'une émulsion anodine vers le soir, ramenèrent un calme parfait. L'escarre demeura fixe pendant quatre jours de suite; à sa chute je touchai de nouveau le petit ulcère avec le même caustique que précédemment, et les symptômes d'irritation furent beaucoup moins violens que la première fois. La seconde escarre s'étant détachée, le fond de l'ulcère se montra en pleine granulation et dans un état qui tendait à la cicatrice. Le collyre vitriolique, uni au mucilage, appliqué alors pendant deux semaines, suffit pour achever le traitement (1).

QUATRIÈME OBSERVATION.

Le 20 mars 1793, fut reçu dans cette école de chirurgie pratique, Munro Spagnoli, paysan, âgé de

(1) J'aurais pu extraire de mes Journaux un très-grand nombre d'observations semblables aux trois précédentes, et les rapporter ici, si j'avais cru qu'une plus grande masse de faits, à peu près semblables, eussent pu contribuer à éclaircir davantage la méthode curative qui vient d'être exposée. Je ferai seulement remarquer qu'il est rare, dans les hôpitaux, de pouvoir observer l'hypopion dans le premier stade de l'ophtalmie aiguë intense; car les gens de campagne surtout, se font saigner abondamment dans les inflammations des yeux et à plusieurs reprises, et ne font pas moins convenablement usage des cataplasmes émolliens; ils se persuadent qu'ils pourront sortir d'embarras par ces moyens, ainsi qu'il leur arrive souvent; mais dans le cas d'hypopion, après la cessation de la vive inflammation, une matière étrangère s'épanche dans la chambre antérieure de l'humeur aqueuse, la vue est obscurcie, et c'est seulement alors qu'ils se rendent dans les hôpitaux, surtout si ce sont des sujets avancés en âge; car dans cet état le mal qu'ils ont ne leur fait pas éprouver de douleur considérable.

soixante ans; il avait la moitié de la chambre antérieure de l'humeur aqueuse de l'œil gauche, occupée par un amas de matière glutineuse, qui datait, d'après le rapport du malade, de trois semaines, époque de la disparition d'une violente inflammation due à des saignées et à des applications émollientes. Il ne se plaignait d'aucune douleur remarquable à l'œil affecté, et il supportait sans répugnance une lumière modérée. La conjonctive était rouge par l'effet du relâchement de ses vaisseaux.

L'âge avancé du malade, le peu de sensibilité de l'œil, et la diminution lente ou nulle de l'hypopion, indiquaient assez que, dans ce cas, il fallait réveiller l'activité du système absorbant, et fortifier les vaisseaux de la conjonctive, afin d'obtenir que cet amas de lymphe tenace, versée dans la chambre antérieure de l'humeur aqueuse, se dissipât. Loin donc d'employer la méthode curative antiphlogistique et les topiques émolliens, comme dans les cas précédens, je prescrivis au malade un régime nourrissant proportionné aux forces de son estomac, et la décoction de kina à prendre trois fois par jour, à la dose de trois onces. Comme remède local, je lui fis injecter dans l'œil, toutes les deux heures, le collyre vitriolique uni au mucilage de semences de coing, et je lui fis appliquer un vésicatoire à la nuque. Dans l'espace de huit jours, l'hypopion fut réduit à la moitié, et la conjonctive perdit cette couleur rouge foncé qu'elle avait au commencement. J'augmentai l'action du collyre vitriolique par l'addition d'une petite quantité d'esprit-de-vin camphré ; et, dans le cours de dix autres jours, l'hypopion disparut totalement, et avec lui l'ophtalmie chronique produite par le relâchement.

CINQUIÈME OBSERVATION.

Jean Nuvola, paysan, âgé de quarante-cinq ans, homme faible, maladif, qui travaillait dans des rizières, fut frappé à l'œil droit par un épi de riz, avec tant de violence, que cet organe s'enflamma le même jour d'une manière très-douloureuse; peu après, l'œil se remplit à un tiers environ de la chambre antérieure d'une lymphe tenace jaunâtre. Le chirurgien qui entreprit de traiter ce malade lui fit une abondante saignée, le purgea, et lui prescrivit de fomenter assidument la partie affectée avec une infusion de fleurs de sureau et de guimauve.

Le septième jour, l'état inflammatoire de l'ophtalmie intense cessa, mais l'hypopion devint stationnaire. Le malade n'éprouvait plus aucune incommodité remarquable à l'œil, attendu qu'il le tenait hors d'atteinte du contact de l'air et de la lumière, moyennant un linge suspendu sur son front. Conséquemment, il sortait de sa maison et vaquait un peu aux travaux de la campagne. Cependant, comme il observait que depuis deux semaines que l'inflammation avait cessé, l'œil demeurait toujours embarrassé de cette matière jaunâtre, il se transporta dans cet hôpital pour s'y faire traiter.

La conjonctive était affectée d'ophtalmie par relâchement; et la cornée, outre l'opacité dépendante de la matière de l'hypopion, était légèrement excoriée en deux endroits, comme si l'on en avait enlevé l'épiderme.

Ayant égard à la faiblesse générale et partielle du malade, je lui prescrivis l'usage interne du kina et un régime nourrissant et fortifiant; comme remède local, je lui fis faire usage du collyre vitriolique, à injecter toutes les deux heures : le malade ne put le supporter que tiède. En peu de jours les vaisseaux de la conjonctive reprirent leur première vigueur, et l'ophtalmie chronique disparut. L'hypopion diminua d'une manière progressive, et au bout de quinze jours la cornée étant revenue à son état naturel de transparence, le malade, pendant quelques jours encore, fit usage, seulement le soir, de l'onguent ophtalmique de Janin, et ensuite il sortit de l'hôpital, parfaitement guéri.

SIXIÈME OBSERVATION.

Philippe Soletta, meunier à Colignano, âgé de cinquante-six ans, fut reçu dans cette école de chirurgie pratique le 26 décembre 1794, pour se faire traiter un hypopion qui occupait deux tiers de la chambre antérieure de l'œil droit. Cet homme avait d'ailleurs les vaisseaux sanguins de la conjonctive du même côté, fort dilatés et variqueux, les paupières chassieuses, et la cornée superficiellement excoriée dans plusieurs points. Toutefois, le malade ne se plaignait pas de ressentir une grande douleur dans l'œil, et il affrontait franchement la lumière. Il me raconta même que vers le commencement de la maladie, qui datait d'un mois, on lui avait fait une saignée qui l'avait soulagé; mais que par la suite, malgré l'application des fomentations chaudes avec de l'eau de guimauve, la maladie était restée à peu près dans le même état où elle était quelques jours après la saignée.

Je fus d'avis, dans cette circonstance, comme dans un grand nombre de cas semblables, de faire prendre au malade six drachmes de kina par jour, divisées en trois doses, et de lui accorder une nourriture animale fortifiante. Et, comme remède local, je commençai par injecter dans l'œil affecté, toutes les deux heures, le collyre vitriolique, fait avec cinq grains de vitriol, dans quatre onces d'eau distillée de plantain et une demi-once de mucilage de semences de coing. Comme l'œil ne se montrait que peu sensible à l'action stimulante et astringente de ce remède, j'y ajoutai une petite quantité d'esprit-de-vin camphré. Dans l'espace de dix-huit jours, l'hypopion et l'ophtalmie chronique due au relâchement disparurent. Mais, afin de fortifier de plus en plus la partie, et de corriger la sécrétion morbifique de la chassie, je m'appliquai à traiter le malade pendant douze autres jours, en lui introduisant matin et soir, entre les paupières de l'œil affecté, l'onguent ophtalmique de Janin (1).

(1) A l'égard de ce remède, je dois de nouveau avertir les jeunes chirurgiens de n'en faire usage d'abord que mêlé avec une dose de graisse plus grande que celle qui est indiquée dans la formule; car autrement la pommade irriterait trop, et, au lieu de le soulager, elle offenserait l'œil.

CHAPITRE ADDITIONNEL

De quelques lésions de la cornée et de l'iris, dont M. Scarpa n'a point traité.

§ 1. *Corps étrangers dans l'œil.*

Les corps étrangers introduits entre la surface de l'œil et la conjonctive des paupières, déterminent une violente irritation du globe oculaire, la rougeur de ses membranes et l'afflux abondant des larmes. Si l'extraction n'en est pas rapidement faite, et si l'organe n'est point débarrassé dans les premiers instans de ces causes de stimulation, une ophtalmie aiguë se développe; tous les médicamens, à l'aide desquels on tente de la dissiper, restent infructueux. Elle persiste enfin à l'état chronique, et peut provoquer toutes les lésions de la cornée, dont il a été question dans les chapitres précédens.

Lorsque les corps étrangers introduits dans l'œil, sont solubles, les larmes les dissolvent promptement, et entraînent leurs molécules avec elles, à travers les voies lacrymales, jusque dans le nez. Dans les cas où les substances étrangères sont sous la forme pulvérulente, elles tombent ordinairement entre la paupière inférieure et le globe de l'œil, dans cet endroit où la conjonctive se replie de l'un de ces organes à l'autre. C'est dans ce lieu qu'il faut les chercher, lorsque les ablutions d'eau froide n'ont pas suffi pour les entraîner au dehors ou pour les dissoudre. On renverse alors la paupière inférieure en bas, de manière à mettre à découvert toute la partie inférieure de la conjonctive, et, avec un anneau ou un papier roulé, présentant à son extrémité une sorte de cuiller, on entraîne les corps irritans au dehors.

Les frottemens que les malades exercent par une sorte d'instinct sur les paupières, lorsque l'œil est subitement irrité par un corps étranger, font souvent passer celui-ci entre la paupière supérieure et le globe oculaire. L'exactitude avec laquelle le cartilage tarse est appliqué à l'hémisphère antérieur de l'œil, s'oppose à ce que les substances dont il s'agit puissent descendre spontanément entre les deux paupières. Elle restent donc fixées à l'endroit qui les recèle, irritent les parties, et se dérobent aux recherches, aussi long-temps que l'on ne soulève pas le bord libre de la paupière supérieure, de manière à découvrir et la face interne de cet organe, et la partie supérieure de l'hémisphère antérieur du globe de l'œil.

Au lieu d'être libres et mobiles dans les divers replis que forme la conjonctive, les corps étrangers s'implantent assez souvent aux membranes oculaires, et spécialement à la cornée. Parmi ces corps, les plus communs sont les parcelles de fer ou d'acier. Les forgerons, les tailleurs de pierre et quelques autres ouvriers qui travaillent les métaux, ou qui frappent avec leurs marteaux contre des corps très-durs, y sont le plus exposés. Le meilleur moyen d'extraire ces scories métalliques, qui pénètrent souvent à une profondeur considérable dans l'œil, et qui font à ses membranes des lésions graves, consiste à les saisir avec des pinces très-fines et à les extraire, en leur faisant parcourir le trajet qu'elles ont suivi en s'introduisant. Sans cette précaution, le chirurgien s'exposerait à les rompre, dans les parties; de telle sorte, que leur extraction complète serait fort laborieuse et fort difficile. Lorsque les membranes de l'œil ont été plutôt distendues que divisées par les parcelles de fer ou d'acier, elles les retiennent avec force, et l'on ne peut quelquefois les faire sortir qu'après avoir débridé les ouvertures qui les ont reçues. Une lancette à pointe aiguë doit servir à cette opération, aussi simple que facile, et à la suite de laquelle l'œil est promptement débarrassé de la cause qui l'irritait.

Cette division préliminaire devrait encore être pratiquée, lorsqu'une scorie de fer ou d'acier, est tellement enfoncée qu'elle ne laisse aucune prise au dehors, et qu'elle ne peut être par conséquent saisie avec les pinces les plus fines. Il n'est pas de chirurgien qui ne connaisse l'observation de Fabrice de Hilden; mais l'aimant, dont se servit la femme de ce chirurgien célèbre, n'est pas un moyen que l'on ait toujours à sa disposition, et dans beaucoup de cas, sa force d'attraction ne suffirait pas pour vaincre la résistance que les membranes opposent à la sortie des corps étrangers. Les cas dans lesquels on peut faire usage de l'aimant, sont donc fort rares, et presque toujours on est contraint de pratiquer les débridemens que nous avons conseillés.

Lorsque les particules étrangères qui irritent l'œil n'ont été introduites que depuis peu de temps dans l'épaisseur des membranes de cet organe, on ne peut les reconnaître qu'à la saillie qu'elles font, et à leur couleur plus ou moins différente de celle des parties dans lesquelles elles sont enfoncées. Mais, lorsque leur séjour a été prolongé pendant un temps plus long, une aréole inflammatoire se forme autour d'elles, les tissus tuméfiés les recouvrent plus ou moins exactement, et l'on est obligé, pour reconnaître leur présence, de promener au centre de cette inflammation, qu'ils ont provoquée, l'extrémité d'un stylet ou de pinces très-fines, dont les branches sont tenues rapprochées. Lorsqu'il s'est écoulé plus de temps encore, et que la phlogose déterminée par le corps étranger, est passée à l'état chronique, la tuméfaction qu'il a déterminée, au lieu d'être rouge est devenue blanche, et l'on aperçoit à l'endroit qu'il occupe un nuage plus ou moins épais, et plus ou moins étendu. Quelle que soit la variété de ces circonstances, les indications curatives qu'elles présentent ne varient pas. Il faut toujours procéder à l'extraction de la cause de l'irritation et de la phlogose, et faire ensuite usage des moyens internes et externes propres à en combattre les effets.

Parmi les substances qui peuvent s'introduire dans l'œil, il en est une qui donne assez souvent lieu à des méprises graves, c'est la coque du millet. Il arrive fréquemment aux personnes qui nettoient, en soufflant, les cages d'oiseaux, de recevoir, à la surface de l'organe de la vue, une moitié de l'enveloppe de la graine dont l'animal se nourrit. Si ce corps présente au globe oculaire sa face concave, il s'y attache, y demeure fixé, et semble être identique, soit avec la conjonctive qui revêt le blanc de l'œil, soit avec la cornée transparente; ni les frottemens, ni les lotions, ne déplacent cette cause puissante d'irritation; et les malades, qui souvent n'ont accordé que peu d'importance à leur accident, sont étonnés d'observer à leur œil une petite tumeur qu'ils ne manquent pas de prendre pour un abcès. Cette erreur est quelquefois partagée par des praticiens peu attentifs. Des topiques émolliens sont alors employés afin de favoriser l'ouverture de la prétendue collection purulente; mais celle-ci reste stationnaire, et ce n'est que quand enfin l'on veut porter sur elle la pointe d'une lancette, que l'on reconnaît sa nature et que l'on fait l'extraction du corps étranger.

Lorsque l'on est parvenu à débarrasser l'œil de la cause de sa stimulation, et que cet organe n'a pas été violemment enflammé, des lotions avec l'eau froide, et la privation de la lumière pendant quelques jours, suffisent pour ramener les parties à leur premier état. Mais lorsque les corps étrangers ont séjourné pendant plus long-temps entre les paupières et le globe oculaire, la phlogose qu'ils ont déterminée doit parcourir ses périodes, et il faut la combattre à l'aide de tous les moyens qui ont été indiqués au chapitre de l'ophtalmie. Enfin, si une désorganisation plus ou moins profonde s'était opérée à la cornée, il faudrait mettre en usage le traitement qui a été indiqué dans les chapitres précédens, ou ceux que nous ferons connaître plus bas, en traitant des diverses taches de cette membrane.

§ 2. *Plaies de la cornée.*

La cornée transparente est une des parties de l'œil qui résistent le mieux à l'action des corps contondans. Lorsque cet organe a été le siége d'une percussion violente, il se forme, très-fréquemment, des ecchymoses plus ou moins considérables, à la conjonctive et aux paupières; mais la cornée est rarement altérée. L'intérieur de l'œil est même complétement désorganisé, avant que cette membrane présente la moindre rupture; quand le globe oculaire cède enfin sous l'effort et se rompt, la sclérotique est presque toujours déchirée, soit antérieurement, soit à sa partie postérieure, plutôt que la cornée.

Toutefois, cette membrane peut être atteinte par les instrumens tranchans ou piquans. Ses plaies, lorsqu'elles sont isolées de la lésion des autres parties de l'œil, ne sont pas graves. Elles n'exigent que l'occlusion des paupières, l'emploi local de résolutifs légers, une diète sévère, un repos absolu et des saignées du pied ou du bras, plus ou moins abondantes suivant la force des sujets. Le praticien doit se conduire, dans ce cas, comme il le ferait si la cornée avait été incisée à l'occasion d'une opération de la cataracte, par la méthode de l'extraction. Si alors l'iris s'échappait entre la lèvre de la plaie, il faudrait le repousser et le remettre autant que possible à sa place, à l'aide d'un stylet fin, mousse et parfaitement poli. On préviendrait ainsi la formation d'une procidence de l'iris, et les inconvéniens qui ne manquent jamais d'en résulter. Dans le cas où l'instrument vulnérant a pénétré jusqu'au cristallin et a déplacé ce corps, il convient d'en faire l'extraction. Mais l'époque où cette opération doit être pratiquée varie suivant les divers états de l'œil malade. Ainsi, par exemple, si l'accident vient d'avoir lieu, et que les parties ne soient point encore enflammées, nous pensons qu'il faut opérer sur-le-champ, parce que le cristallin, déplacé en partie, pourrait accroître ou entretenir ces accidens, et que son extraction, faite à travers la plaie, dont on agrandit les dimensions, s'il est nécessaire, n'ajoute rien à la gravité de la blessure. Dans le cas, au contraire, où l'inflammation de l'organe de la vue aurait déjà commencé à se développer, il faudrait attendre pour exécuter l'opération de la cataracte, que la violence des accidens fût tombée. Il est presque inutile de faire observer que dans aucun cas de plaie de la cornée, on ne doit toucher à l'œil, si l'on n'aperçoit évidemment un déplacement de l'iris ou du cristallin, qui indique d'une manière positive l'exécution d'une opération toujours plus ou moins grave et difficile à pratiquer.

§ 3. *Phlyctènes de la conjonctive.*

Il est assez fréquent d'observer, à la suite des ophtalmies aiguës ou chroniques, ou de l'action de corps irritans sur les membranes de l'œil, et quelquefois aussi sans cause connue, de petites vésicules développées dans le tissu cellulaire, qui unit la conjonctive, soit à la sclérotique, soit à la cornée transparente. Ces tumeurs, formées par une certaine quantité de sérosité limpide, sont plus ou moins volumineuses; assez semblables à un grain de millet, leur grosseur n'excède jamais le volume d'un pois. Leur transparence permet facilement d'apercevoir la couleur des tissus situés au-dessous d'elles, ce qui les fait paraître blanches, noires, ou d'une teinte plus ou moins claire ou foncée, suivant qu'elles sont situées sous la sclérotique, vis-à-vis de la pupille ou au-devant de l'iris. On ne peut apprécier au juste leur volume, et la teinte du liquide qui les forme, que quand on les examine de côté.

Il ne résulte de la présence des phlyctènes de la conjonctive aucune douleur, aucune irritation; lorsqu'elles sont grosses, elles gênent les mouvemens des paupières, et leur présence est fort incommode. Celles qui occupent la cornée nuisent au passage des rayons lumineux, et rendent la vision imparfaite. Elles cèdent assez souvent, à l'emploi des topiques résolutifs, et de collyres légèrement astringens; mais elles exigent presque toujours que l'on divise leur enveloppe. Afin de rendre cette opération plus sûre, il faut se servir d'une lancette, dont la lame effilée soit entourée d'un fil, jusqu'à une ligne de la pointe. Quelques lotions froides et astringentes avec le collyre vitriolique affaibli, suffisent pour achever la guérison. Il est rare que l'on soit obligé d'appliquer le nitrate d'argent fondu sur le lieu que les phlyctènes occupaient, afin de provoquer l'exfoliation ou l'adhésion de leurs parois.

Dans les cas où ces tumeurs sont produites par l'inflammation vive de la partie antérieure du globe oculaire, il faut après les avoir percées, continuer le traitement de cette inflammation comme si aucune complication n'avait entravé sa marche.

§ 4. *Des taches de la cornée.*

Nous rassemblons sous ce titre le nuage de la cornée et l'albugo. Ces affections sont en effet de même nature; elles se confondent souvent dans la pratique, et il est quelquefois impossible de décider laquelle des deux on a sous les yeux. L'albugo ne diffère du nuage que par sa plus grande épaisseur, et par l'opacité plus considérable de la membrane qu'il affecte.

Le nuage de la cornée peut être guéri à l'aide de l'excision d'une portion de la conjonctive relâchée, et de ses vaisseaux devenus variqueux. Mais aussi cette affection, et surtout l'albugo ne cèdent quelquefois pas à ces opérations. On a proposé alors de faire usage de diverses substances, que nous croyons devoir indiquer, afin de compléter ce qu'a établi M. Scarpa, dans les chapitres où il a traité du nuage de la cornée et de l'albugo.

Aussi long-temps que les taches de la cornée sont accompagnées d'une irritation plus ou moins vive, il faut, avant de tenter sur elles aucune opération, combattre la phlogose qui les accompagne. Les substances émollientes, résolutives ou astringentes, seront employées suivant que l'ophtalmie est encore aiguë et douloureuse, ou que, devenue chronique, elle paraît être entretenue par l'état variqueux des vaisseaux de la conjonctive. Un vésicatoire au bras ou un séton à la nuque conviennent presque constamment. L'emploi de ces moyens, continués pendant long-temps, avec persévérance, suffit souvent pour rendre aux parties leur transparence naturelle. Il faut surtout, afin d'obtenir ce résultat, proscrire tous les travaux qui exigent une application continuelle et fatigante de la vue, tels que la lecture prolongée, l'exécution d'ouvrages très-délicats et très-fins, les veilles, etc. Le repos de l'œil, l'attention de le baigner plusieurs fois par jour dans un liquide légèrement résolutif, comme l'eau de Balaruc, l'eau de mer, ou même l'eau commune avec addition d'un à deux gros de muriate de soude, par pinte de liquide, tels sont avec un régime modéré, l'usage de boissons délayantes et laxatives, et quelques saignées capillaires locales, les moyens les plus efficaces, à l'aide desquels on puisse espérer de provoquer la résolution des épanchemens lymphatiques entre les lames de la cornée, et d'éteindre l'irritation qui appelle le sang dans les vaisseaux de cette membrane.

Ce n'est qu'après avoir inutilement employé ces moyens que l'on peut pratiquer ces rescisions, dont M. Scarpa a décrit avec exactitude le procédé opératoire, et qu'il a recommandées à juste titre. M. Demours se sert, toutefois, dans ces cas, de scarifications pratiquées sur la conjonctive. Mais de semblables opérations doivent être exécutées avec autant de légèreté que de rapidité; elles ont pour objet de dégorger les vaisseaux distendus par le sang. Nous pensons cependant qu'il faut leur préférer l'excision, parce qu'elles irritent plus les parties qu'elles ne les dégorgent, et que souvent elles sont inefficaces, quoique fort douloureuses. Lorsque l'albugo est saillant sur la cornée, l'oculiste que nous venons de citer a quelquefois pratiqué sur la tumeur de légères mouchetures, qu'il faisait pénétrer jusqu'au siége de l'épanchement lymphatique. Des bains de l'œil dans l'eau de Balaruc tiède, servaient ensuite à dégorger les parties; mais, malgré cette attention, les incisions faites sur le siége de la maladie nous paraissent devoir être rejetées, à raison de l'irritation qu'elles ne sauraient manquer de provoquer ou d'entretenir.

Lorsque l'inflammation est entièrement dissipée, ou quand la maladie a débuté sans avoir été précédée d'aucun des phénomènes de la phlogose de la conjonctive ou de la cornée, on a recommandé l'emploi d'une foule de moyens irritans, propres, disent les praticiens qui les conseillent, à rendre aux parties leur ton, leur énergie, et à favoriser l'absorption des liquides épanchés entre les lames des tissus malades. On trouve en chirurgie comme en médecine des traces nombreuses de ces opinions populaires et absurdes, suivant lesquelles toutes les maladies doivent être attribuées à la faiblesse, et toutes les indications curatives rapportées à celle de fortifier les parties. C'est ainsi que la tutie, le sucre candi, le calomélas, l'alun calciné, etc., ont été employés ou seuls ou mêlés entre eux dans diverses proportions. Mais l'expérience, qui doit servir de régulateur dans tous les cas de ce genre, n'a point démontré que l'on pût attendre des effets fort avantageux des substances que nous venons d'indiquer.

Toutefois, le professeur Rust, de Berlin, s'est servi avec avantage du muriate de soude, soit en solution aqueuse, soit combiné avec l'opium. C'est en ce dernier état qu'il l'emploie le plus ordinairement. Le sel doit être d'abord décrépité au feu, afin d'en chasser toute l'humidité; on le réduit ensuite en poudre impalpab'e, et on le conserve pour l'usage dans des flacons bouchés à l'émeri. M. Rust trempe un petit pinceau de blaireau dans du laudanum de Sydenham, et prend ensuite avec ce pinceau humide une petite quantité de la poudre saline. Les paupières doivent être tenues écartées par un aide; le pinceau est alors appliqué sur la tache de cornée; et le malade, rapprochant brusquement les paupières, saisit avec elles l'extrémité du pinceau, la presse, et exprime sur l'œil une assez gra de quantité du médicament.

M. Guillié a répété en France les expériences du professeur allemand, et il a obtenu comme lui des succès fort remarquables par l'emploi de ce moyen. Un vétéran portait à l'œil droit, depuis un grand nombre d'années, deux taies qui recouvraient la presque totalité de la pupille. Elles avaient résisté à tous les remèdes mis en usage pour les guérir, et paraissaient avoir une épaisseur considérable. Douze applications de muriate de soude, faites avec le pinceau trempé préalablement, soit dans le laudanum, soit dans l'eau pure, suffirent pour détruire entièrement la maladie. Les mêmes essais ont été répétés avec un succès égal sur deux autres sujets. D'autres obtinrent un soulagement notable de l'emploi du même moyen; mais il en est quelques-uns sur lesquels il est resté inefficace, ou dont il a même un peu aggravé l'état.

Quoi qu'il en soit, M. Guillié déduit de ses observations cette conséquence, que le muriate de soude peut être employé avec quelque avantage, comme excitant, afin de provoquer une résorption plus ou moins complète des taies et la diminution de la circonférence de quelques albugos récens.

Si le raisonnement suffisait pour combattre des résultats déduits d'observations authentiques, nous n'hésiterions pas à condamner l'usage d'un moyen qui excite constamment dans l'organe malade une inflammation très-vive, et qui peut en provoquer la désorganisation complète. Mais nous possédons un si petit nombre de faits relativement à l'emploi du muriate de soude opiacé contre les obscurcissemens de la cornée, que nous en appelons à des essais ultérieurs, pour prononcer d'une manière positive sur la valeur de ce médicament.

Ces réflexions s'appliquent à l'usage du sulfate de *cadmium* contre la maladie qui nous occupe. Le cadmium est un nouveau métal dont MM. Hermann et Stromeyer ont fait la découverte. On ne l'a encore rencontré que dans le sulfure et l'oxide de zinc. Il ressemble assez à l'étain, dont il a la couleur, l'éclat, la mollesse, la ductilité, et il fait entendre comme lui une sorte de frémissement moléculaire lorsqu'on le ploie. Il en diffère cependant par plusieurs qualités physiques et chimiques : le sel résultant de la combinaison de ce métal avec l'acide sulfurique fut d'abord employé par M. Rosenbaum qui reconnut que ce médicament peut être appliqué sur l'œil en solution aqueuse à la même dose que le sulfate de zinc, quoique son action sur la cornée soit beaucoup plus énergique. La première fois que le sulfate de cadmium fut essayé, ce fut sur un chien, dont la cornée de l'œil droit avait perdu presque toute sa transparence. M. Rosenbaum appliquait trois fois par jour, sur cet œil, une goutte d'une dissolution d'un grain du nouveau sel dans deux gros d'eau distillée. A chaque application, la conjonctive devenait rouge; les larmes coulaient abondamment, l'animal donnait des marques d'une vive douleur. Ces phénomènes disparaissaient après vingt minutes. La cornée commença le troisième jour à paraître moins opaque, et le septième elle était redevenue transparente.

M. Himly profita de cette expérience, et employa le sulfate de cadmium avec avantage dans plusieurs cas d'obscurcissement de la cornée. Le docteur Wedemeyer, de Hanovre, traita par le même moyen un invalide anglais qui fut parfaitement guéri. M. Guillié a répété, à la clinique des jeunes aveugles, les essais des chirurgiens d'outre-Rhin, et comme eux il se loue beaucoup des résultats qu'il a obtenus.

Toutefois, nous le répétons, en terminant ces considérations, il est difficile de décider avec certitude jusqu'à quel point l'acquisition des deux médicamens que nous venons d'indiquer peut être utile contre les obscurcissemens plus ou moins considérables de la cornée. Si nous prenons l'analogie pour guide, elle nous porte à les considérer comme inefficaces et même dangereux dans beaucoup de cas;

d'un autre côté, des observations authentiques semblent déposer en leur faveur. Il faut donc suspendre son jugement, et attendre de nouvelles tentatives, faites avec beaucoup de prudence et de circonspection, les lumières qui doivent éclairer notre jugement et décider la question qui nous occupe.

§ 5. *De l'iritis.*

On donne le nom d'iritis à l'inflammation de l'iris. Cette maladie était inconnue aux praticiens des derniers siècles, ou du moins ils la confondaient avec les phlegmasies des autres membranes de l'œil, sous le nom générique d'*ophtalmie interne*. Mais les chirurgiens de nos jours, éclairés par des recherches d'anatomie pathologique plus exactes et par des observations plus nombreuses, ont distingué, avec une précision qui deviendra sans doute chaque jour plus grande, les diverses inflammations dont les parties profondes du globe oculaire peuvent être le siége. Celles de l'iris ont spécialement fixé leur attention, et ce sont elles qu'ils ont le mieux connues.

L'iritis existe souvent d'une manière isolée; mais plus fréquemment encore elle est compliquée de la phlogose de la cornée transparente, ou de celle de la choroïde, ou même des procès ciliaires. Dans tous ces cas elle est facile à distinguer, à l'aide des phénomènes qui lui sont propres, et qu'il est important de bien observer.

Les causes de l'inflammation de l'iris sont semblables à celles de toutes les ophtalmies, c'est-à-dire que les sujets dont les yeux sont très-sensibles à l'action de l'air et de la lumière, et dont la constitution nerveuse et sanguine est très-susceptible d'inflammation, sont fort disposés à l'iritis, ainsi qu'à toutes les autres phlegmasies oculaires. Les variations dans la températùre atmosphérique, l'exposition à une lumière vive accompagnée d'une chaleur intense et réfléchie par des corps blanchâtres et brillans ; les veilles, les lectures prolongées, et les autres travaux qui exigent une longue et fatigante application des yeux ; telles sont les causes les plus ordinaires de la phlogose de l'iris.

L'infection syphilitique est considérée, par les chirurgiens les plus recommandables de l'Angleterre et de l'Allemagne, comme la cause prédisposante la plus énergique de l'iritis. MM. Travers, à Londres, Beer et Muller, à Vienne, et quelques autres praticiens ont adopté cette opinion, qui a trouvé un assez grand nombre d'apologistes en France. Toutefois, le nombre des inflammations appelées *spécifiques*, diminue chaque jour. A mesure que la physiologie pathologique fait des progrès, on reconnaît que les irritations des organes composés et des tissus élémentaires doivent être traitées d'après les mêmes principes, quelle que soit la cause qui les a provoquées, et l'état de santé ou d'altération de la constitution du malade. D'ailleurs M. Travers admet que le mercure administré à trop hautes doses, ou pendant trop longtemps, peut provoquer l'iritis aussi-bien que le virus syphilitique, et dans ces cas mêmes il propose de traiter la maladie à l'aide des mercuriaux. Il trouve dans la même substance la cause et le remède de la même affection, ce qui est, sinon absurde, du moins tellement contraire aux lois les plus générales et les plus positives de la science de l'homme, que l'on ne saurait adopter une semblable théorie qu'avec une extrême circonspection.

Il nous semble donc plus conforme aux faits de reconnaître que si le développement de l'iritis peut être favorisé dans quelques cas, par l'état de faiblesse et de susceptibilité du sujet, ainsi que par la syphilis, cette maladie dépend le plus ordinairement de l'action des causes irritantes locales. Elle naît et parcourt ses périodes comme le font toutes les autres inflammations membraneuses, sans se distinguer d'elles par aucune particularité et par aucune modification *spécifique* dans ses causes, sa marche ou sa nature. On ne saurait dire pourquoi l'iritis ferait une exception à la loi qui est applicable à toutes les inflammations, et les faits n'autorisent à établir aucune distinction entre elles. Les chirurgiens ont adopté et conservent encore cette habitude de ranger les maladies en espèces distinctes, d'après les causes qu'ils croient les provoquer ; ils multiplient ainsi outre mesure les objets à étudier, et sont entraînés à de graves erreurs dans l'application des moyens curatifs.

L'iritis affecte rarement les deux yeux à la fois; ce qui est le contraire de ce qui a lieu relativement aux autres ophtalmies, dans lesquelles les deux yeux sont souvent envahis en même temps. Les symptômes qui caractérisent cette affection sont les suivans : le malade éprouve d'abord à l'œil et au fond de l'orbite une douleur gravative, prolongée, continuelle, et accompagnée d'un larmoiement abondant ; à ces premiers accidens succède une altération plus ou moins sensible de la couleur de l'iris. Cette membrane paraît d'abord jaune, puis successivement d'un rouge vif et semblable à celui du sang artériel. Son épaisseur devient plus considérable, sa surface paraît être fongueuse ; elle se contracte avec plus ou moins de force, ce qui rétrécit d'autant l'ouverture de la pupille. Le sujet voit, dans quelques cas, les objets plus gros qu'ils ne le sont réellement ; d'autres fois ils lui paraissent colorés en jaune et couverts de stries rougeâtres, ou d'une espèce de réseau de cette couleur ; mais ces phénomènes sont peu constans, et il arrive assez souvent de ne les pas observer.

Tous les points de l'iris ne sont pas affectés à la fois ; dans quelques circonstances même l'inflammation se borne à une partie de cette membrane. Nous l'avons vue, chez un sujet, n'occuper que la moitié inférieure de sa circonférence. Assez souvent, la phlogose débute par le bord ciliaire de l'iris ; chez d'autres sujets, au contraire, le bord pupillaire est le premier et le plus violemment enflammé. Dans tous ces cas, la rougeur se manifeste d'abord sur le point par lequel l'irritation commence : les vaisseaux y paraissent plus nombreux et plus dilatés par le sang artériel. De là ils semblent s'allonger, et se porter dans toutes les directions ; leur nombre augmente à chaque instant, ils forment des stries assez semblables à celles qui résultent des injections fines de l'iris lorsqu'elles ont bien réussi. Les intervalles que laissent ces vaisseaux gorgés de sang forment d'abord des échancrures angulaires, au fond desquelles on aperçoit encore pendant quelque temps la couleur primitive de l'iris. Elles se confondent enfin en peu de jours, et toute la membrane paraît d'une couleur uniforme, dont nous avons précédemment indiqué la nuance. De toute la surface antérieure de l'iris, et vraisemblablement de la postérieure, se détachent des filamens celluleux et floconneux jaunâtres, qui donnent à cette membrane un aspect tomenteux fort remarquable. Ces filamens se portent même dans la pupille, s'y rapprochent et y forment quelquefois un réseau assez serré pour intercepter presque complétement le passage des rayons lumineux. Le contour interne de l'iris est alors tuméfié et replié d'une manière évidente vers le cristallin. Il a été jusqu'ici impossible de reconnaître la cause de ce phénomène singulier.

Lors même que l'inflammation parait le mieux bornée à l'iris, les autres membranes de l'œil ne restent pas complétement étrangères à la stimulation qui en résulte. La conjonctive est toujours plus ou moins rouge, et dans un état d'irritation plus ou moins rapproché de la phlegmasie. Ses vaisseaux dilatés par le sang artériel forment autour de la cornée transparente un cercle plus ou moins serré. Les vaisseaux de la sclérotique sont également injectés, et on peut les apercevoir au-dessous des précédens, dont ils ne suivent pas exactement la direction. On les distingue plus facilement encore pendant les mouvemens de l'œil, à raison des changemens de rapports que ces mouvemens déterminent entre la sclérotique et la conjonctive. Il résulte assez souvent de cette injection vasculaire extérieure, une sorte d'auréole rose, qui, persistant, chez quelques sujets, après la guérison, acquiert une nouvelle intensité à l'occasion des variations les moins considérables dans la température de l'air, ou d'une action trop prolongée, de l'organe de la vue, surtout à une vive lumière. Ce phénomène annonce le renouvellement de l'irritation de l'iris; et aussitôt qu'il se manifeste, le sujet doit soustraire son œil à l'action des causes qui l'ont produit, et recourir aux moyens les plus propres à dissiper promptement le léger degré de phlogose qui s'est manifesté.

Si l'irritation de la conjonctive et de la sclérotique est portée très-loin, la cornée perd quelquefois sa transparence ordinaire, sans offrir de taches distinctes. Il semble qu'alors un nuage, ou plutôt un brouillard, plus ou moins épais, s'est répandu entre les lames de la cornée. Chez d'autres sujets, les vaisseaux rouges, au lieu de s'arrêter à la circonférence de cette membrane, font irruption dans son tissu, qui paraît rougeâtre, parcouru par des filets de sang, et qui bientôt après devient entièrement opaque. Après la cessation de l'irritation, la cornée est quelquefois débarrassée, par les vaisseaux absorbans, de la matière qui l'obscurcissait, et elle recouvre les propriétés physiques qui la distinguent. Mais cette terminaison heureuse est la plus rare, et presque tous les sujets dont la cornée s'obscurcit restent privés de l'usage de l'œil qui a été le siége de cet accident.

Lorsque l'iritis est très-violent, la lumière la plus modérée est insupportable. La cornée transparente se cache sous la paupière supérieure; les douleurs de l'œil sont atroces; elles se propagent à la moitié correspondante du crâne ou même à toute la tête. Une fièvre intense se développe, et quelquefois des accidens nerveux plus ou moins graves se manifestent. L'iris n'exerce plus ses fonctions; ses mouvemens sont devenus impossibles.

La tension des vaisseaux de la membrane enflammée est portée si loin, dans quelques circonstances, qu'ils se rompent, et qu'un épanchement plus ou moins considérable de sang s'opère dans les chambres de l'humeur aqueuse. La désorganisation complète de l'œil peut être la suite de cette inflammation devenue extrêmement vive, si l'on n'emploie à temps les moyens les plus énergiques, afin de mettre un terme à ses ravages.

M. Beer de Vienne pense que, quand l'iris est enflammé, l'humeur aqueuse perd sa transparence. Cette opinion, adoptée par M. Muller, est rejetée par M. Walther, ainsi que par plusieurs oculistes d'Allemagne. Nous ne saurions affirmer que l'iritis ne peut pas déterminer de trouble dans la sécrétion de l'humeur aqueuse, et, par suite, dans la transparence de ce liquide; mais ce qu'il est raisonnable de soutenir, c'est que cette complication n'a pas toujours lieu. On possède, en effet, et nous avons observé nous-mêmes, des exemples d'inflammation de l'iris où toutes les autres parties de l'œil et l'humeur aqueuse conservaient leur état naturel.

Les procès ciliaires participent sans doute très-souvent à l'iritis; mais leur situation et l'obscurité des phénomènes qui accompagnent leur inflammation ne permettent pas de reconnaître aisément l'existence de cette complication. Lorsque la capsule cristalline est irritée par continuité de tissu, elle s'obscurcit, et l'iritis est accompagné ou suivi d'une cataracte dont il faut débarrasser le malade après la guérison de la phlogose qui lui a donné naissance.

L'iritis peut se terminer par la résolution, par la suppuration, ou passer à l'état chronique. Dans les deux premiers cas, la maladie ayant cessé, cette membrane peut recouvrer avec son organisation première le libre exercice de ses fonctions. D'autres fois, et ces cas sont peut-être, malheureusement, les plus communs, l'une de ses faces contracte des adhérences avec les parties situées devant ou derrière elle ; ou bien il reste des déchirures plus ou moins grandes à son tissu, de telle sorte qu'il se forme plusieurs pupilles, à travers lesquelles pénètrent les rayons lumineux, ce qui entraîne de la confusion dans la formation des images au fond de l'œil.

Lorsque l'iritis persiste à l'état chronique, la membrane peut rester contractée d'une manière permanente, ce qui efface plus ou moins complétement l'ouverture pupillaire. D'autres fois, elle devient le siége de productions fongueuses ou d'une désorganisation plus ou moins profonde de son tissu.

La résolution s'annonce par la diminution graduelle des phénomènes de la maladie. L'iris recouvre sa souplesse, sa couleur, sa mobilité; l'aversion pour la lumière devient moins forte; l'organe de la vue se rétablit enfin successivement dans le libre et complet exercice de toutes ses fonctions. Cette terminaison est incontestablement la plus désirable, et l'on ne doit épargner, pour l'obtenir, aucun des moyens que nous allons indiquer.

La suppuration peut avoir lieu de deux manières différentes à la suite de l'iritis : tantôt elle consiste dans une simple exsudation puriforme, qui a lieu à la surface de la membrane enflammée; d'autres fois un véritable abcès se développe dans l'épaisseur de cette même membrane. Dans le premier cas, la suppuration s'établit suivant le même mécanisme que dans les membranes séreuses : les vaisseaux exhalans élaborent alors une matière puriforme, laquelle s'attache immédiatement à l'iris, et descend ensuite, pour se rassembler, à la partie inférieure des chambres de l'œil. Il arrive quelquefois que cette matière est si abondante, qu'elle s'élève jusqu'à la pupille, et même au-dessus. Chez certains sujets, la chambre postérieure se remplissant plutôt que l'antérieure, on voit la matière refluer de l'une dans l'autre, et remplir en assez peu de temps toute la cavité réservée à l'humeur aqueuse.

M. Demours a observé plusieurs fois la formation d'abcès dans l'intérieur de l'iris. L'un de nous a pu suivre parfaitement, chez un soldat, à la clinique de M. Williaume, chirurgien en chef de l'hôpital militaire d'instruction de Metz, toutes les circonstances qui précèdent et qui accompagnent le développement des collections purulentes dans l'épaisseur de cette membrane. Aussitôt que l'inflammation est parvenue à son plus haut degré de violence, et à l'instant où elle commence à décroître, on aperçoit sur l'une des parties de la face antérieure de l'iris, un point blanchâtre, entouré d'un cercle inflammatoire très-vif. C'est ordinairement vers le bord pupillaire que se manifeste ce premier germe de l'abcès. Le liquide qu'il contient est d'abord d'un jaune rougeâtre; cette teinte s'éclaircit ensuite, par gradation, et, à mesure que le foyer purulent devient plus considérable, le pus paraît plus blanc et mieux élaboré. L'auréole inflammatoire s'agrandit avec l'abcès qu'elle environne; ce dernier fait une saillie plus considérable à mesure qu'il se développe. Les parties qui le recouvrent diminuent d'épaisseur, et il finit par s'ouvrir, laissant écouler dans la chambre antérieure de l'humeur aqueuse, la matière qu'il renferme. Il serait difficile de mieux observer, que l'on ne peut le faire dans ces cas, les phénomènes qui signalent le passage de l'inflammation des tissus à la suppuration, et à la formation des abcès. Ces derniers sont quelquefois multipliés sur l'iris; mais ils se confondent presque constamment en un seul, à la suite de leur accroissement de volume; d'autres fois, cependant, ils s'ouvrent spontanément dans l'humeur aqueuse, où ils laissent échapper le liquide qu'ils contiennent.

Dans tous les cas, il reste sur l'iris, à l'endroit ou existait le foyer purulent, une échancrure ou une cicatrice qu'il est facile de reconnaître en examinant les parties avec attention. Ces incommodités sont très-peu considérables et elles ne nuisent en rien aux fonctions de l'œil.

Il n'en est pas de même quand l'iris demeure adhérent, soit à la cornée transparente, en avant, soit à la capsule cristalline, ou aux procès ciliaires, en arrière. On reconnaît l'existence de ces lésions, à l'inclinaison de l'iris en avant ou en arrière, à son immobilité partielle ou totale, à la figure oblongue qu'il prend pendant les mouvemens que lui font exercer la lumière ou l'obscurité. Dehays-Gendron et Demours ont proposé de prévenir les adhérences de l'iris à la cornée ou au cristallin, en soumettant alternativement l'œil à l'action d'une lumière plus ou moins vive, afin de provoquer dans l'iris, des mouvemens de contraction et d'épanouissement qui s'opposent à son union avec les parties qui lui sont contiguës. Mais cette idée est plus ingénieuse qu'utile, et les avantages qui résulteraient de la pratique dont il est question, sont plus désirables que réels. Il est même présumable que l'influence alternative et prolongée de la lumière et de l'obscurité, déterminerait à l'œil une fatigue et une irritation, susceptibles de renouveler l'iritis et tous les accidens qui le caractérisent. Le seul moyen qui puisse prévenir efficacement les adhérences de l'iris aux membranes qui l'avoisinent, consiste dans l'emploi énergique et rationnel des médicamens antiphlogistiques. On arrête alors les progrès de la maladie, on favorise sa résolution, et l'on s'oppose ainsi à l'établissement d'adhésions, qui n'ont lieu que quand la phlogose, parvenue à un degré élevé, s'est propagée de l'iris aux parties avec lesquelles cette membrane pourrait se réunir.

Lorsque l'iritis a été très-violent, et que des vaisseaux sanguins se sont rompus, il reste sur la membrane des enfoncemens peu remarquables, et qui n'apportent aucune gêne dans l'exercice de la vision. Il arrive quelquefois, dans des circonstances semblables qu'il se forme à l'iris, des ouvertures, constituant de véritables pupilles surnuméraires, qui rendent la vue confuse et la vision difficile à exercer. Ces ouvertures qui paraissent être le résultat de perte de substances faite à la membrane qui les présente, seraient-elles produites par une gangrène partielle de l'iris? La vitalité très-énergique de cette membrane, son extrême sensibilité, sa situation dans l'intérieur de l'œil, tout semble devoir engager à repousser une idée semblable. Mais d'une part les organes les plus vivans sont ceux qui sont le plus exposés aux gangrènes, à la suite des inflammations très-violentes; et de l'autre, il est difficile de concevoir comment pourraient se former ces ouvertures accidentelles de l'iris, autrement que par la mortification d'une partie de l'étendue de cette membrane.

La coarctation du bord pupillaire de l'iris, n'a presque jamais lieu que quand l'inflammation de cette membrane passe à l'état chronique. Lorsque ce dernier état s'opère, on voit l'iris se resserrer, former des plis plus ou moins profonds, rayonnans, qui se rendent de tous les points de sa circonférence extérieure à son ouverture centrale. Celle-ci devient de plus en plus étroite; elle finit par s'effacer entièrement, ou par ne plus former, au milieu de l'œil, qu'un trou très-étroit et insuffisant à l'exercice de la vision. A mesure que ce phénomène a lieu, les plis de l'iris deviennent plus profonds, plus multipliés, et les portions opposées de la membrane qui les forment, contractent entre elles des adhérences solides, qui s'opposent ensuite au rétablissement de la pupille, lorsque l'inflammation qui avait provoqué son oblitération est dissipée. Le traitement antiphlogistique administré d'une manière rationnelle, est encore le seul moyen de prévenir cette terminaison défavorable de l'iritis.

Lorsque cette maladie se développe chez des sujets affectés de syphilis, elle présente, indépendamment des symptômes que nous avons précédemment décrits, des phénomènes fort remarquables et qui doivent être indiqués ici.

La douleur locale, l'aversion pour la lumière et le larmoiement paraissent plus considérables, que ne l'indique la violence de l'inflammation de l'iris. Il se manifeste presque toujours une douleur fixe, profonde, qui paraît avoir son siége dans l'os frontal, et qui occupe le sourcil et la partie supérieure et antérieure du crâne. Cette douleur revient tous les soirs, s'accroît jusqu'à minuit, et se dissipe graduellement au commencement du jour. Chaque accès est accompagné d'une rougeur plus intense au globe de l'œil, et d'un accroissement manifeste des symptômes de l'inflammation. Après que le calme est rétabli, la vue demeure affaiblie pendant quelques heures. Le malade ne peut goûter qu'un repos imparfait durant le jour, et les souffrances qu'il supporte épuisent bientôt sa santé.

Dans les cas où cette inflammation se prolonge et passe à l'état chronique, il se forme en assez peu de temps, à la circonférence extérieure et au bord pupillaire de l'iris, des excroissances arrondies, rougeâtres ou brunâtres, dont la surface est inégale, et que M. Beer compare aux excroissances syphilitiques dont les organes de la génération, les bords de l'anus et d'autres parties du corps sont souvent le siége. Il est arrivé quelquefois, que ces végétations, ayant acquis un volume très-considérable, ont rempli la chambre antérieure de l'humeur aqueuse, et qu'appuyant sur la face concave de la cornée transparente, elles ont repoussé l'iris en arrière contre le cristallin, les procès ciliaires et le corps vitré. De graves accidens suivent ordinairement de près un semblable désordre, et la perte de l'œil peut être la suite rapide de la distension à laquelle il est soumis et de l'inflammation de toutes ses parties.

Lorsque l'iritis, chez les sujets affectés de syphilis, a acquis un haut degré de violence et qu'il se prolonge sans que l'on ait pu s'en rendre maître, il se forme des ulcères sur l'iris, sur la cornée, dans l'épaisseur de la sclérotique; ces parties deviennent lardacées, et l'œil se désorganise entièrement. D'autres ulcérations apparaissent sur les paupières, des exostoses se développent au contour de l'orbite, à la racine du nez, et la carie des os voisins ajoute encore à la difformité et à la gravité de la maladie du globe oculaire. Nous n'avons jamais observé d'iritis qui ait provoqué de semblables désordres; mais M. Muller paraît en avoir rencontré un assez grand nombre à la clinique du professeur Beer.

Le pronostic de l'iritis est d'autant plus grave que la maladie est plus violente et qu'elle est parvenue, sans avoir été convenablement traitée, ou sans avoir pu être modérée, à une violence plus considérable. L'iritis chronique est toujours plus grave et plus difficile à guérir que l'aiguë.

Cette maladie exige, ainsi que nous l'avons déjà dit, le traitement antiphlogistique le plus énergique, surtout à son début. Toute temporisation pourrait être fatale et entraîner la perte de la vue. Les saignées au pied, au bras, et surtout l'ouverture de l'artère temporale, sont des moyens précieux dont il faut en quelque sorte prodiguer l'emploi. Le nombre et l'abondance des évacuations sanguines devront être cependant proportionnés à la force et à la constitution des sujets. Mais lorsque les saignées générales ne pourront pas être pratiquées, ou si elles n'agissent pas avec efficacité, les sangsues appliquées en grand nombre sur la partie inférieure du contour de l'orbite, et à la région temporale, offriront une ressource dont il convient toujours de profiter, et leur action est souvent des plus salutaires. Il faut les préférer aux ventouses scarifiées placées sur la tempe, parce qu'à l'aide de ces scarifications on ne retire que très-peu de sang, et que l'irritation extérieure qu'elles déterminent près de l'œil, étant insuffisante pour déplacer celle dont l'iris est le siége, et que nous supposons dans toute sa violence, ne fait que lui donner de nouvelles forces, et la rendre plus rebelle à l'emploi des autres moyens.

Aux évacuations sanguines, il faudra joindre les applications émollientes et légèrement narcotiques, froides, sur l'œil. Les compresses que l'on placera sur les paupières rapprochées, devront être épaisses, afin de ne s'échauffer que lentement, et renouvelées très-fréquemment, afin que l'œil soit toujours rafraîchi. Nous estimons que les applications froides, et même glacées, sont, dans ce cas, préférables aux fomentations émollientes chaudes, dont on fait généralement usage, parce que ces applications n'étant pas faites immédiatement sur l'organe malade, et ne pouvant avoir pour résultat de détendre ses fibres et d'apaiser son irritation, n'agissent presque que par leur température. Or, la chaleur, entretenue au-devant de l'œil, favorise la fluxion vers cet organe, tandis que le froid y ralentit l'action vasculaire, diminue l'abord du sang, et rend, par conséquent, la résolution plus facile. Ces principes sont les mêmes que ceux qui engagent à traiter les congestions cérébrales par les affusions froides ou par l'application de la glace : l'œil et le cerveau sont placés alors dans ces mêmes circonstances; leurs irritations doivent donc être traitées d'après les mêmes règles. Mais ce qui est de rigueur dans l'emploi du moyen que nous conseillons, c'est de renouveler fréquemment les compresses, de sorte que le froid agisse d'une manière constante et prolongée pendant plusieurs jours. Toute interruption dans le renouvellement de ces applications serait suivie du rétablissement de la chaleur et du développement d'une vive réaction dans la partie affectée; ce qui rendrait l'iritis plus violent et le traitement, non-seulement infructueux, mais funeste.

Les boissons émollientes et légèrement laxatives, les lavemens irritans propres à déterminer à la partie inférieure du canal digestif une stimulation salutaire; le repos le plus complet du corps et de l'esprit, la diète la plus absolue; tels sont les moyens qu'il faudra joindre à ceux que nous venons d'indiquer, et qui rendront leur action plus sûre et plus énergique. Le malade devra être placé dans un lieu sombre, et ses yeux seront couverts, pendant tout le temps de la violence de l'inflammation, afin que les mouvemens et la stimulation de l'œil sain, occasionés par la lumière, ne se communiquent pas sympathiquement à l'œil affecté.

Les médecins anglais suivent une autre marche dans le traitement de l'iritis. Si la maladie est simple, ce qui est très-rare, suivant eux, c'est-à-dire lorsqu'elle est produite par une cause irritante qui aurait agi directement sur l'œil, ils lui opposent les saignées abondantes et les purgatifs les plus actifs. Le calomélas à haute dose tient alors le premier rang parmi les agens thérapeutiques dont ils font usage. Lorsqu'ils soupçonnent la maladie d'être syphilitique, ils veulent que l'on ait recours, même pendant la plus grande violence de l'inflammation, au mercure à haute dose. L'emploi du traitement antiphlogistique leur paraît fondé sur un préjugé que démentent une multitude de faits. Non-seulement les chirurgiens de Londres, tels que M. Travers, mais ceux de l'Allemagne, et parmi eux MM. Beer et Muller, ont adopté cette opinion erronée. Il serait difficile de déterminer auxquels d'entre eux appartient l'honneur, qu'ils se disputent, d'avoir fait les premiers une découverte aussi malheureuse que celle des principes que nous venons de rapporter, et qui est si contraire à la constante et heureuse pratique de M. Scarpa, juge irrécusable en pareille matière.

En effet, comment reconnaîtra-t-on, à son début, qu'une inflammation de l'iris est produite par la syphilis? ni les causes, ni les phénomènes de la maladie ne peuvent servir de base à une distinction semblable : les sujets atteints d'ulcères ou d'autres affections vénériennes, peuvent contracter une multitude d'inflammations diverses, qui se guérissent, comme celles des autres malades, par l'emploi du traitement antiphlogistique. Quels faits, quelles expériences peuvent autoriser l'admission d'une exception relativement à l'inflammation de l'iris? Par quel admirable prodige, le mercure, dont l'action stimulante est reconnue par tous les praticiens, serait-il propre à combattre les inflammations les plus aiguës, alors que son usage immodéré suffit pour les faire naître? Ne sait-on pas que quand les malades qui sont affectés d'ulcères syphilitiques à la verge, se présentent, avec un gonflement inflammatoire très-intense de cet organe, avec de la fièvre, etc.; ne sait-on pas, disons-nous, que dans ces circonstances, on combat d'abord les accidens à l'aide des antiphlogistiques généraux et locaux, et que ces moyens réussissent parfaitement, avant que le traitement antisyphilitique soit commencé? Pourquoi l'iritis, en le supposant même un phénomène consécutif de l'infection vénérienne, devrait-il être combattu par d'autres moyens que ceux que l'on oppose aux inflammations violentes et primitives qui accompagnent la même maladie?

La doctrine que nous combattons est donc insoutenable en théorie, et l'expérience a pris depuis long-temps le soin de la réfuter dans la pratique. Quelle que soit sa cause, l'iritis, comme toutes les autres inflammations, doit être combattu à son début, et pendant que l'irritation est violente, à l'aide des anti-phlogistiques les plus puissans. Mais s'il est passé à l'état chronique; que des végétations surviennent à l'iris; que des douleurs nocturnes se manifestent à l'orbite et dans les os du crâne, il faut employer les mercuriaux, et considérer la maladie comme étant l'un des symptômes de la syphilis. On pourra faire usage, localement, d'une pommade composée d'onguent mercuriel et d'opium, ou d'une légère dissolution de deuto-chlorure de mercure, avec addition de laudanum. Le professeur Beer se loue beaucoup de l'emploi de ces moyens, et nous concevons que, dans les cas que nous avons spécifiés, ils peuvent être d'une grande utilité. La maladie cède ordinairement alors avec autant de facilité qu'elle s'exaspère au commencement, et pendant la période inflammatoire, sous l'influence des médicamens antisyphilitiques.

Quelques praticiens, considérant la douleur de l'iris

et le rétrécissement de son ouverture centrale, comme les phénomènes principaux de la maladie, ont recommandé l'usage des substances narcotiques, et notamment de l'extrait de belladona, appliqué sur l'œil. Mais les moyens de ce genre ne sauraient convenir au commencement de l'inflammation, et pendant qu'elle a toute sa force. Ils accroîtraient alors l'irritation, et ne remédieraient en aucune manière aux symptômes que l'on veut combattre avec elles. On ne peut en faire usage que quand la phlogose étant presque complétement dissipée, il reste à l'iris un resserrement plus ou moins considérable qui nuit à la vision. Ce retrécissement a été appelé *myosis*, lorsque la pupille est seulement devenue étroite, et *synizesis*, quand cette ouverture est complétement oblitérée. L'injection de quelques gouttes d'extrait de belladona, entre les paupières, a été fréquemment suivie de l'élargissement de la pupille et du rétablissement des fonctions de l'iris. On a obtenu aussi, dans ces cas, un effet avantageux de l'usage, à l'intérieur, de l'extrait de jusquiame blanche. Tous ces moyens peuvent être combinés entre eux; mais lorsque, malgré leur emploi, le rétrécissement de la pupille persiste, et qu'il est porté assez loin pour rendre la vue impossible, le malade ne peut guérir que par l'établissement d'une pupille artificielle. Il sera traité dans le volume suivant de la manière de pratiquer cette opération dans les circonstances dont il est question.

Lorsque la phlogose intense, qui caractérisait l'iritis,

est dissipée et qu'il s'est formé une suppuration plus ou moins abondante dans les chambres de l'œil, la maladie constitue alors un hypopion, et son traitement a été indiqué dans l'un des chapitres précédens. Les préceptes que M. Scarpa a établis à ce sujet, nous paraissent devoir être suivis. L'ouverture de la chambre antérieure de l'œil, à l'aide d'une incision faite à la cornée transparente, est une opération inutile, si l'amas purulent n'occasione pas de douleur et d'irritation, et s'il est susceptible d'être absorbé. Elle peut être même nuisible, en renouvelant l'inflammation dans les parties qui viennent d'en être le siége. On ne doit y recourir que quand la matière étrangère, irritant les parties, entretient leur phlogose à l'état chronique, et peut occasioner leur désorganisation. Elle est alors indiquée et constitue le seul moyen rationnel de mettre un terme à la maladie.

Les adhérences de l'iris à la cornée transparente, et à la capsule cristalline, ou aux procès ciliaires, ne peuvent engager à pratiquer aucune opération, si la vue n'est pas troublée par elles. Et dans les cas où elles sont compliquées de l'opacité de la cornée transparente ou de celle du cristallin et de sa membrane, il faut les détruire, soit en pratiquant une pupille artificielle, soit en faisant l'extraction de la cataracte.

Il reste quelquefois sur l'œil, à la suite de l'iritis, comme après les autres ophtalmies graves, des vaisseaux variqueux, qui entraînent la dégénérescence de la conjonctive et l'épaississement de la cornée. Il faut les saisir avec des pinces fines, et en pratiquer la rescision, si les collyres astringens et toniques n'ont pas suffi pour les ramener à leur calibre naturel.

Nous terminons ici ces considérations sur l'iritis. Il aurait été facile de leur donner plus d'étendue; mais nous n'avons pas oublié que devant nous borner à ce qu'une saine pratique a rendu incontestable, d'ultérieures digressions théoriques deviendraient intempestives, dans un ouvrage de la nature de celui-ci.

§ 6. *De l'élargissement de la pupille, ou mydriasis.*

Il ne doit point être ici question de la dilatation des pupilles, qui est un symptôme de la lésion du nerf optique, de celle de la rétine, ou le résultat d'obstacles qui s'opposent à ce que les rayons lumineux pénètrent jusqu'au fond de l'œil; car, cette maladie est alors l'un des effets de l'amaurose, de la cataracte, du glaucome, ou des divers obscurcissemens de la cornée. Nous ne devons nous occuper que de l'élargissement idiopathique de la pupille, c'est-à-dire de celui qui est produit par une lésion propre à l'iris, ou aux nerfs qui sont la source de ses mouvemens.

Cette affection est alors connue sous le nom de *mydriasis*. Elle occupe presque toujours l'un des yeux seulement; une immobilité complète de l'iris, à quelque lumière que l'on expose l'œil, la caractérise. Le malade perçoit parfaitement la sensation de la lumière, ce qui démontre que les membranes et les humeurs du globe oculaire jouissent d'une parfaite transparence, et que la rétine et le nerf optique sont doués du degré de sensibilité indispensable à l'exercice de leurs fonctions; et cependant, la vision n'est pas facilement exécutée chez les sujets affectés de mydriasis. La lumière parvenant alors en trop grande quantité sur la rétine, elle irrite cette membrane, produit l'éblouissement, et les objets ne peuvent qu'à peine être aperçus. Il faut, pour que la vision ait lieu, que la lumière soit très-faible, et que l'œil s'habitue graduellement à sa présence avant qu'il se dirige vers les objets.

Lorsque cette lumière est vive, les malades ne perçoivent la sensation d'aucune couleur; elle irrite leurs yeux, y produit une impression vague de douleur et d'éblouissement qui force les paupières de se rapprocher, et aucun corps ne peut être distingué. A peine, dans quelques cas, après beaucoup de fatigues, les couleurs les plus tranchées, telles que le bleu, le rouge, le jaune, sont-elles aperçues d'une manière faible et fugitive. On serait alors tenté de croire à l'existence d'une amaurose, si l'on examinait avec beaucoup de soin l'état du malade. L'une des expériences qui réussissent le mieux, afin de constater la nature de l'altération de la vision, consiste à placer au devant, et près de l'œil affecté, une carte percée d'un très-petit trou. Ce diaphragme remplace l'iris, et son ouverture, analogue à la pupille, ne permet qu'à un petit nombre de rayons lumineux, de pénétrer jusqu'à la rétine. Alors l'éblouissement de l'œil n'a plus lieu, et le malade exerce la vision avec une entière liberté, et une facilité dont on ne le croyait pas capable.

La mydriasis est la cause qu'une lumière trop vive pénétrant incessamment dans l'œil, la rétine est entretenue dans un état continuel de fatigue et d'irritation, qui épuise enfin sa sensibilité, et qui détermine l'amaurose. Elle peut aussi occasioner une ophtalmie interne des plus graves, et à la suite de laquelle l'œil se désorganise complétement. Cette affection paraît dépendre d'une lésion particulière des nerfs de l'iris, soit à leur extrémité iridienne, soit dans leur trajet entre les membranes de l'œil, soit en arrière de cet organe. Elle peut être aussi déterminée par la lésion du ganglion ophtalmique ou des cordons nerveux, qui contribuent à le former. On a vu plusieurs fois la mydriasis survenir subitement, après une forte contusion du globe de l'œil, ou même après un coup reçu sur l'arcade surcillaire. D'autres fois elle a paru dépendre de la répercussion d'exanthèmes dartreux, d'évacuations sanguines habituellès, etc. Comme toutes les affections nerveuses, elle survient chez les sujets très-susceptibles, sans cause appréciable, ou à la suite de passions vives, et d'autres impressions morales très-violentes.

Les moyens à l'aide desquels on peut combattre la mydriasis sont en général des substances excitantes de l'action des nerfs. Il faut toutefois détruire d'abord la cause éloignée qui paraît l'avoir produite; ainsi on cherchera à rappeler les irritations cutanées, les hémorragies supprimées, à calmer l'état d'exaltation et de susceptibilité nerveuses, lorsque la maladie semble dépendre de leur influence. Dans le cas contraire, ou lorsque ces moyens restent sans effet, les douches de vapeur aqueuse aromatisée, dirigées sur l'organe affecté sont très-convenable; on a obtenu quelques succès de l'emploi des étincelles électriques reçues sur l'œil à une distance assez grande pour ne pas le blesser. Le galvanisme, les injections de liquides irritans, tels qu'une forte infusion de tabac faite à froid, une dissolution de muriate de soude, etc. ont quelquefois réussi. On a enfin obtenu, dans ces cas, quelques avantages de frictions exercées directement, mais avec beaucoup de légèreté sur l'œil, au moyen d'une petite lime d'argent. Il serait possible que des moxa appliqués sur la région temporale ou autour de l'orbite, fussent suivis d'heureux résultats. Tous ces moyens stimulent les nerfs affectés de paralysie ou les parties extérieures de l'œil, et, par continuité de tissu, l'iris elle-même. Lorsqu'il n'existe aucune lésion organique, ces substances suffisent ordinairement pour rendre à la membrane paralysée sa sensibilité et sa contractilité. Dans le cas contraire la maladie est incurable.

Ne serait-il pas possible alors d'en diminuer les inconvéniens, et de rendre l'action de l'œil affecté, plus facile, plus sûre, et moins douloureuse, en plaçant au-devant de lui, un verre d'une couleur sombre, ou même noir, de manière à ne laisser à son centre qu'un petit espace à travers lequel la lumière peut pénétrer jusqu'à la rétine? Il est sans doute plus avantageux, lorsque le malade a l'autre œil intact, de condamner celui qui est le siége de la mydriase à l'inaction. Mais le moyen que nous proposons devrait, suivant nous, être employé lorsque le sujet ayant déjà perdu l'un des yeux, celui qui lui reste est affecté d'une dilatation permanente de la pupille, qui s'oppose à l'exercice de ses fonctions, et qui menace de le réduire à une nullité complète.

Nous aurions pu ajouter à ce chapitre quelques détails sur la cornéitis, la sclérotéitis, la choroïditis, et sur les autres inflammations isolées des diverses membranes oculaires; mais nous possédons très-peu de documens concernant ces phlegmasies, qui d'ailleurs n'existent presque jamais dans l'un des tissus de l'œil sans se propager aux autres. Il faut donc attendre de nouvelles observations sur ce sujet, avant d'imiter les chirurgiens allemands, et de multiplier outre mesure les espèces d'ophtalmies.

FIN DU PREMIER VOLUME.

TABLE DES MATIÈRES

CONTENUES DANS LE PREMIER VOLUME.

FIN DE LA TABLE DU PREMIER VOLUME.

ERRATA DU PREMIER VOLUME.

Page 76, ligne 28, *un stylet de Méjan*, lis. *une sonde à panaris*.

77 . . . 1re, *un stylet*, lis. *une sonde*.

98 . . . 5, *c'est ordinairement*, lis. *ce sont ordinairement*.

113 . . . 16, *moncle*, lis. *monocle*.

160 . . . 19, *avant de*, lis. *plutôt que*.

Ibid. . . 20, *l'axe*, lis. *l'arc*.

227 . . . 1re, à la note, *l'obligation*, lis. *la nécessité*.

277 . . . 3, *syphilitique*, lis. *antisyphilitique*.

392 . . . 8, *quinze*, lis. *dix-neuf*.

403 . . . 27, *accessit*, lis. *accessit*.

444 . . . 22, *déterminée*, lis. *produite*.

www.ingramcontent.com/pod-product-compliance
Ingram Content Group UK Ltd.
Pitfield, Milton Keynes, MK11 3LW, UK
UKHW020126220726
13923UKWH00001B/17

9 782016 173763